UMA VOZ SEM PALAVRAS

Dados Internacionais de Catalogação na Publicação (CIP)
(Câmara Brasileira do Livro, SP, Brasil)

Levine, Peter A.
    Uma voz sem palavras : como o corpo libera o trauma e restaura o
bem-estar / Peter A. Levine ; [tradução Carlos Silveira Mendes Rosa e
Cláudia Soares Cruz]. — São Paulo : Summus, 2012.

    Título original: In an unspoken voice.
    ISBN 978-85-323-0808-5

    1. Trauma psíquico I. Título.

12-02764   CDD-616.852

Índice para catálogo sistemático:

1. Trauma psíquico : Teoria psicanalítica : Medicina   616.852

www.summus.com.br

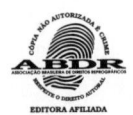

UMA VOZ SEM PALAVRAS

Como o corpo libera o trauma e restaura o bem-estar

PETER A. LEVINE

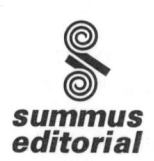

summus
editorial

Editora executiva: **Soraia Bini Cury**
Editora assistente: **Salete Del Guerra**
Tradução: **Carlos Silveira Mendes Rosa e Cláudia Soares Cruz**
Capa: **Acqua Estúdio Gráfico**
Imagem da capa: **Dick Mudde/Wikimedia Commons**
Projeto gráfico e diagramação: **Acqua Estúdio Gráfico**

A **Associação Brasileira do Trauma (ABT)**, constituída em 2005, tem como missão apoiar, divulgar, ensinar, desenvolver pesquisas e promover terapias que trabalhem com os efeitos do trauma e sua prevenção, além de estimular a congregação e o intercâmbio entre terapeutas nacionais e estrangeiros. Atua no desenvolvimento de profissionais, capacitando-os a prestar atendimento clínico por meio da abordagem somática. A ABT contribui com programas de prevenção e de capacitação para que profissionais prestem socorro em situações emergenciais. Tem ainda o compromisso de disseminar conhecimento e informação para a ampla compreensão do trauma, visando o alívio e a cura de pessoas que desenvolveram o transtorno de estresse pós-traumático nas mais variadas formas. Para mais informações, acesse: www.traumatemcura.com.br.
www.traumatemcura.com.br

Summus Editorial
Departamento editorial
Rua Itapicuru, 613 – 7º andar
05006-000 – São Paulo – SP
Fone: (11) 3872-3322
Fax: (11) 3872-7476
http://www.summus.com.br
e-mail: summus@summus.com.br

Atendimento ao consumidor
Summus Editorial
Fone: (11) 3865-9890

Vendas por atacado
Fone: (11) 3873-8638
Fax: (11) 3873-7085
e-mail: vendas@summus.com.br

Impresso no Brasil

Em todas as coisas da natureza há algo de maravilhoso.

Aristóteles (350 a.C.)

AGRADECIMENTOS

> Tudo aquilo que constitui nossa "existência humana" se deve a uma multidão anônima de pessoas que viveram antes de nós, cujas conquistas nos foram concedidas como dádivas.
>
> H. Hass (1981)

Do lugar onde me encontro hoje, agradeço à excelente tradição e linhagem científicas de etologistas, aqueles cientistas que estudam os animais em seu hábitat e contribuíram enormemente para a minha visão naturalista do animal humano. Um agradecimento muito pessoal a Nikolaas Tinbergen, vencedor do Prêmio Nobel, cujas sugestões e palavras de apoio generosas me encorajaram a adotar essa visão naturalista do mundo. Embora não os conheça, a não ser pelos escritos que legaram à história, gostaria de prestar minha homenagem a Konrad Lorenz, Heinz von Holst, Paul Leyhausen, Desmond Morris, Eric Salzen e Irenäus Eibl-Eibesfeldt. Entre os professores "virtuais" estão também Ernst Gellhorn, que moldou minhas primeiras ideias sobre o pensamento neurofisiológico, e Akhter Ahsen, que ajudou a consolidar minha visão da "unidade não diferenciada e unificada do corpo e da mente".

Um gigante em cujos ombros largos me apoio é Wilhelm Reich. Foi Philip Curcuruto, homem de poucas palavras e sabedoria despretensiosa, que me ensinou a monumental contribuição de Reich para o entendimento da "energia vital". Minha profunda estima e dívida pessoal vão para Richard Olney e Richard Price, que me ensinaram o pouco que sei sobre autoaceitação. Conhecer a dra. Ida Rolf (e tê-la como fonte de inspiração) foi um catalisador na formação de minha identidade de cientista-terapeuta*. À Virginia Johnson, obrigado por seu entendimento decisivo acerca dos estados alterados da consciência. A Ed Jackson minha gratidão por acreditar na minha iniciante prá-

---

* No original, *healer*. O verbo *to heal* significa *curar*. Entretanto, a palavra *curador*, em português, tem diversos outros sentidos. Para evitar mal-entendidos com relação ao significado proposto pelo autor, optamos por utilizar a palavra *terapeuta*. [N. T.]

tica corporal/mental nos anos 1960 e por me encaminhar Nancy, minha primeira paciente de trauma.

Sou grato ao imenso apoio e ajuda de meus amigos. Há muitos anos (desde 1978) tenho conversas estimulantes com Stephen Porges, que já era figura de destaque no campo da psicofisiologia. Nas décadas seguintes, nossos caminhos continuaram se cruzando à medida que compartilhamos nosso desenvolvimento paralelo e entrelaçado, além de uma amizade especial. Agradeço e homenageio Bessel van der Kolk por sua mente inquisitiva voraz, sua visão ampla e abrangente do trauma, sua vida profissional de pesquisa que alçou o campo do trauma ao seu *status* atual e sua coragem de desafiar estruturas vigentes. Eu lembro com carinho dos verões em Vermont às margens do lago East Long, nadando, rindo e falando sobre trauma até altas horas.

Agradeço a Laura Regalbuto, Maggie Kline e Phoebe Hoss pelo desafio criativo e pela imensa ajuda editorial na elaboração deste livro; obrigado também a Justin Snavely por seu formidável apoio técnico. E, uma vez mais, sou grato ao esforço cooperativo da parceria com a North Atlantic Books – com Emily Boyd, gerente editorial, e Paul McCurdy, editor.

Aos meus pais, Morris e Helen, agradeço pelo dom da vida – veículo de expressão do meu trabalho – e por seu apoio inequívoco vindo do "outro lado" do plano físico. A Pouncer, o cão da raça dingo que foi meu guia no mundo animal, além de companhia constante; tenho lembranças corporais afetuosas de brincadeiras e bondade. Aos 17 anos (discutivelmente, mais de 100 anos humanos), ele continuava me mostrando a alegria da vida corpórea.

Finalmente, reverencio com as muitas "coincidências", os encontros "casuais", as sincronicidades e os desvios decisivos que me impeliram e guiaram na minha jornada de vida. Ter sido abençoado com uma vida de pesquisa criativa e com o privilégio de poder contribuir no alívio do sofrimento foi uma dádiva preciosa, uma pérola inestimável.

Obrigado a todos os meus professores, alunos, organizações e amigos no mundo inteiro que se dedicam ao legado deste trabalho.

PETER A. LEVINE

SUMÁRIO

Parte IV
Incorporação, emoção e espiritualidade: resgatando o bem-estar

PREFÁCIO À EDIÇÃO BRASILEIRA

É com imensa satisfação que nós, da Associação Brasileira do Trauma (ABT), participamos junto com a Summus Editorial da publicação de *Uma voz sem palavras* em nosso país.

Este livro é fruto do esforço de muitos e reflete a brilhante carreira de seu autor, Peter Levine, cientista pioneiro na abordagem somática do trauma e criador da Experiência Somática (Somatic Experience), método inovador e contemporâneo no tratamento do trauma e de seus efeitos. Além disso, endossa o resultado do trabalho de seus seguidores no Brasil, que vêm implantando essa metodologia e cuidando de sua divulgação, ensino e pesquisa.

Trata-se de uma abordagem de aplicação muito ampla, que tem utilidade tanto na dimensão profilática como clínica, em âmbito individual ou coletivo. A Experiência Somática tem ajudado profissionais dos campos da educação, da psicologia, da medicina, do serviço social e de outras áreas no atendimento a vítimas de traumas dos mais diferentes tipos, bem como de desastres naturais e sociais. Traz nova esperança na abordagem de síndromes e sintomas complexos, até hoje mal compreendidas e ainda sem solução.

Peter Levine, que participou do Human Potential Movement a partir da década de 1960 nos Estados Unidos, logo alcançou renome internacional, baseado sobretudo em duas qualidades: sua compaixão pela dor humana e seu espírito criativo e pesquisador. Como seus contemporâneos, vem das perspectivas holística e sistêmica, que, com a evolução da biologia e da neurociência, encontraram respaldo científico para suas premissas.

É autor de *O despertar do tigre*, livro no qual abriu para o mundo, de forma clara e sucinta, os fundamentos básicos da Experiência Somática. Traduzida em 22 idiomas, a obra tem exercido sua função de difusão do método, que atualmente é ensinado mundo afora, nos cinco continentes, com o apoio de associações locais, todas conectadas ao Somatic Experiencing Trauma Institute (Seti), cuja sede fica em Boulder, no Colorado, Estados Unidos. O livro foi publicado no Brasil em 1999 também por iniciativa da Summus e com a participação da ABT.

Nesta obra que o leitor tem em mãos, Levine aprofunda a relação entre a neurofisiologia evolutiva, o comportamento animal e o trauma, além de dissecar conceitos já expostos em *O despertar do tigre*.

O autor criou também a série "Healing trauma – A pioneering program for restoring the wisdom of your body", coleção de CDs que servem de ferramenta para a liberação emocional e física, rumo a um resgate da integridade da pessoa, e tem ajudado nossos semelhantes a levar uma vida mais criativa e saudável.

Em parceria com Maggie Kline, Levine abordou a dimensão profilática no tratamento do trauma precoce em crianças escrevendo dois livros: *Trauma through a child's eyes*, cujo ponto de partida é a experiência tal como é vivida pela criança, e *Trauma-proofing your kids*, dirigidos aos pais que querem evitar que os efeitos do trauma se instaurem em seus filhos.

Sua original contribuição no campo da psicoterapia de abordagem corporal lhe rendeu o importante prêmio "The Lifetime Achievement", concedido pela Associação Americana de Psicoterapia Corporal (USABP).

Atualmente, ele está escrevendo um novo livro, em que aborda a relação entre memória e trauma, e com certeza há ainda mais por vir...

Esperamos que esta leitura informe, abra horizontes e ajude as pessoas em sua trajetória!

ASSOCIAÇÃO BRASILEIRA DO TRAUMA
Pedro Prado, Lael Keen, Cornelia Rossi, Russel Jones e Sonia Gomes

APRESENTAÇÃO

Uma voz sem palavras é a obra-prima de Peter Levine, a síntese de sua longa investigação a respeito da natureza do estresse e do trauma e de seu trabalho terapêutico pioneiro. É também seu livro mais pessoal e poético – o mais revelador de suas experiências como pessoa e como terapeuta –, sua obra de maior base científica e a mais erudita.

Um dos subtítulos do primeiro capítulo revela a essência dos ensinamentos de Peter: "o poder da bondade". Ferido em um acidente, Peter percebe seu potencial curativo desbloqueado pelo desejo de acompanhar sua experiência física/emocional de forma plena, permitindo que se desenrolasse da maneira necessária. Seu processo foi auxiliado por uma presença humana compassiva. O poder do bem-estar – nesse caso, a capacidade inata do organismo de recuperar a saúde e o equilíbrio – teve a ajuda de um espectador, uma testemunha empática que ajudou a evitar o trauma ao incorporar bondade e aceitação.

Não é surpresa saber que são essas as qualidades que Peter Levine considera as essenciais naqueles que são chamados para fazer um trabalho terapêutico com seres humanos traumatizados. Como ele diz, o terapeuta precisa "ajudar a criar um ambiente de *relativa* segurança, uma atmosfera que transmita amparo, esperança e possibilidade". Mas só empatia e uma relação terapêutica calorosa não são suficientes, pois as vítimas de trauma normalmente não conseguem perceber ou receber compaixão de forma plena. Elas estão reprimidas demais, presas a defesas primitivas mais adequadas aos nossos predecessores evolucionários anfíbios ou répteis.

Então, o que o terapeuta deve *fazer* com seres humanos feridos e enfraquecidos por traumas do passado? Ele deve ajudá-los a ouvir a voz sem palavras do próprio corpo e torná-los aptos a sentir suas "emoções de sobrevivência" de raiva e pavor sem deixar que esses estados contundentes se apoderem deles. O trauma, como Peter brilhantemente reconheceu há décadas, não reside no acontecimento externo que induz dor física ou emocional – nem mesmo na própria dor –, mas no fato de nos aprisionarmos a reações primitivas a fatos dolorosos. O trauma ocorre quando somos incapazes de liberar energias bloqueadas, de nos mover de forma plena pelas reações físicas/emocionais à experiência dolorosa. Trauma não é o que nos acontece, mas o que retemos dentro de nós na ausência de uma testemunha empática.

A salvação, então, deve ser encontrada no corpo. "A maioria das pessoas", Levine observa, "pensa no trauma como um 'problema mental', ou como um 'distúrbio cerebral'. Entretanto, o trauma é algo que também acontece no corpo." Na verdade, como Levine mostra, ele acontece primeiramente no corpo. Os estados mentais associados ao trauma são importantes, mas secundários. Segundo ele, o corpo começa e a mente acompanha. Consequentemente, as "curas pela fala" que envolvem o intelecto ou as emoções não atingem a profundidade necessária.

O terapeuta precisa ser capaz de reconhecer os sinais psicoemocionais e físicos de trauma "congelado" no paciente. Ele deve aprender a ouvir a "voz sem palavras" do corpo para que os pacientes aprendam de forma segura a se ouvir e a se ver. Este livro é uma aula magistral sobre como ouvir a voz sem palavras do corpo. "Na metodologia específica que descrevo", diz Levine, "ajudamos o paciente a desenvolver consciência e domínio de suas sensações físicas e de seus sentimentos." A chave para a cura, ele argumenta, está no ato de "decifrar esse reino não verbal". Levine encontra o código na síntese das ciências aparentemente – mas apenas aparentemente – díspares que estudam a evolução, o instinto animal, a fisiologia dos mamíferos e o cérebro humano, em conjunto com sua experiência como terapeuta arduamente conquistada.

Situações potencialmente traumáticas são aquelas que induzem estados de intensa ativação fisiológica sem que a pessoa afetada possa expressar e ultrapassar esses estados: perigo sem a possibilidade de luta ou fuga e, posteriormente, sem a oportunidade de "livrar-se dela", como faria um animal depois de um encontro apavorante com um predador. O que os etologistas denominam de *imobilidade tônica* – a paralisia e o desligamento físico/emocional que caracterizam a experiência universal de desespero diante de um perigo mortal – passa a dominar a vida da pessoa e sua conduta. Ficamos "paralisados de medo". Nos seres humanos, diferentemente dos animais, o *estado* de congelamento temporário se torna um *traço característico* de longo prazo. O sobrevivente, Peter Levine observa, pode ficar "preso em um tipo de limbo, sem se reengajar na vida de forma plena". Em circunstâncias nas quais outros percebem não mais que uma leve ameaça ou mesmo um desafio a ser encarado, a pessoa traumatizada vivencia ameaça, pavor e apatia mental/física, um tipo de paralisia do corpo e do desejo. Vergonha, depressão e autoaversão surgem em seguida, em consequência dessa impotência imposta.

O *Manual Estatístico e Diagnóstico de Distúrbios Mentais* (DSM) da Associação Americana de Psiquiatria "trabalha com categorias, não com dor", nas palavras incisivas do psiquiatra e pesquisador Daniel Siegel. A ideia de que o trauma não pode ser reduzido aos tratados de diagnóstico compilados no DSM sob o título de transtorno de estresse pós-traumático (TEPT) é central nos ensinamentos de Peter Levine. Ele ressalta que o trauma não é uma doença, mas uma experiência humana enraizada nos instintos de sobrevivência. Encorajar a completa expressão das nossas reações instintivas, desde que cuidadosamente dosada, permitirá que o domínio exercido pelo estado traumático sobre alguém que sofre diminua. O bem-estar, a restauração da vitalidade, vem a seguir. Ela brota de dentro. "O trauma é um fato da vida", diz Levine. "Entretanto, ele não tem de ser uma prisão perpétua." No sofrimento também está a salvação. Como ele demonstra, os mesmos sistemas psicofisiológicos que governam o estado traumático também servem de mediadores de sentimentos essenciais de bem-estar e pertencimento.

A espantosa compreensão e atenção de Peter às nuanças dos detalhes ao observar e descrever o "descongelamento" de seus pacientes estão no âmago de seus ensinamentos, assim como suas técnicas para guiar e facilitar o processo. Ao ler esta obra, fiquei impressionado com a quantidade de momentos em que pensei: "Arrá!", ao relembrar as observações que fiz no meu trabalho com pessoas traumatizadas e muitas vezes viciadas. Pude então entender e interpretar essas observações de outra forma – e não só minhas anotações clínicas, mas também minha experiência pessoal. E isso é importante, pois, como Peter reconhece, a harmonização do terapeuta com sua experiência funciona como um guia essencial que conduz o processo de cura pelo caminho certo.

Peter Levine e o leitor completam sua mútua jornada com uma investigação da espiritualidade e do trauma. Existe, ele diz, "uma relação intrínseca e casada" entre os dois. Não obstante todo o nosso enraizamento em um corpo físico, nós humanos somos criaturas espirituais. Como bem apontou o psiquiatra Thomas Hora, "todos os problemas são psicológicos, mas todas as soluções são espirituais".

Com este livro, Peter Levine assegura sua posição na vanguarda da cura do trauma como teórico, praticante e professor. Todos nós da comunidade terapêutica – médicos, psicólogos, terapeutas, aspirantes, leigos interessados – estamos mais enriquecidos do que nunca com esta síntese do que ele mesmo aprendeu.

Dr. Gabor Maté
Autor de *In the realm of hungry ghosts: close encounters with addiction*
[No reino dos fantasmas famintos: encontros íntimos com o vício]

PARTE I

RAÍZES: UMA BASE SOBRE A QUAL DANÇAR

Precisamos mergulhar nos fundamentos da vida. Pois a mera ordenação superficial da vida, que deixa insatisfeitas as necessidades mais profundas e vitais, é, na verdade, inútil. É o mesmo que não realizar qualquer esforço de ordenação...

I Ching, hexagrama 48,
"O poço" (cerca de 2.500 a.C.)

1 O PODER DE UMA VOZ SEM PALAVRAS

> Quando um homem chega, em seu interior, à compreensão do que
> significam o temor e o tremor, ele está a salvo de qualquer medo
> provocado por influências externas.
>
> *I Ching*, hexagrama 51 (cerca de 2.500 a.C.)

Por maior que seja nossa autoconfiança, em uma fração de segundos a vida pode ser totalmente destruída. Como na história bíblica de Jonas, as forças incompreensíveis do trauma e da perda podem nos engolir por inteiro, arremessando-nos para o fundo de sua barriga escura e fria. Capturados e ainda perdidos, ficamos irremediavelmente congelados pelo medo e pelo desespero.

No início de 2005, saí de casa numa manhã fresca e agradável do sul da Califórnia. A brisa suave e morna do mar revigorou os meus passos. Sem dúvida, esse é o tipo de verão que faz que todos no restante dos Estados Unidos (com a possível exceção de Garrison Keillor, de Lake Wobegon) queiram abandonar as pás de neve e se mudar para as praias cálidas e ensolaradas do sul. Era o início de um dia perfeito, um dia em que você tem certeza de que nada pode dar errado, de que nada de ruim pode acontecer. Mas aconteceu.

Um momento decisivo

Eu caminhava absorto na feliz expectativa de estar com meu querido amigo Butch na comemoração de seu aniversário de 60 anos.

Dei um passo na faixa de pedestres...

... No momento seguinte, paralisado e entorpecido, estou deitado na rua, sem poder me mover nem respirar. Não consigo entender o que acabou de acontecer. Como eu cheguei aqui? Saindo de um redemoinho enevoado de confusão, uma multidão corre em minha direção. Todos param, horrorizados. Abruptamente, eles pairam sobre mim formando um círculo cada vez menor, com os olhos fixos em meu corpo débil e retorcido. De minha perspectiva indefesa, parecem uma revoada de corvos carnívoros, precipitando-se sobre uma presa abatida – eu. Lentamente, eu me oriento e identifico o verdadeiro agressor. Como em um instantâneo, vejo um carro bege surgir sobre mim com sua grade dianteira que parecia uma dentadura e o para-brisa estilhaçado. A porta repentinamente se abre. Uma adolescente de olhos arregalados salta do carro. Ela olha fixamente para mim, perplexa e apavorada. Estranhamente, eu sei e não sei o que acabou de acontecer. Quando os fragmentos começam a convergir, anunciam uma terrível realidade: *Eu devo ter sido atropelado por este carro quando pisei na faixa de pedestres*. Confuso e incrédulo, mergulho novamente em uma nebulosa penumbra. Percebo que não consigo pensar de forma clara ou me acordar desse pesadelo.

Um homem se aproxima rapidamente e se ajoelha ao meu lado. Ele diz que é paramédico e está de folga. Quando tento ver de onde a voz está vindo, ele ordena com dureza: "Não mexa a cabeça". A contradição entre sua ordem severa e o que meu corpo naturalmente deseja fazer – virar-se na direção de sua voz – me assusta e me deixa atordoado em um tipo de paralisia. Minha consciência se divide de forma estranha e eu tenho a sensação de um "deslocamento" esquisito. É como se eu estivesse flutuando acima de meu corpo, olhando de cima e vendo a cena se desenrolar.

Sou trazido de volta quando ele bruscamente agarra meu braço e verifica meu pulso. Então, muda de posição e fica diretamente sobre mim. Sem jeito, segura minha cabeça com as duas mãos, prendendo-a e impedindo-a de se mover. Suas ações abruptas e o pungente tinido de suas ordens me deixam em pânico; imobilizam-me ainda mais. O pavor se infiltra em minha consciência entorpecida e enevoada: *Talvez meu pescoço esteja quebrado*, penso. Sinto um forte impulso de encontrar *outra* pessoa em quem concentrar a atenção. Eu preciso do olhar reconfortante de alguém, uma corda na qual me agarrar. Simples assim. Mas estou assustado demais para me mexer e me sinto irremediavelmente paralisado.

O bom samaritano dispara perguntas em rápida sucessão: "Qual é o seu nome? Onde você está? Para onde estava indo? Que dia é hoje?" Mas não consigo me conectar com a boca e formar palavras. Não tenho a energia necessária para responder a ele. Sua maneira de perguntar faz que eu me sinta ainda mais desorientado e totalmente confuso. Finalmente, consigo dar forma às minhas palavras e falar. Minha voz está estrangulada e fraca. Eu peço a ele, com as mãos e as palavras: "Por favor, afaste-se". Ele obedece. Como um observador neutro falando a respeito da pessoa estendida no chão, eu lhe asseguro que não moverei a cabeça e responderei a suas perguntas depois.

O poder da bondade

Depois de alguns minutos, uma mulher se interpõe de forma discreta e calmamente se senta ao meu lado. "Eu sou médica, pediatra", ela diz. "Posso ajudar em alguma coisa?"

"Por favor, fique comigo", respondo. Seu rosto franco e bondoso me transmite amparo e uma preocupação tranquila. Ela pega minha mão e eu a aperto. Ela suavemente retribui o gesto. Enquanto meus olhos buscam os dela, sinto uma lágrima se formar. O aroma delicado e estranhamente familiar do seu perfume me diz que não estou sozinho. Sinto-me emocionalmente amparado por sua presença encorajadora. Um tremor de liberação me atravessa como uma onda e eu respiro fundo pela primeira vez. Então, um estremecimento de pavor atravessa meu corpo. As lágrimas agora jorram dos meus olhos. Na minha cabeça, escuto as palavras: *Não acredito que isso aconteceu comigo; não é possível; não foi isso que eu planejei para o aniversário do Butch.* Sou tragado por um turbilhão de incomensurável arrependimento. Meu corpo continua a tremer. A realidade se instala.

Em pouco tempo, um estremecimento mais suave começa a substituir os tremores abruptos. Sinto ondas alternadas de medo e de profunda tristeza. Ocorre-me a implacável possibilidade de estar seriamente ferido. Talvez eu acabe em uma cadeira de rodas, aleijado e dependente. De novo, ondas de profunda tristeza me inundam. Sinto medo de ser engolido pelo pesar e me agarro aos olhos da mulher. Uma respiração mais lenta me traz o aroma do seu perfume. Sua presença constante me ampara. Quando começo a me sentir menos oprimido, meu medo se torna mais brando e passa a diminuir. Sinto uma ponta de esperança, e depois uma onda de fúria ardente. Meu corpo continua tremendo e sacolejando, alternando um frio gelado e um calor febril. Uma fúria abrasadora irrompe de dentro de minha barriga: *Como essa garota idiota pôde me atropelar na faixa de pedestres? Ela não estava prestando atenção? Maldita!*

Uma explosão de sirenes estridentes e luzes vermelhas piscantes bloqueia tudo. Minha barriga se contrai e meus olhos novamente buscam o olhar bondoso da mulher. Apertamos as mãos e o nó nas minhas entranhas se desata.

Ouço minha camisa rasgar. Sou surpreendido e novamente salto até a condição favorável de um observador pairando sobre meu corpo estirado. Observo estranhos uniformizados colocarem, metodicamente, eletrodos em meu peito. O bom samaritano paramédico relata a alguém que meu pulso estava em 170. Ouço minha camisa rasgar ainda mais. Vejo a equipe de emergência colocar um colar cervical em meu pescoço e depois me deslizar cautelosamente para uma maca. Enquanto me amarram, escuto uma confusa conversa por rádio. Os paramédicos estão requisitando uma equipe completa de trauma. Um sobressalto me sacode. Peço para ser levado para o hospital mais próximo, a apenas 1,5 quilômetro de distância, mas sou informado de que meus ferimentos talvez precisem ser tratados no centro de trauma de La Jolla, mais especializado e mais bem equipado, que fica a cerca de 50 quilômetros dali. Fico arrasado. Surpreendentemente, porém, o medo diminui rápido. Quando sou erguido até a ambulância, fecho os olhos pela primeira vez. Um vago aroma do perfume da mulher e a expressão de seus olhos serenos e bondosos perduram. Mais uma vez, tenho aquela sensação reconfortante de ser amparado por sua presença.

Ao abrir os olhos dentro da ambulância, sinto uma intensificação do meu estado de alerta, como se eu tivesse recebido uma sobrecarga de adrenalina. Embora essa sensação seja intensa, ela não me oprime. Ainda que meus olhos queiram vagar por todo o espaço, para vasculhar o ambiente não familiar e agourento, conscientemente me obrigo a me voltar para dentro de mim mesmo. Começo a fazer um inventário das minhas sensações corporais. Esse foco ativo desloca minha atenção para um zumbido intenso e desconfortável em todo o meu corpo.

Contrastando com essa sensação desagradável, noto uma curiosa tensão no braço esquerdo. Deixo que essa sensação venha para o primeiro plano da consciência e acompanho-a enquanto ela cresce cada vez mais. Aos poucos, percebo que *o braço quer* flexionar e se mover para cima. Enquanto esse impulso interior de movimento aumenta, a parte de trás da minha mão também *quer* fazer uma rotação. Muito levemente, sinto-a mover-se na direção do lado esquerdo do meu rosto – como que para protegê-lo de um golpe. De repente, uma imagem fugaz do vidro do carro bege passa diante dos meus olhos, e mais uma vez – como em um instantâneo – vejo os olhos inexpressivos e fixos por trás da teia de aranha do vidro estilhaçado. Ouço o momentâneo som do meu ombro esquerdo estilhaçando o para-brisa. Então, inesperadamente, uma sensação de alívio me inunda. Sinto-me voltando para dentro do corpo. O zumbido elétrico retrocedeu. A imagem dos olhos inexpressivos e da janela estilhaçada recua e parece se desfazer. Em vez dela, vejo-me saindo de casa, sentindo o sol suave e morno no rosto me enchendo de alegria com a expectativa de ver Butch aquela noite. Meus olhos conseguem relaxar enquanto focalizo o exterior. Quando olho a ambulância, ela, de algum modo, parece menos estranha e agourenta. Agora vejo de forma mais clara e "suave". Tenho a sensação profundamente reconfortante de que não estou mais congelado, de que o tempo começou a se mover para a frente, de que estou acordando do pesadelo. Olho fixamente para a paramédica ao meu lado. Sua calma me tranquiliza.

Depois de sacudir por alguns quilômetros, sinto outro forte padrão de tensão surgindo na parte superior da coluna. Percebo meu braço direito querendo se estender – vejo um *flash* momentâneo; a rua de asfalto negro corre em minha direção. Escuto minha mão batendo no chão e sinto uma queimação na palma da mão direita. Associo isso à percepção da minha mão se estendendo para proteger a cabeça para que não se esmagasse no chão. Experimento um tremendo alívio, junto com um profundo senso de gratidão por meu corpo não ter me traído, sabendo exatamente o que fazer para resguardar meu cérebro frágil de um possível ferimento fatal. Ainda tremendo de leve, noto uma onda de formigamento junto com uma força interior crescendo nas profundezas do meu corpo.

Enquanto a sirene aguda toca sem parar, a paramédica da ambulância verifica minha pressão e registra meu eletrocardiograma. Quando peço que fale de meus sinais vitais, ela me diz de maneira doce e profissional que não pode me dar essas informações. Sinto um desejo sutil de ampliar nosso contato, de me relacionar com ela como pessoa. Calmamente, lhe digo que sou médico (uma meia-verdade). Percebo a leveza de uma brincadeira compartilhada. Ela mexe no equipamento e então revela que pode ser uma leitura falsa. Depois de um ou dois minutos, ela diz que minha frequência cardíaca é 74 e minha pressão 125/70.

"Quais eram os valores quando você me colocou aqui?", perguntei.

"Sua frequência cardíaca estava em 150. O cara que mediu antes de chegarmos disse que estava em torno de 170."

Respiro fundo, aliviado. "Obrigado", eu digo, e acrescento: "Graças a Deus, não vou ter TEPT."

"Como assim?", ela pergunta com sincera curiosidade.

"Bom, o que estou dizendo é que provavelmente não sofrerei de transtorno de estresse pós-traumático." Como ela ainda parece confusa, explico como os tremores e as reações de autoproteção ajudaram a "reinicializar" meu sistema nervoso e me trouxeram de volta para o meu corpo.

"Dessa forma", continuo, "não estou mais no modo luta ou fuga."

"Hum", ela comenta, "é por isso que vítimas de acidentes às vezes lutam conosco – elas ainda estão em luta ou fuga?"

"É, é isso mesmo."

"Sabe", ela acrescenta, "eu notei que é muito comum fazerem as pessoas parar de tremer de propósito quando chegamos com elas ao hospital. Às vezes, eles as amarram bem firme ou lhes aplicam Valium. Talvez isso não seja muito bom?"

"Não, não é", o professor em mim confirma. "Isso pode lhes dar um alívio temporário, mas só faz que fiquem congeladas e presas."

Ela me conta que acabou de fazer um curso sobre "primeiros-socorros de trauma" chamado Interrogatório de Incidente Crítico. "Eles testaram conosco no hospital. Tínhamos de falar sobre como nos sentimos depois de um acidente. Mas falar fez que eu e outros paramédicos nos sentíssemos piores. Eu não consegui dormir depois disso – mas você não falou sobre o que aconteceu. Me pareceu que você só estava tremendo. Foi isso que fez sua frequência cardíaca e sua pressão baixar?"

"Sim", eu disse, e acrescentei que foram também os pequenos movimentos espontâneos de proteção que meus braços estavam fazendo.

"Eu aposto", ela refletiu, "que se os tremores que frequentemente ocorrem depois de uma cirurgia fossem permitidos em vez de reprimidos a recuperação seria mais rápida e talvez até a dor do pós-operatório fosse menor."

"É isso mesmo", eu digo, sorrindo e concordando com ela.

Embora essa experiência tenha sido terrível e assustadora, ela me permitiu exercitar o método para lidar com um trauma repentino. Método que eu havia desenvolvido, sobre o qual havia escrito e o qual tinha ensinado nos últimos 40 anos. Ao escutar a "voz sem palavras" do meu corpo e permitir que ele fizesse o que era preciso; ao não reprimir o tremor e "rastrear" minhas sensações internas, ao mesmo tempo que permitia a *finalização* das reações de defesa e de orientação; e ao sentir as "emoções de sobrevivência" de raiva e pavor sem deixar que se apossassem completamente de mim, saí daquela situação misericordiosamente ileso, tanto física quanto emocionalmente. Eu não me sentia apenas agradecido; sentia-me humilde e grato por descobrir que eu poderia usar meu método para minha própria salvação.

Enquanto algumas pessoas são capazes de se recuperar de um trauma como esse sozinhas, muitos indivíduos não conseguem fazê-lo. Dezenas de milhares de soldados vivenciam o estresse extremo e o horror da guerra. Há também as devastadoras ocorrências de estupros, abuso sexual e agressões. Muitos de nós, entretanto, sentimo-nos derrotados por acontecimentos bem mais "comuns", como cirurgias ou procedimentos médicos invasivos[1]. Em estudo recente, 52% dos pacientes ortopédicos, por exemplo, receberam o diagnóstico de TEPT total após a cirurgia.

Entre os traumas estão quedas, doenças graves, abandono, receber notícias chocantes e trágicas, testemunhar violência e sofrer um acidente de carro; tudo isso pode levar ao TEPT. Essas e muitas outras experiências relativamente comuns são todas potencialmente traumatizantes. A incapacidade de se restabelecer de tais acontecimentos, ou de receber ajuda adequada de profissionais para a recuperação, pode levar ao TEPT – acompanhado de inúmeros sintomas físicos e emocionais. Fico apavorado de pensar em qual teria sido o resultado do meu acidente caso eu não soubesse o que sei ou não tivesse tido a boa sorte de ser ajudado por aquela pediatra e por seu aroma de bondade.

Descobrindo um método

Nos últimos 40 anos, desenvolvi um método para ajudar as pessoas a enfrentar diversos tipos de trauma, inclusive situações como a que vivenciei naquele dia de fevereiro quando fui atropelado. Esse método pode ser igualmente aplicado logo após o trauma ou muitos anos depois – minha primeira paciente, descrita no Capítulo 2, que me foi encaminhada por um feliz acaso, conseguiu se recuperar de um trauma que acontecera cerca de 20 anos antes de nossas sessões. A Somatic Experiencing® (Experiência Somática), que é como eu chamo o método, ajuda a criar estados fisiológicos, sensoriais e afetivos que transformam os estados de medo e desesperança. Isso acontece ao acessarmos várias reações instintivas por meio da *conscientização das sensações corporais físicas*.

Desde tempos imemoriais, para tentar lidar com sentimentos fortes e assustadores, as pessoas fazem coisas que contradizem as percepções de medo e desamparo: rituais religiosos, teatro, dança, música, meditação e ingestão de substâncias psicoativas, apenas para citar algumas. Desses vários métodos para alterar a maneira de ser de alguém, a medicina moderna só aceita o uso (limitado, ou seja, psiquiátrico) de substâncias químicas. Os outros métodos de enfrentamento continuam a existir nas abordagens alternativas e supostamente holísticas como ioga, *tai chi chuan*, exercícios, percussão, música, xamanismo e técnicas orientadas para o corpo. Embora muitos encontrem ajuda e consolo nessas valiosas abordagens, elas são um tanto imprecisas e não dão atenção suficiente a certos mecanismos fisiológicos essenciais e a processos que permitem aos seres humanos transformar experiências apavorantes e avassaladoras.

Na metodologia específica que descrevo nestas páginas, o terapeuta ajuda o paciente a desenvolver a consciência e o domínio de suas sensações físicas e de seus sentimentos. Minhas observações, ao entrar em contato com algumas tribos indígenas americanas, indicam que essa abordagem tem certa afinidade com vários rituais xamânicos de cura. Estou sugerindo que uma abordagem coletiva e multicultural para a cura do trauma não apenas propõe novos caminhos de tratamento, mas também pode, futuramente, servir de base a uma compreensão bem mais profunda da dinâmica comunicação de duas vias entre mente e corpo.

Durante toda a minha vida, assim como ao escrever este livro, tenho tentado atravessar o enorme abismo que existe entre o trabalho cotidiano do médico e as descobertas feitas por diversas disciplinas científicas, em particular a etologia, que é o estudo dos animais em seus hábitats. Este campo vital atingiu o auge do reconhecimento em 1973, quando três etologistas – Nikolaas Tinbergen, Konrad Lorenz e Karl von Frisch – dividiram o Prêmio Nobel de Fisiologia ou Medicina*.

---

*   Tinbergen recebeu o prêmio por seu estudo dos animais em seus hábitats, Lorenz por seu estudo sobre *imprinting* e Von Frisch por seu estudo de como a dança das abelhas indica à colmeia a localização do pólen.

Esses três cientistas utilizaram a observação paciente e precisa para estudar como os animais se expressam e se comunicam pelo corpo. A comunicação corporal direta é algo que nós, animais humanos racionais e linguísticos, também utilizamos. Apesar de nossa aparente dependência da fala elaborada, muitas das nossas trocas mais importantes se dão simplesmente por meio da "voz sem palavras" de nossas expressões corporais na dança da vida. Decifrar esse reino não verbal é a base da abordagem de cura que apresento neste livro.

Para revelar a natureza e a transmutação do trauma no corpo, no cérebro e na psique, também recorri a determinadas descobertas das neurociências. Estou convicto de que estudos naturalistas e clínicos sobre os animais e pesquisas cerebrais comparativas podem contribuir enormemente para a evolução de metodologias que ajudem a restaurar a resiliência e promover a autocura. Com esse objetivo, explico como o nosso sistema nervoso desenvolveu uma estrutura hierárquica, de que forma essas hierarquias interagem e como os sistemas mais avançados se desligam diante de ameaças excessivamente intensas, deixando o cérebro, o corpo e a psique relegados às suas funções mais arcaicas. Espero demonstrar de que maneira uma terapia bem-sucedida restabelece o funcionamento equilibrado desses sistemas. Um efeito colateral inesperado dessa abordagem é aquilo que pode ser chamado de "despertar do corpo vivo e consciente". Discutirei como tal despertar descreve, essencialmente, o que acontece quando o instinto animal e a razão se unem, dando-nos a oportunidade de nos tornarmos seres humanos mais inteiros.

Pretendo falar com os terapeutas que buscam um melhor entendimento das raízes do trauma no cérebro e no corpo – como psicólogos, psiquiatras, fisioterapeutas, terapeutas corporais e terapeutas ocupacionais. Também espero alcançar os médicos que se sentem desnorteados diante de pacientes que apresentam sintomas inexplicáveis e mutáveis, os enfermeiros que trabalham há anos na linha de frente cuidando de pacientes apavorados e feridos, e os responsáveis por desenvolver as políticas relacionadas à problemática área da saúde pública. Finalmente, busco os leitores vorazes de uma ampla variedade de assuntos – que vai de aventura, antropologia, biologia, Darwin, neurociência, física quântica, teoria das cordas, relatividade e zoologia até a seção de ciência do *New York Times*.

Inspirado pela leitura de Sherlock Holmes durante a infância, tentei envolver o leitor na emoção dessa longa jornada de mistério e descobertas. Essa viagem me levou a um campo que está na essência do que significa ser humano, vivendo em um planeta imprevisível e muitas vezes violento. Tive o privilégio de poder observar de perto como as pessoas conseguem se recuperar depois de enfrentar desafios extremos e fui testemunha da resiliência do espírito humano, das incontáveis pessoas que recuperaram a felicidade e o bem-estar, mesmo após uma grande devastação.

Contarei parte dessa história de forma pessoal. Escrever este livro foi um desafio muito estimulante. Relato minha experiência como terapeuta, cientista e pesquisador. Minha esperança é que o uso ocasional de narração ajude a criar um trabalho acessível que envolva o clínico e o científico, mas seja econômico em jargão e não seja excessivamente tedioso e pedante. Utilizarei vinhetas para ilustrar diversos princípios e também para convidar o leitor a participar de alguns exercícios de conscientização que incorporam esses princípios.

Embora este livro seja direcionado a médicos e cientistas, assim como a leigos interessados, ele é, sobretudo, dedicado àqueles que são atormentados pelos fantasmas famintos do trauma. A essas pessoas, que vivem presas em uma jaula de ansiedade, medo, dor e vergonha, espero transmitir uma compreensão mais profunda de que sua vida não é dominada por um "transtorno", mas por um *ferimento que pode ser transformado e curado*! Essa capacidade de transformação é uma consequência direta do que descrevo na seção a seguir.

O corpo autorregulador, conhecedor de si mesmo

Apesar de minha confusão e desorientação depois do acidente, foi meu conhecimento completamente arraigado sobre o trauma que me levou a pedir que aquele paramédico se afastasse e me concedesse algum espaço, e, em seguida, a confiar no tremor involuntário do corpo e nas outras reações físicas e emocionais espontâneas. Entretanto, mesmo com todo o meu conhecimento e experiência, duvido que eu pudesse ter feito isso sozinho. A importância da ajuda tranquila da pediatra delicada foi enorme. Sua presença não invasiva, expressa no tom sereno de sua voz, em seus olhos suaves, toque e aroma, me deu a sensação necessária de segurança e proteção para que eu permitisse que meu corpo fizesse o que era preciso e eu sentisse o que precisava sentir. Ao mesmo tempo, meu conhecimento a respeito do trauma e o apoio de uma pessoa calma e tranquila possibilitaram que as reações involuntárias, fortes e profundamente restauradoras, emergissem e completassem seu ciclo.

Em geral, a capacidade de *autorregulação* é o que nos permite lidar com nosso estado de ativação e nossas emoções mais difíceis, fornecendo assim a base do equilíbrio entre uma autonomia autêntica e uma sociabilidade saudável. Além disso, essa capacidade nos confere a habilidade intrínseca de evocar uma sensação de segurança, de estarmos "em casa" dentro de nós mesmos, onde mora o bem-estar.

Essa capacidade é especialmente importante quando estamos assustados ou feridos. A maioria das mães, em qualquer lugar no mundo, sabendo instintivamente disso, pega o filho assustado e, para acalmá-lo, embala-o mantendo-o junto do corpo. De forma semelhante, os olhos bondosos e o aroma agradável da mulher que se sentou ao meu lado contornaram o córtex frontal racional para atingir diretamente os recessos do meu cérebro emocional. Isso acalmou e ajudou a estabilizar o meu organismo para que eu pudesse vivenciar as difíceis sensações e dar passos rumo à restauração do equilíbrio e da equanimidade.

Tudo que sobe... pode descer

Em 1998, Arieh Shalev desenvolveu um estudo simples e importante em Israel, país onde o trauma é extremamente comum[2]. O dr. Shalev observou a frequência cardíaca dos pacientes da emergência de um hospital de Jerusalém. Esses dados foram facilmente coletados, já que é procedimento-padrão registrar os sinais vitais de todos os que chegam à emergência. É claro que a maioria dos pacientes está abalada e apresenta uma frequência cardíaca alta quando entra na emergência, já que muitos estão ali como vítimas de algum incidente assustador – como uma bomba no ônibus ou um acidente de carro. O que Shalev descobriu foi que o paciente cuja frequência cardíaca havia retornado à quase normalidade ao sair da emergência provavelmente não desenvolveria o transtorno de estresse pós-traumático. Por outro lado, aquele cuja frequência cardíaca ainda estava alta depois de deixar a emergência muito provavelmente desenvolveria TEPT nas semanas ou meses subsequentes*. Por isso, senti um alívio profundo quando a paramédica da ambulância leu para mim os sinais vitais que indicavam que minha frequência cardíaca havia voltado ao normal.

Resumidamente, a frequência cardíaca é uma janela direta para o ramo autônomo do nosso sistema nervoso. Um coração acelerado faz parte da preparação do corpo e da mente para as ações de sobrevivência de luta ou fuga, mediadas pelo sistema nervoso simpático-adrenal. Quando percebemos uma ameaça, o sistema nervoso e o corpo se preparam para matar ou tomar medidas para escapar, normalmente fugindo do perigo. Essa preparação para a *ação* era absolutamente essencial nas antigas savanas, e é "descarregada" ou "esgotada" por uma ação plena e significativa. No meu caso, no entanto, ficar deitado na rua, ferido, e depois no confinamento da ambulância e da emergência – onde a ação simplesmente não era uma opção – poderia ter me aprisionado.

---

* Edward Blanchard e seus colegas questionaram os dados de Shalev. Entretanto, a grande maioria dos membros de seu estudo era de mulheres e só foram estudados sujeitos que procuraram tratamento. As mulheres têm maior tendência a uma reação de estresse de "congelamento" associada ao nervo vago (que diminui a frequência cardíaca) – diferentemente dos homens, que tendem a ter uma reação adrenal simpática dominante. Ver Blanchard *et al.*, 2002.

Minha ativação global foi: "Todo arrumado e bem-vestido sem nenhum lugar aonde ir". Se, em vez de satisfazer sua missão motora por meio de uma ação efetiva, a preparação para a ação sofresse interferência ou ficasse adormecida, o potencial para disparar uma expressão tardia, como os sintomas debilitantes do transtorno de estresse pós-traumático, seria imenso.

O que me salvou de desenvolver esses sintomas foi a habilidade de reduzir minha ativação de luta ou fuga descarregando a imensa energia de sobrevivência por meio de tremores espontâneos. Essa descarga controlada, em conjunto com meu *entendimento* do impulso autoprotetor de mover os braços e resguardar a cabeça, ajudou meu organismo a recuperar o equilíbrio. Consegui me entregar a essas sensações intensas ao mesmo tempo que estava completamente consciente de minhas reações corporais espontâneas. E, com a presença constante da pediatra e a "defesa do meu espaço", pude reequilibrar o sistema nervoso. Ao me manter ciente do que estava acontecendo enquanto "rastreava" minhas reações corporais espontâneas e meus sentimentos*, consegui dar início ao processo de me movimentar por e para fora da reação biológica de choque. Foi essa capacidade *inata* de autorregulação que me permitiu recuperar o equilíbrio vital e me restituir à sanidade. Essa capacidade de autorregulação é a chave para a nossa sobrevivência moderna – sobrevivência além do domínio brutal da ansiedade, do pânico, do terror noturno, da depressão, dos sintomas físicos e do desespero que são as marcas do estresse prolongado e do trauma. Entretanto, para que possamos vivenciar essa faculdade restauradora, precisamos desenvolver a capacidade de encarar certas sensações físicas e sentimentos desconfortáveis e assustadores sem permitir que eles se apossem de nós. Este livro explica como desenvolvemos essa capacidade.

Tremer, estremecer e sacolejar

Os tremores que senti enquanto estava deitado na rua e na ambulância são parte essencial do processo inato que reiniciou meu sistema nervoso e ajudou minha psique a recuperar a integridade. Sem isso, eu certamente teria sofrido muito. Se eu não conhecesse a finalidade vital das estranhas e fortes sensações e rotações do meu corpo, poderia ter me assustado com essas reações vigorosas e me defendido delas. Felizmente, eu sabia que não devia fazer isso.

---

*   Essas reações variadas abrangeram tremor, estremecimento e a restauração de reações biológicas de defesa e orientação (inclusive movimentos da cabeça e do pescoço e o retesamento dos meus braços e mãos para proteger a cabeça).

Certa vez descrevi para Andrew Bwanali, biólogo do parque Mzuzu Environ-mental Center em Maláui, na África Central, o tremor, o estremecimento e a respiração espontâneos que eu e milhares de meus pacientes manifestamos em sessões à medida que nos recuperávamos de um trauma. Ele assentiu animadamente e depois exclamou: "Sim... sim... sim! É verdade. Antes de devolvermos animais capturados ao seu hábitat, tentamos garantir que tenham feito exatamente o que você acabou de descrever". Ele olhou para o chão e acrescentou suavemente: "Se eles não tremeram e respiraram des-se jeito [respiração espontânea profunda] antes de ser libertados, provavelmente não sobreviverão na natureza... eles morrerão". Seu comentário reforça a importância do questionamento da paramédica da ambulância com relação à rotineira supressão dessas reações nos ambientes médicos.

Nós costumamos tremer quando sentimos frio, ansiedade, raiva ou medo. Tam-bém podemos estremecer quando estamos apaixonados ou no clímax do orgasmo. Pa-cientes às vezes tremem incontrolavelmente, com arrepios de frio, quando voltam da anestesia. Animais selvagens em geral tremem quando estão estressados ou confina-dos. Também existem relatos de reações de tremor e estremecimento durante as prá-ticas tradicionais de cura e dos caminhos espirituais do Oriente. No *chi kung* e na ioga Kundalini, por exemplo, os praticantes que utilizam movimentos sutis, respiração e técnicas de meditação podem vivenciar estados de êxtase e felicidade plena acompanha-dos de tremor e estremecimento.

Todos esses "tremores", vivenciados em diversas circunstâncias e com uma multi-plicidade de outras funções, têm o potencial de catalisar uma verdadeira transforma-ção, uma cura profunda e deslumbramento. Embora os tremores assustadores da ansie-dade não garantam por si sós uma reiniciação e um retorno ao equilíbrio, podem ser a própria solução quando guiados e vivenciados da "forma certa". A famosa analista junguiana Marie-Louise von Franz observa: "A divina essência psíquica da alma, o self, é ativada em casos de extremo perigo"[3]. E na Bíblia está escrito que Deus estará onde vacilarmos.

O que todos esses tremores e arrepios involuntários têm em comum? Por que tre-memos de medo e de raiva? Por que temos arrepios no clímax sexual? E qual será a fun-ção fisiológica do tremor no êxtase espiritual? O que há em comum entre todos esses tremores, estremecimentos, arrepios e calafrios? E o que eles têm que ver com a trans-formação do trauma, a regulação do estresse e uma vida plena?

Essas rotações e ondulações são formas pelas quais nosso sistema nervoso "se li-vra" da última experiência estimulante e nos "ancora", deixando-nos preparados para o próximo encontro com o perigo, a excitação e a vida. São mecanismos que ajudam a restaurar o equilíbrio depois de uma ameaça ou de uma grande agitação. Eles nos trazem de volta à Terra, por assim dizer. De fato, tais reações fisiológicas estão no âmago da autorregulação e da resiliência. Vivenciar o aflorar da resiliência é um tesouro além da imaginação. Nas palavras do antigo texto chinês, o *I Ching*, "o temor e o tremor provocados pelo choque fazem que uma pessoa a princípio se veja em desvantagem... mas isso é passageiro. Uma vez superada a prova, há um alívio e, com isso, o próprio terror que sofreu no início acaba por trazer a boa fortuna"[4].

Aprender a viver atravessando estados de alta ativação (não importa qual seja a fonte) permite-nos manter o equilíbrio e a sanidade. Esse aprendizado nos possibilita viver a vida em toda sua abrangência e riqueza – da agonia ao êxtase. A relação intrínseca dessas reações autônomas com o vasto fenômeno da resiliência, do fluxo e da transformação é o tema central deste livro.

Por outro lado, quando inibimos essas "descargas" ou resistimos a elas impedindo que se completem, nossa capacidade natural de recuperação fica "travada". Travados, depois de enfrentar uma ameaça verdadeira ou algo percebido como uma ameaça, ficaremos provavelmente traumatizados – ou nossa resiliência e nossa sensação de bem-estar e de pertencer ao mundo diminuirão. Novamente, nas palavras prescientes do *I Ching*, "isso retrata uma situação na qual um choque põe em perigo um homem e lhe causa grandes perdas. A resistência seria contrária às tendências do momento, e por isso não teria sucesso"[5].

Naquela manhã ensolarada de inverno em que sofri o acidente, pude – com a ajuda da amável pediatra – permitir que esses processos fisiológicos se completassem momento a momento, fazendo que o tempo se movesse para a frente e liberando a alta carga de "energia de sobrevivência" que estava à espreita em meu corpo e buscava sua esperada expressão. Esse socorro emocional e "físico" imediato me impediu de ficar "travado", ou preso em um ciclo vicioso de sofrimento e incapacidade. Como eu sabia o que fazer e o que evitar naquela situação extremamente angustiante e desorientadora? A resposta curta é que aprendi a receber de bom grado, em vez de temer e suprimir, os tremores primitivos, os estremecimentos e os movimentos espontâneos do corpo. A resposta mais longa me leva de volta ao início dos meus 40 anos de vida profissional como cientista e terapeuta.

2 TOCADO PELA DESCOBERTA

> O caminho certo para a totalidade consiste
> em desvios do destino e descaminhos.
>
> C. G. Jung

Ser tocado pela revelação do amor ou por uma descoberta científica está entre as maiores e mais extraordinárias bênçãos da vida. Se por um lado o ano de 1969 foi para mim um fracasso no campo amoroso, revelou-se um momento de iluminação científica emocionante. Enquanto um acontecimento técnico decisivo ocorria no espaço sideral naquele ano, um despertar no meu espaço interior mudou o curso da minha vida.

No início do verão, meus amigos e eu estávamos colados na televisão, com o queixo caído, tomados de espanto. O módulo lunar Eagle havia pousado no Mar da Tranquilidade e Neil Armstrong pisou confiante na superfície lunar. Pasmos, ouvimos a frase imortalizada (embora gramaticalmente duvidosa): "Um pequeno passo para o homem, mas um enorme salto para a humanidade". Os homens não só andavam na lua, eles davam saltos em exuberância tecnológica! Imagens da Terra eram retransmitidas do nosso vizinho celestial mais próximo, mostrando que não somos o centro do universo.

Apesar da importância histórica daquele dia, duvido que muitos se lembrem do mês ou mesmo do ano em que a Apollo 11 pousou na lua. Entretanto, aquela data, 20 de julho de 1969, e a intensa emoção de uma descoberta interior estavam indelevelmente gravadas na minha mente. Um acontecimento "fortuito" igualmente fascinante ocorreu no exercício de minha prática corpo-mente quase no mesmo momento. Esse acontecimento singular, um primeiro passo em uma nova vida profissional, fez nascer outra perspectiva a respeito da condição humana, além de me confrontar com minhas enormes dificuldades e meus demônios internos de trauma.

Esse incidente aconteceu quando um psiquiatra que sabia do meu enorme interesse nos incipientes campos do estresse e da cura corpo-mente me encaminhou uma jovem paciente. Nancy (nome fictício) sofria de enxaquecas frequentes, hipertireoidismo e fadiga, além de dor crônica e síndrome da tensão pré-menstrual debilitantes. Hoje em dia, esses sintomas provavelmente seriam apontados como fibromialgia e síndrome da fadiga crônica. A vida de Nancy também era limitada por violentas crises de ansiedade-pânico e agorafobia que a mantinham presa em casa. Eu vinha desenvolvendo relaxamentos baseados na consciência corporal e alguns procedimentos de redução de estresse que o psiquiatra acreditava poderem ser benéficos para ela.

Nancy entrou em meu consultório nervosamente agarrada no braço do marido. Ela mexia nas mãos dele sem parar; ele deixava transparecer quanto estava sobrecarregado pela completa dependência de Nancy. Notei que seu pescoço estava tenso, afundado como o de uma tartaruga ferida, enquanto seus olhos estavam arregalados como os de um cervo assustado com os faróis de um carro. Sua postura era inclinada para a frente, transmitindo uma sensação generalizada de medo e derrota. A frequência cardíaca de repouso de Nancy estava alta – quase 100 batimentos por minuto (que eu pude estimar observando o pulsar da artéria carótida em seu pescoço). Sua respiração era tão superficial que parecia mal ser suficiente para mantê-la viva.

Primeiro, ensinei Nancy a perceber seu pescoço e os músculos de seus ombros, que eram cronicamente tensos, e depois a soltá-los. Parecia que ela estava relaxando profundamente. A frequência cardíaca baixou para uma faixa mais normal enquanto sua respiração se tornava mais profunda. Entretanto, logo em seguida ela, de súbito, ficou intensamente agitada. Seu coração, batendo desenfreado, disparou para cerca de 130 batimentos por minuto. A respiração estava rápida e superficial e ela arfava desordenadamente. Então, enquanto eu a observava sem poder fazer nada, ela de repente estacou aterrorizada. Seu rosto ficou lívido. Ela parecia paralisada e mal conseguia respirar. O coração deu a impressão de quase parar, despencando precipitadamente para cerca de 50 batimentos por minuto (uma ação do coração que vou discutir no Capítulo 6). Lutando contra meu pânico iminente, eu me sentia perdido, sem saber o que fazer.

"Eu estou morrendo. Não me deixe morrer", ela suplicou com a voz tensa e fraca. "Me ajude, me ajude! Por favor, não me deixe morrer." Sua vulnerabilidade perturbadora evocou, em meu subconsciente, uma solução arquetípica. De repente, uma imagem surgiu como um sonho em minha mente: um tigre, agachado, pronto para atacar, se materializou saindo da parede oposta da sala.

"Corra, Nancy!", eu ordenei sem pensar, "um tigre está perseguindo você. Suba naquelas pedras e fuja." Espantado com minha súbita explosão, eu olhava fixamente, admirado ao ver as pernas de Nancy começarem a tremer e depois movendo-se para cima e para baixo com movimentos espontâneos que pareciam uma corrida. Todo o seu corpo começou a tremer – primeiro convulsivamente, depois de maneira mais suave. À medida que o estremecimento diminuía (depois de quase uma hora), ela sentia uma sensação de paz que, nas suas palavras, "a manteve amparada, com uma agradável sensação de formigamento" (veja as Figuras 2.1a e 2.1b).

Ciclo de medo e imobilidade

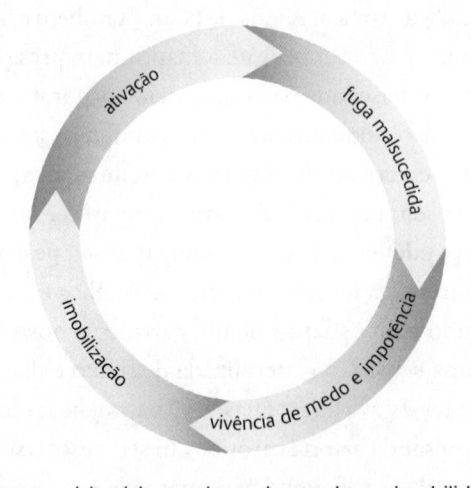

Figura 2.1a A figura mostra o ciclo vicioso pelo qual o medo e a imobilidade se alimentam recipro-camente. É isso que nos engole e nos aprisiona no "buraco negro" do trauma.

Restauração das reações de defesa ativa

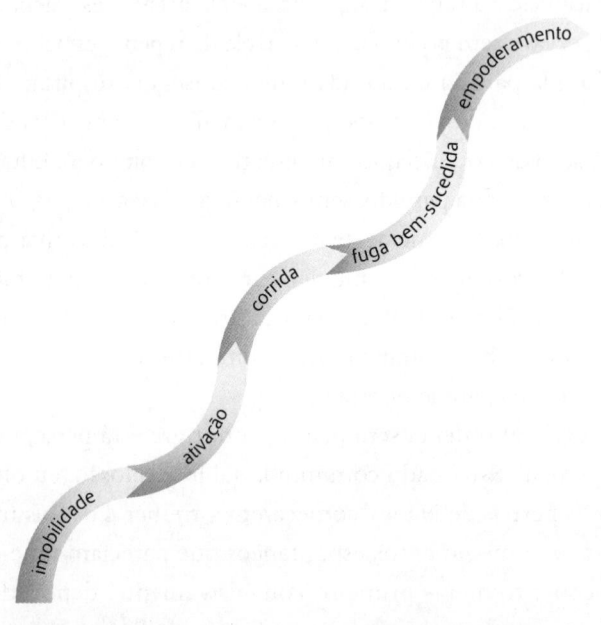

Figura 2.1b Consegui guiar Nancy para fora da imobilidade/medo e da hiperativação ao lhe possibilitar recriar a experiência de correr e escapar de seus supostos agressores. É essencial que o paciente *sinta* a sensação de correr. Correr sem a sensação interna tem um valor limitado.

Mais tarde, Nancy relatou que durante a sessão ela havia visto imagens assustadoras de si mesma com 4 anos de idade, se debatendo, tentando escapar das garras dos médicos que a seguravam para anestesiá-la com éter antes de uma "rotineira" cirurgia de retirada de amígdalas. Até aquele momento, ela conta, esse acontecimento estava "completamente esquecido". Para minha total surpresa, esses movimentos inusitados mudaram completamente a vida de Nancy. Muitos de seus sintomas melhoraram de forma significativa e alguns desapareceram de vez. O ataque de pânico que aconteceu durante a sessão foi o último; e, nos dois anos seguintes, até sua formatura, a fadiga crônica, as enxaquecas e os sintomas pré-menstruais diminuíram drasticamente. Além disso, ela relatou o seguinte "efeito colateral": ela "se sentia mais viva e feliz do que nunca".

A capacidade inata de recuperação

O que tornou possível que Nancy emergisse de sua concha sintomática de congelamento e se reengajasse na vida foi o mesmo mecanismo que me impediu de ficar traumatizado depois de ser atropelado. Como os tremores e o estremecimento aconteceram na presença afetuosa e tranquilizadora de uma pessoa de confiança e puderam completar seu ciclo, eles nos ajudaram a restaurar o equilíbrio e a integridade e a nos libertar das garras do trauma.

Por meio de uma consciência focada e de micromovimentos, tanto Nancy quanto eu pudemos reencenar e *completar* nossas ações protetoras instintivamente enraizadas e, assim, descarregar a "energia" residual do sistema nervoso que havia sido ativada para a sobrevivência. Nancy vivenciou a fuga, longamente adiada, que seu corpo queria empreender quando a menininha indefesa que ela era foi amarrada e dominada. Em suma, nós dois vivenciamos e *incorporamos* a sabedoria inata e intensa de nossas reações instintivas enquanto elas se mobilizavam para repelir um perigo mortal.

A atenta percepção dessa força primitiva de proteção contrastava radicalmente com a descomunal impotência que havia nos engolido. A principal diferença entre a experiência de Nancy e a minha foi que eu tive a sorte de poder administrar a mim mesmo os primeiros-socorros, além de contar com a afortunada presença da pediatra, para cortar os potenciais sintomas de TEPT pela raiz. Nancy, assim como milhões de pessoas, infelizmente não teve a mesma sorte. Ela sofreu durante anos com uma angústia desnecessária até que nós rapidamente revisitamos a cirurgia da sua infância e "renegociamos" com ela em meu consultório, cerca de 20 anos mais tarde*.

---

* Utilizo o termo *renegociação* para me referir ao ato de *retrabalhar* uma experiência traumática, e não de *revivê-la*.

Caso eu não tivesse percebido a força muscular bruta de meus instintos de sobrevivência, que contrastavam com minha impotência, eu certamente teria desenvolvido os mesmos sintomas debilitantes de TEPT que haviam perseguido e incapacitado Nancy. Eu teria, como ela, ficado assustado demais para me aventurar no mundo com confiança. Da mesma maneira que Nancy pôde, em retrospecto, escapar do que a atormentava, eu pude escapar da destruição e, de forma preventiva, "reinicializar" meu sistema nervoso em tempo real.

Quando somos seriamente ameaçados, mobilizamos uma vasta energia para nos protegermos e nos defendermos. Nós nos desviamos, esquivamos, retorcemos, retesamos e retraímos. Os músculos se contraem para lutarmos ou fugirmos. Porém, se nossas ações são inúteis, congelamos ou desmaiamos. O corpo de 4 anos de idade de Nancy havia tentado escapar de seus predadores mascarados. Seu corpo queria correr e fugir, mas não conseguiu. Ela foi dominada e controlada contra a vontade por gigantes superpoderosos que usavam máscaras e aventais cirúrgicos. Naquela hora em que estivemos juntos, o corpo de Nancy desmentiu sua sensação apavorante de estar sendo dominada e aprisionada. E, quando seu corpo entendeu isso, sua mente também o fez.

Quando qualquer organismo percebe um perigo mortal impactante (com possibilidade de fuga reduzida ou inexistente), a reação biológica é de paralisia e desligamento totais. Os etologistas chamam essa resposta inata de *imobilidade tônica* (IT). Os humanos vivenciam esse estado de congelamento sentindo pavor incontrolável e pânico. Tal estado de desligamento e paralisia tem como objetivo ser temporário. Se um animal selvagem apresentar essa reação fisiológica aguda ao choque, será comido ou, caso seja poupado, presumivelmente retomará sua vida como era antes desse encontro com a morte. Ele não terá sofrido nenhum dano e talvez esteja mais prudente. Ficará mais vigilante (não confundir com hipervigilante) com relação a fontes similares de ameaça e, consequentemente, de qualquer insinuação de perigo. Um cervo pode, por exemplo, evitar determinado local onde antes conseguiu escapar de um ataque surpresa de um leão da montanha.

Os seres humanos, diferentemente dos animais, com frequência ficam aprisionados em uma espécie de limbo, sem se reengajar na vida de forma plena, depois de vivenciar uma ameaça como medo ou pavor insuportável. Além disso, exibem uma propensão para o congelamento em situações nas quais um indivíduo não traumatizado talvez perceba apenas perigo ou até mesmo sinta alguma empolgação. Em vez de ser um último recurso a uma ameaça inevitável, a paralisia se torna uma reação-padrão para uma ampla variedade de situações nas quais os sentimentos sejam hiperativados.

Por exemplo, a ativação sexual pode inesperadamente deixar de ser excitação e se transformar em frigidez, repugnância ou evitação.

Para uma biologia do trauma

Na tentativa de compreender o episódio com Nancy, fui conduzido por diversos novos caminhos. Primeiro, me dei conta de que, se eu não tivesse confiado nos meus instintos e tido um pouco de sorte, poderia facilmente ter "retraumatizado" Nancy, o que levaria a uma piora de seus sintomas já tão graves. Além disso, como um jogador que tira a sorte grande no início da carreira, eu logo descobriria que tais "curas" tão drásticas – em apenas uma sessão – não aconteceriam a todo momento. Fui levado a uma jornada desgastante para desvendar o que de fato havia acontecido naquele dia de verão, em 1969. Como descobri, foi fundamental quantificar (acessar de forma gradual) essas reações fisiológicas para que não fossem mais fortes do que Nancy poderia suportar. Expor um paciente a suas lembranças traumáticas e fazê-lo revivê-las era, na melhor das hipóteses, desnecessário (por reduzir a integração e os sentimentos de controle e bem-estar) e, na pior, retraumatizante. Também aprendi que os tremores e o estremecimento, que constituem as reações de descarga, eram comumente tão sutis que quase não podiam ser percebidos por um observador externo. A manifestação da descarga costumava ser uma suave fasciculação muscular (estremecimento e tremores musculares mínimos) ou uma mudança de temperatura – como passar do frio intenso para o calor intenso. Essas mudanças são geralmente monitoradas pela observação de alterações de cor nas mãos e no rosto.

Nas décadas seguintes, estudei a base biológica do trauma com base em um estudo comparativo dos animais e de seu sistema nervoso. Senti que isso me ajudaria a desenvolver uma abordagem sistemática para a cura do trauma que poderia ser reproduzida de forma confiável, além de ser suficientemente segura. Essa jornada também significou a realização de um antigo sonho: tornei-me parte (pequena) da aventura espacial. Quando ainda estava estudando biofísica médica em Berkeley, assumi o cargo de consultor de estresse da Nasa durante um ano. Minha principal tarefa – ajudar a preparar os astronautas para o primeiro voo do ônibus espacial – deu-me a oportunidade única de estudar pessoas cuja resiliência ao estresse é surpreendentemente alta. Essas observações me inspiraram a refletir sobre minha sessão com Nancy ocorrida alguns anos antes: sobre sua profunda falta de resiliência e sua transformação espontânea. Tive a impressão de que a super-resiliência dos astronautas era uma habilidade que até mesmo as pessoas mais fortemente traumatizadas poderiam aprender a ativar, um direito de nascença que devia ser reivindicado.

Primeiro passo: um feliz acaso

Estava tentando entender o que havia ocorrido com Nancy naquele dia, e, ao participar de um seminário informal sobre comportamento animal, fui surpreendido por uma "nota de rodapé". Um dos professores, Peter Marler, havia mencionado alguns comportamentos peculiares exibidos por presas, tais como aves e coelhos, quando fisicamente dominadas. Naquela noite, acordei tremendo de tanto entusiasmo. Seria possível que a reação de Nancy (quando foi dominada e controlada pelos médicos) fosse semelhante àquelas dos animais que eram experimentalmente dominados? Quanto à minha "alucinação" do tigre agachado, isso foi sem dúvida um "sonho acordado" bem criativo estimulado por aquele seminário inspirador.

Pesquisando a imagem misteriosa provocada pelo seminário, deparei com um artigo de 1967 intitulado "Aspectos comparativos da hipnose"[1]. Levei esse artigo, junto com minhas ideias a seu respeito, para meu orientador, Donald M. Wilson*. Seu campo de atuação era o da neurofisiologia dos invertebrados, e ele estava familiarizado com esse tipo de comportamento de "congelamento". Entretanto, visto que se dedicava unicamente ao estudo de criaturas como insetos e lagostas, era compreensível que fosse cético com relação à "hipnose de animais". Contudo, eu continuava fascinado pelo fenômeno amplamente observado da paralisia animal e passava horas a fio nas prateleiras mofadas e empoeiradas da biblioteca da faculdade de Ciências Biológicas. Ao mesmo tempo, continuava atendendo pacientes encaminhados inicialmente por Ed Jackson, o psiquiatra que havia me encaminhado Nancy. Eu explorava com eles de que forma diversos padrões desequilibrados de tensão muscular e tônus postural estavam relacionados a seus sintomas – e de que maneira o relaxamento e a normalização desses padrões arraigados costumavam levar à cura definitiva e inesperada. Então, em 1973, durante o discurso de agradecimento do Prêmio Nobel de Fisiologia ou Medicina**, o etologista Nikolaas Tinbergen inesperadamente decidiu não falar muito sobre seu estudo dos animais em seus hábitats, mas sobre a observação do corpo humano à medida que a vida passava e de seu funcionamento satisfatório ou insatisfatório sob estresse. Fiquei impressionado com suas observações a respeito da técnica de Alexander***. Esse tratamento de reeducação baseado no corpo, ao qual Tinbergen e membros de sua família ha-

---

*   Donald Wilson morreu em um acidente quando praticava canoagem em 1970.

**   Essa transcrição foi publicada no periódico *Science*, em 1974.

***   A técnica de Alexander recebeu esse nome por causa de Frederick Matthias Alexander, que foi quem primeiro observou e formulou seus princípios entre 1890 e 1900. É um método para redução de hábitos posturais nocivos que interferem tanto nas condições físicas quanto emocionais do indivíduo como um todo.

viam se submetido com grandes benefícios à saúde (inclusive a normalização de sua pressão arterial), tinha aspectos em comum com as observações de meus pacientes de corpo-mente.

Era evidente que eu precisava falar com essa pessoa. Consegui localizá-lo na Universidade de Oxford; com uma generosidade totalmente despretensiosa, esse ganhador do Nobel falou comigo, um modesto estudante, via cabo transatlântico em diversas ocasiões. Contei a ele sobre minha primeira sessão com Nancy e com outros pacientes, e sobre minha especulação a respeito da relação entre as reações dela e a "paralisia animal". Tinbergen ficou entusiasmado com a possibilidade de que as respostas de imobilidade dos animais desempenhassem um papel importante nos humanos sob ameaça inevitável e estresse extremo, e encorajou-me a seguir essa linha de investigação*. Muitas vezes me pergunto se sem o seu apoio, assim como o de Hans Selye (o primeiro pesquisador de estresse) e Raymond Dart (o antropólogo que descobriu o *Australopithecus*), eu não teria jogado a toalha.

Em uma conversa telefônica inesquecível, Tinbergen me repreendeu, com sua voz suave de avô: "Afinal de contas, Peter, somos apenas um bando de animais!" No entanto, de acordo com pesquisas recentes, apenas metade da população ocidental (e ainda menos nos Estados Unidos) parece acreditar na evolução e, consequentemente, em nossa relação íntima com outros mamíferos. Contudo, dados os óbvios padrões na anatomia, na fisiologia, no comportamento e nas emoções, e visto que compartilhamos com outros mamíferos as mesmas porções de sobrevivência do cérebro, faz sentido pensar que compartilhamos suas reações a ameaças. Assim, nos seria muito útil aprender como os animais (especialmente os mamíferos e primatas mais desenvolvidos) reagem a ameaças e observar como se recuperam, se acalmam e retornam ao equilíbrio após a ameaça. Muitos de nós, infelizmente, afastamo-nos dessa capacidade inata de resiliência e autocura. Isso, como veremos adiante, tornou-nos vulneráveis e possibilitou que nos sentíssemos dominados e traumatizados.

Entretanto, foi só em 1978 que pude ancorar minhas observações em terreno mais firme. Quando estava trabalhando no laboratório da Nasa em Mountain View, Califórnia, e paralelamente continuava a desenvolver minha prática corpo-mente em Berkeley, passava cada minuto livre na biblioteca da faculdade de Ciências Biológicas. Em um dia escuro e chuvoso de dezembro de 1978, estava cumprindo minha rotina na biblioteca. Naqueles tempos, muito antes do Google ou de qualquer coisa que lembrasse um computador, minha forma costumeira de fazer pesquisa na biblioteca era preparar um lanche e

---

*   Nessa época, o presidente do comitê de doutorado tinha muitas dúvidas sobre minha tese, sendo inclusive contrário a ela.

depois folhear os enormes volumes de publicações que pudessem ser significativos. Com esse método supostamente ineficiente e impreciso, deparei com muitas preciosidades maravilhosas que talvez não tivesse encontrado com uma ferramenta de busca *"high-tech"*. Esses esforços de pesquisa estabeleceram as bases teóricas do meu trabalho.

Um dia, por acaso, encontrei um artigo magnífico escrito por Gordon Gallup e Jack Maser que descrevia como a "paralisia animal" podia ser provocada sob variáveis experimentalmente controladas[2]. Esse trabalho, que analiso no Capítulo 4, foi a chave que me permitiu tecer observações a respeito de meus pacientes corpo-mente (como Nancy) compreendendo como certos instintos de sobrevivência oriundos do medo dão forma ao trauma e servem de base para sua cura. Tive sorte de dispor de liberdade para especular dessa maneira, já que o trauma ainda não havia sido formalmente definido como transtorno de estresse pós-traumático (TEPT), e não seria por mais uma década. Por isso, fico feliz em dizer, nunca classifiquei o trauma como doença reificada e incurável, como fez a literatura preliminar sobre TEPT.

Um retorno sincrônico e completo ocorreu muitos anos depois. Eu estava apresentando meu trabalho em uma conferência intitulada "Fronteiras na psicoterapia", organizada pelo Departamento de Psiquiatria da Faculdade de Medicina da Universidade da Califórnia, em San Diego. Ao fim da palestra, um homem alegre e brincalhão se levantou de repente e se apresentou: "Oi, eu sou Jack Maser!" A princípio, olhei para ele desconfiado; sem acreditar no que estava ouvindo, comecei a rir. Depois de trocarmos algumas palavras, combinamos de almoçar. Ele, então, me falou da alegria que havia sentido ao descobrir que seu trabalho sobre animais tinha encontrado uma aplicação clínico-terapêutica. Eu era um tipo de afilhado desse padrinho experimental.

Em 2008, Jack Maser me mandou um artigo que ele e um colega, Stephen Bracha, tinham acabado de publicar. No documento, eles sugeriam uma mudança fundamental na bíblia do diagnóstico psiquiátrico: queriam incluir o conceito de imobilidade tônica na explicação do trauma[3]. Meu queixo caiu de tal forma que um passarinho poderia entrar na minha boca e fazer um ninho. O *Manual Estatístico e Diagnóstico de Transtornos Mentais*, ou *DSM*, é a enciclopédia que psicólogos e psiquiatras utilizam para diagnosticar "transtornos mentais", inclusive o transtorno de estresse pós-traumático. (O *DSM* está agora em sua edição "IV-R": o R denota uma revisão parcial da quarta edição. A próxima edição – o *DSM-V* – representará, idealmente, um significativo passo adiante.)

As versões anteriores do diagnóstico de TEPT foram cautelosas ao não sugerir um mecanismo (ou mesmo uma teoria) para explicar o que acontece no cérebro e no corpo quando as pessoas se traumatizam. Essa ausência é importante por motivos que vão além dos acadêmicos: uma teoria sugere fundamentações lógicas para tratamento e prevenção. Essa reserva, e dependência exclusiva da taxonomia, é uma reação exagerada, embora compreensível, às restrições que a teoria freudiana impôs anteriormente à psicologia. Acredito que somente por meio de uma colaboração íntima a ciência e a práxis coevoluirão rumo a uma parceria dinâmica e vibrante capaz de gerar terapias verdadeiramente inovadoras. Um esforço multidisciplinar aberto poderia começar a nos ajudar a discernir o que é e o que não é eficaz, e a aperfeiçoar nosso objetivo primordial – ajudar pessoas que sofrem a se curar!

O artigo de Jack Maser e Steven Bracha oferece um desafio espirituoso àqueles incumbidos de escrever o *DSM-V*. Num texto audacioso, esses dois pesquisadores propõem a corajosa premissa de que existe uma base teórica para os mecanismos subjacentes ao TEPT: uma base evolucionária (*instintiva*) para o trauma, semelhante àquela que eu havia observado com Nancy em 1969. Com esse artigo, eu fechava o círculo. Os estudos experimentais de Gallup e Maser de 1977 sobre o medo e a "paralisia animal" haviam inspirado minha explicação para o comportamento de Nancy. Agora, Maser e Bracha concluíam seu artigo de 2008 com estas frases encantadoras:

> Junto com as diversas mudanças que estão sendo sugeridas para o *DSM-V*, instamos aos editores que busquem estudos empíricos e / ou teorias que coloquem a psicopatologia em um contexto evolucionário. O campo terá então uma ligação com questões mais amplas da biologia, os dados de psicopatologia poderão ser colocados dentro de um conceito mais amplamente aceito e os médicos terão a possibilidade de desenvolver tratamentos comportamentais mais eficazes (ver Levine, 1997)[3].

Nossa, que prazer divino! Não pude deixar de me perguntar se minha palestra na conferência de San Diego havia contribuído em parte para estimular Maser e Bracha a fazer essa sugestão. A mera possibilidade de que eu, de alguma forma, pelos desvios do destino e por algumas guinadas, tenha influenciado o curso do diagnóstico psiquiátrico do trauma (ou ao menos contribuído para o diálogo) era sensacional. Vamos dar uma olhada nessa história do diagnóstico.

3 A FACE MUTANTE DO TRAUMA

A maioria das pessoas pensa no trauma como um problema "mental", ou até mesmo como um "distúrbio cerebral". Entretanto, o trauma é algo que também acontece no corpo. Ficamos paralisados de medo ou desmaiamos, dominados e derrotados por um pavor impotente. De uma forma ou de outra, o trauma devasta a vida.

O estado de paralisia por medo foi retratado nas mais diversas e fantásticas mitologias. Há, é claro, a Medusa, que transforma suas vítimas em pedra mostrando a elas seu olhar apavorado. No Velho Testamento, a esposa de Lot é transformada em estátua de sal como punição por haver testemunhado a terrível destruição de Sodoma e Gomorra. Se esses mitos parecem muito remotos, basta olhar para as crianças que ao redor do mundo brincam de "estátua". Quantas incontáveis gerações de crianças usaram essa brincadeira para ajudá-las a controlar o medo primordial (que costuma espreitar seus sonhos) de ficar paralisadas de terror? A essas histórias podemos acrescentar nosso mito contemporâneo da "doença" que a psiquiatria chamou de transtorno de estresse pós-traumático ou TEPT. De fato, quando comparada às mitologias históricas, a ciência moderna apresenta vantagens e desvantagens na compreensão precisa da experiência humana de pavor, medo, ferimento e perda.

Os índios da América do Sul e da América Central há muito já entenderam tanto a natureza do medo quanto a essência do trauma. Além disso, pareciam saber como transformá-los por meio de rituais xamânicos de cura. Depois da colonização espanhola e portuguesa, os povos indígenas pegaram emprestada a palavra *susto* para descrever o que acontece no trauma. Susto significa "paralisia de medo" e "perda da alma"[1]. Qualquer pessoa que já sofreu um trauma conhece o medo paralisante, seguido do sentimento desolador de estar perdido no mundo, de estar totalmente separado da própria alma.

Ao ouvirmos o termo *paralisia de medo*, podemos pensar em um cervo assustado, pasmo, sem conseguir se mover, olhando fixo para os faróis que vêm em sua direção. Os seres humanos reagem ao trauma de forma semelhante: lembremos de Nancy, com seu semblante assustado, olhos arregalados e congelada no medo. Os gregos antigos também consideravam o trauma paralisante e corporal. Zeus e Pã eram invocados para inspirar medo e paralisia no inimigo em tempos de guerra. Ambos tinham a capacidade de "congelar" o corpo e induzir "pã-nico". E, nos fabulosos épicos de Homero, *Ilíada* e *Odisseia*, o trauma é retratado como implacavelmente destrutivo para a própria pessoa e sua família.

Na época da Guerra Civil Americana – quando jovens rapazes presenciavam seus companheiros subitamente explodir em pedaços, atingidos por tiros de canhão; ouviam o barulho e o pavor do caos; sentiam o cheiro repugnante dos corpos que apodreciam, algo que ia muito além de qualquer coisa para a qual pudessem estar preparados –, o termo utilizado para descrever o colapso traumático pós-combate era *coração de soldado**. Essa expressão representa tanto o coração ansioso, arrítmico, batendo forte com um medo que não os deixava dormir, quanto a dor da guerra, irmãos matando irmãos. Outro termo da Guerra Civil era *nostalgia*, talvez uma referência ao pranto sem fim e à incapacidade de se manter norteado pelo presente e seguir adiante com a vida.

Um pouco antes da Primeira Guerra Mundial, Emil Kraepelin, em um primeiro sistema diagnóstico publicado por volta de 1909, chamou esse desmoronamento provocado pelo estresse de "neurose do medo"[2]. Depois de Freud, ele reconheceu o trauma como condição advinda de um estresse avassalador. Freud o havia definido como "uma fenda na barreira que nos protege contra a estimulação**, que leva a sentimentos de impotência devastadora". A definição de Kraepelin foi quase totalmente perdida na nomenclatura do trauma, embora reconhecesse o aspecto central de medo – ainda que a palavra *neurose* tenha associações pejorativas.

Logo após a Primeira Guerra Mundial, o trauma de combate passou a ser chamado de *shell shock* – termo simples, honesto e direto. Essa expressão incisivamente descritiva quase ressoa as enlouquecedoras explosões de cápsulas despedaçando os soldados atordoados e aprisionados, fazendo-os tremer, urinar e defecar incontrolavelmente nas trincheiras frias e úmidas. Assim como *susto*, esse termo descritivo, com sua franqueza desconcertante, não era nada distanciado ou imparcial.

Entretanto, na Segunda Guerra, qualquer referência real ao sofrimento dos soldados foi destituída de dignidade e neutralizada, recebendo o nome de *fadiga de batalha* ou *neurose de guerra*. O primeiro termo sugeria que, se um soldado desse atenção aos conselhos da vovó e descansasse bastante, tudo ficaria bem. Essa minimização era especialmente insultuosa, e até mesmo irônica, diante da incapacidade dos soldados de ter um sono reparador. Ainda mais degradante era o uso pejorativo da palavra *neurose*, insi-

---

*   Esse termo descritivo foi provavelmente emprestado dos suíços em meados de 1600, quando também era chamado de nostalgia (*Heimweh*) – e, sim, os exércitos dos "neutros" cantões suíços se digladiaram durante séculos!

**   Superestimulação, eu diria.

nuando que o *shell shock* de um soldado devia-se de alguma forma a uma "falha de cará-ter" ou a uma irritante fraqueza pessoal – talvez um "complexo de Édipo" –, e não a seu pavor inteiramente justificado de ver cápsulas explodindo ao seu redor, ao extremo pesar que sentiam por companheiros mortos em batalha e ao horror de presenciar homens matando homens. Esses novos apelidos afastaram civis, famílias e médicos da cruel realidade do profundo sofrimento dos soldados.

Depois da Guerra da Coreia, toda a pungência remanescente foi extirpada da geração seguinte da terminologia do trauma de guerra. O termo usado aqui para trauma de combate, *exaustão operacional* (que foi ressuscitado como *exaustão operacional de combate* na guerra do Iraque), certamente não tinha nada de corajoso ou verdadeiro no que diz respeito aos horrores da guerra. Era um termo objetificado, mais aplicável a um *laptop* que precisa ser reinicializado quando é deixado ligado por muito tempo.

Finalmente, a terminologia atual, em grande parte derivada das experiências da Guerra do Vietnã, é *transtorno de estresse pós-traumático*. O TEPT, fenômeno universal de pavor e paralisia – no qual o sistema nervoso é estirado até seu ponto de ruptura, deixando o corpo, a psique e a alma despedaçados –, é agora completamente saneado e se torna um "distúrbio" médico. Com sua sigla conveniente, e servindo à natureza imparcial da ciência, a resposta arquetípica à carnificina foi agora artificialmente segregada de suas origens devastadoras. Onde antes ele era habilmente expresso pelos termos *paralisia de medo* e *shell shock*, agora é simplesmente um distúrbio, uma coleção objetificada de sintomas concretos e mensuráveis; um diagnóstico ameno para protocolos de pesquisa elaborados com base em interesses específicos, para companhias de seguro desinteressadas e para estratégias de tratamento comportamental. Enquanto essa nomenclatura oferece legitimidade científica objetiva para o sofrimento extremamente real dos soldados, ela também separa, de forma segura, o médico do paciente. O "saudável" ("protegido") médico trata do paciente "doente". Essa abordagem enfraquece e marginaliza aquele que sofre, aumentando sua sensação de alienação e desespero. Menos perceptível é o provável desgaste da pessoa desprotegida e incumbida da cura, que foi artificialmente colocada no precário pedestal de falso profeta.

Há pouco tempo, um jovem veterano do Iraque não concordou que sua angústia de combate fosse chamada de TEPT e, em vez disso, de forma pungente se referiu a sua dor e seu sofrimento como FEPT – onde o "F" designa ferimento. O que ele sabiamente percebeu é que o trauma é um ferimento, e não um distúrbio como o diabetes, que pode ser controlado mas não curado. Ao contrário, o ferimento de estresse pós-traumático é uma ferida emocional, maleável à atenção e à transformação curativas.

No entanto, o modelo médico persiste. Ele funciona (discutivelmente) de forma razoavelmente eficaz com doenças como o diabetes e o câncer, nas quais o médico detém todo o conhecimento e determina as intervenções necessárias para o paciente doente. Isso não é, porém, um paradigma útil para a cura do trauma. Em vez de ser uma doença no sentido clássico, o trauma é, ao contrário, uma experiência profunda de "des-conforto" ou "des-ordem"*. O que é necessário aqui é um processo cooperativo e restaurador pelo qual o médico atua como um guia que ajuda e orienta, como faz uma parteira. Um médico que insista em preservar seu papel assegurado de "curador saudável" se manterá apartado, defendendo-se contra a suprema impotência que espreita, feito uma assombração, a vida de todos nós. Desligado de seus sentimentos, esse médico não será capaz de se unir àquele que sofre. Ficará faltando a colaboração crucial na contenção, no processamento e na integração das horríveis sensações, imagens e emoções do paciente. A pessoa que sofre permanecerá em solidão total, retendo justamente os horrores que se apossaram dela e destruíram sua capacidade de autorregulação e crescimento.

Na terapia comum que resulta dessa orientação isoladora, o terapeuta instrui a vítima de TEPT a assumir o controle de seus sentimentos, a administrar seus comportamentos anormais e a alterar seus pensamentos disfuncionais. Compare essa linha de atuação com a das tradições xamânicas, em que aquele que cura e aquele que sofre se unem para revivenciar o pavor enquanto invocam forças cósmicas para se libertar das garras dos demônios. O xamã é sempre iniciado primeiro, mediante um encontro profundo com sua impotência e seu sentimento de estar despedaçado, antes de assumir o manto de curador. Tal preparação pode sugerir um modelo de acordo com o qual os terapeutas contemporâneos primeiro reconheçam seus traumas e feridas emocionais e se reconectem com eles**.

O poder do mito

> A mitologia é uma função da biologia.
> Joseph Campbell, *Mito e corpo*

A cura tem sido prejudicada por uma nomenclatura e um paradigma que, separando a pessoa que cura da pessoa ferida, negam a universalidade de nossas reações ao

---

* No original, *"dis-ease"* e *"dis-order"*, ou seja, "não se sentir bem" e "fora de ordem". [N. T.]
** Na direção oposta, vemos que cada vez menos psiquiatras clínicos nos Estados Unidos atuam como psicoterapeutas. De acordo com os resultados da pesquisa nacional Levantamento de Atendimento Médico-Ambulatorial Nacional (NAMCS), que durou dez anos, a porcentagem de idas ao consultório de psiquiatras que utilizavam psicoterapia caiu de 44% em 1996-1997 para 29% em 2004-2005.

medo e ao pavor. O desejo de revigorar uma abordagem contemporânea da cura do trauma requer que cada um de nós se conecte com a característica biológica que todos possuímos como seres instintivos que somos; assim estamos ligados não só por nossa vulnerabilidade comum ao medo, mas por nossa capacidade inata de transformar essas experiências. Na busca desse elo, podemos aprender muito com a mitologia e com os nossos irmãos animais. É o entrelaçamento do mito heroico e da biologia ("mitobiologia") que nos ajudará a compreender as raízes e o *mysterium tremendum* do trauma.

Medusa

A mitologia nos ensina a enfrentar os desafios com coragem. Mitos são histórias arquetípicas que tocam o nosso âmago de forma simples e direta. Eles nos lembram de nossos mais profundos anseios e revelam forças e recursos ocultos. Também são mapas de nossa essência natural, caminhos que nos conectam uns aos outros, à natureza e ao cosmo. O mito de Medusa capta a essência do trauma e descreve o caminho para a transformação.

Nesse mito grego, quem fitasse os olhos de Medusa era imediatamente transformado em pedra... congelado no tempo. Antes de partir para derrotar esse demônio de cabelos de serpente, Perseu foi se aconselhar com Atena, a deusa da sabedoria e da estratégia. Seu conselho foi simples: em nenhuma hipótese ele deveria olhar diretamente para a Górgone. Levando muito a sério o conselho de Atena, Perseu empunhou seu escudo protetor para que refletisse a imagem de Medusa. Dessa forma, conseguiu cortar sua cabeça sem olhar diretamente para ela e, assim, evitou ser transformado em pedra.

Se queremos transformar o trauma, precisamos aprender a não confrontá-lo diretamente. Se cometermos o erro de confrontar o trauma de cabeça erguida, Medusa, fiel à sua natureza, nos transformará em pedra. Todos nós quando crianças brincamos com a armadilha chinesa*, e, assim como acontece com esse brinquedo, quanto mais lutarmos contra o trauma, maior será seu domínio sobre nós. Quando se trata de trauma, acredito que o "equivalente" do escudo refletor de Perseu é a forma como o corpo reage ao trauma e como o "corpo vivo" personifica a resiliência e os sentimentos de bem-estar.

---

* No original, *Chinese finger trap*. Trata-se de um pequeno cilindro feito de bambu com as duas extremidades vazadas. Caso a pessoa coloque um dedo em cada extremidade e tente retirá-los afastando as mãos, o cilindro se estica, fica mais fino e aperta os dedos, tornando-se impossível tirá-los dali. [N. T.]

Há mais nesse mito.

Depois que Medusa foi degolada, seu corpo deu origem a duas entidades míticas: Pégaso, o cavalo alado, e o gigante de um olho só, Crisaor, o guerreiro da espada de ouro. A espada de ouro representa a verdade penetrante e a clareza. O cavalo é símbolo do corpo e da sabedoria instintiva; as asas indicam transcendência. Juntos, eles sugerem transformação por meio do "corpo vivo"*. Juntos, esses aspectos compõem as qualidades e os recursos arquetípicos que um ser humano precisará mobilizar para curar a medusa (paralisia de medo) chamada trauma. A habilidade de perceber o *reflexo* de Medusa e de reagir a ele está espelhada em nossa natureza instintiva.

Em outra versão do mesmo mito, Perseu pega uma gota de sangue de Medusa degolada e divide-a em dois frascos. A gota de um frasco tem o poder de matar, a outra gota tem o poder de ressuscitar os mortos e restituir a vida. Revela-se aqui a natureza dual do trauma: primeiro, sua habilidade destrutiva de roubar a capacidade das vítimas de viver e de desfrutar da vida. O paradoxo do trauma é que ele tem tanto o poder de destruir quanto o de transformar e de ressuscitar. Se o trauma será uma medusa cruel e punitiva ou um veículo que nos fará voar às alturas da transformação e do domínio depende da forma como o abordarmos.

O trauma é um fato da vida. Entretanto, ele não precisa ser uma prisão perpétua. É possível aprender com a mitologia, com observações clínicas, com a neurociência, com o abraçar do corpo "vivo" experimental e com o comportamento dos animais – e assim, em vez de entrar em uma luta com nossos instintos, acolhê-los. Com orientação e apoio, somos capazes de seguir o exemplo dos animais e aprender (como Nancy e eu fizemos) a tremer e estremecer retomando nosso caminho e retornando à vida. Se formos capazes de aproveitar essas energias instintivas primordiais e inteligentes, podemo-nos mover através do trauma e transformá-lo. No Capítulo 4 começaremos a estudar nossas raízes instintivas como aparecem na experiência animal.

---

* Na psicologia analítica de Jung, a imagem do gigante de um olho só empunhando uma espada de ouro representa o arquétipo do self "profundo" (não egoico).

4 IMOBILIZADO PELO MEDO: APRENDENDO COM OS ANIMAIS

> Ele é o único adversário real da vida,
> só o medo pode derrotar a vida.
> Yann Martel, *A vida de Pi*

> A única coisa que devemos temer é o próprio medo.
> Franklin Delano Roosevelt, discurso de posse, 1933

Todos os animais mais desenvolvidos apresentam reações de medo. Ao entender a natureza biológica do medo, podemos compreender a verdadeira raiz mestra do trauma. Esse entendimento também esclarece nossa capacidade inata de nos recuperarmos dos estados contraídos de medo e pavor. Em muitos grupos de primatas, os ataques de predadores e coortes são imprevisíveis, frequentes e incansáveis*. Esses primatas veem membros de sua tribo ser despedaçados por hienas, panteras e outros felinos de grande porte. O pavor é companhia frequente desses animais; mas, em última instância, a sobrevivência requer que essas fortes reações emocionais sejam essencialmente transitórias.

Compartilhamos com nossos ancestrais imediatos, os macacos e os gorilas, uma hereditariedade de ansiedade de predação. Esse destino inspirou um autor a chamar a existência primata de "um único e contínuo pesadelo de ansiedade[1].

Povos pré-históricos devem ter passado horas a fio, dia após dia, amontoados em cavernas frias e escuras, certos de que poderiam ser capturados a qualquer momento e rasgados em pedaços. Embora a maioria de nós não more mais em cavernas, conservamos uma forte expectativa de que um perigo nos espreita, seja ele proveniente de outros indivíduos de nossa espécie ou de predadores.

---

* Os bonobos são uma notável exceção no que diz respeito a ataques de coortes, e isso se deve sobretudo à estratégia de sexo livre para todos, assim como à sua organização matriarcal.

Para evitar que uma nação assustada entrasse em pânico, Franklin D. Roosevelt descreveu a natureza destrutiva do medo como "o pavor inominável, irracional e injustificado que paralisa os esforços necessários para que uma retirada se converta em avanço". Foi esse medo paralisante que ultrapassou sua utilidade de sobrevivência nos humanos. Esse medo intratável impede que a pessoa retorne ao equilíbrio e à vida normal. A habilidade de transitar sem dificuldade entre esses estados emocionais intensos é popularmente chamada de "fluxo", de "estar presente" ou "no momento atual" em contraposição a estar preso na sua história passada. A maneira pela qual os mamíferos se recuperam de um medo extremo e de outros estados emocionais intensos, tais como raiva e perda, pode ser instrutiva para nossa recuperação de um trauma. Ela é também uma chave para nossa sanidade e nossa capacidade de viver de forma plena e espontânea.

A postura do perigo

> Tão certo como ouvimos o sangue em nossos ouvidos,
> os ecos de um milhão de guinchos noturnos
> de macacos,
> cuja última visão do mundo foram os olhos
> de uma pantera,
> deixaram seu rastro em nosso sistema nervoso.
>
> Paul Shepherd, *The others* [Os outros]

No Serengueti*

Somos animais de bando e temos grande afinidade com outros mamíferos que vivem em grupo. Vivemos em grupos familiares e tribos, tornamo-nos membros de clubes, contamos com vizinhos e amigos, formamos partidos políticos e nos identificamos com a comunidade de nosso país (e mesmo de outros países). Reconhecer nossa condição de mamíferos nos dá importantes informações a respeito da natureza do trauma e da recuperação, e também sobre a forma como interagimos com nossos pacientes e outros humanos.

Uma manada de gazelas pasta tranquilamente à beira de um riacho vicejante. O estalo de um pequeno galho, o farfalhar de um arbusto, uma sombra fugidia ou algumas moléculas de determinado odor alertam um membro da manada. Ele *detém* seu movimento e se retesa em prontidão. Esse cessar abrupto de movimento torna menos pro-

---

*   O Parque Nacional de Serengueti fica na fronteira entre Tanzânia e Quênia, na África. [N. E.]

vável que o animal seja detectado pelo predador. Também permite que a gazela faça uma "pausa", o que lhe possibilita organizar uma rota de fuga ideal. Além disso, os outros animais da manada instantaneamente entram em sintonia com essa mudança de postura e também param de se mexer. Todos *juntos* fazem uma varredura (muito mais ouvidos, narizes e olhos) para melhor localizar e identificar a fonte de ameaça. Um esquadrão do exército fazendo uma patrulha em território inimigo apresentará semelhante reação a uma ameaça potencial.

Imagine-se passeando serenamente em um campo aberto. Uma sombra de repente se move e entra no campo de sua visão periférica. Como você reage? Instintivamente, seus movimentos cessam. Talvez você se abaixe um pouco, ficando com a postura curvada, e sua frequência cardíaca mude, pois o sistema nervoso autônomo foi acionado. Depois dessa reação momentânea de "parada", seus olhos ficam bem abertos. De modo involuntário, sua cabeça se volta na direção da sombra (ou som) a fim de localizá-la e identificá-la. Os músculos do pescoço, das costas, das pernas e dos pés estão trabalhando juntos para virar seu corpo, que se estende e se alonga. Seus olhos se estreitam enquanto a pelve e a cabeça se movem horizontalmente para lhe dar uma visão panorâmica ideal do ambiente ao redor. Qual é seu estado interno? Que outros aspectos intangíveis seus você sente ou percebe em reação à visão da sombra que se move? A maioria das pessoas se sentirá alerta e envolvida, até mesmo curiosa. Talvez você sinta uma ponta de empolgação e expectativa ou, possivelmente, de perigo.

Os animais e os humanos também precisam saber se alguém de sua espécie tem intenções agressivas. Ignorar tais sinais pode muito bem nos colocar em perigo. Em sessões com centenas de vítimas de estupro, descobri que muitas delas conseguiam se lembrar da presença de sinais de perigo que tinham ignorado ou desconsiderado. Podiam se lembrar do homem que as encarava quando saíram de um restaurante ou da sombra fugidia que notaram ao passar por uma esquina.

Também trabalhei com diversos estupradores que descreveram de forma gráfica e precisa como sabiam (com base na postura e no modo de andar de uma mulher) quem estava com medo (ou escorada por falsa bravata) e assim seria uma presa fácil. A precisão e a exatidão das avaliações feitas por esses criminosos eram verdadeiramente perturbadoras. Embora sua capacidade de criar empatia e de ler emoções sutis fosse seriamente comprometida, a habilidade predatória de ler o medo e a vulnerabilidade era engenhosamente refinada. Eles faziam uso deliberado das habilidades inatas que tendemos a desconsiderar, o que nos coloca em risco.

A postura e os músculos faciais de uma pessoa sinalizam estados emocionais não só para os outros, mas também para ela mesma[2]. Veremos nas sessões seguintes que, como criaturas sociais, é pela empatia que fazemos nossas comunicações mais profundas. Para tanto, temos de ser capazes de "ressoar" as sensações e emoções dos outros; em outras palavras, precisamos ser capazes de sentir as mesmas coisas que as pessoas ao nosso redor sentem. A maneira pela qual indicamos isso é principalmente não verbal, por meio da postura e das emoções expressivas.

A sintonia biológica ou postural também é a base para a "ressonância terapêutica" que é fundamental para que se possa ajudar as pessoas a se curar de traumas. Um terapeuta que não tenha consciência de como seu corpo responde (isto é, ressoa) ao medo, à raiva, ao desamparo e à vergonha em outra pessoa não será capaz de conduzir seus pacientes através do *rastreamento* de suas sensações e ajudá-los a navegar de forma segura pelas águas às vezes traiçoeiras (embora terapêuticas) das sensações traumáticas. Ao mesmo tempo, ao aprender a rastrear as próprias sensações, os terapeutas podem evitar *absorver* o medo, a raiva e o desamparo de seus pacientes. É importante entender que, quando os terapeutas consideram necessário se proteger das sensações e emoções de seus pacientes, impedem, de maneira inconsciente, que eles as vivenciem terapeuticamente. Ao nos distanciarmos de sua angústia, distanciamo-nos deles e dos medos contra os quais estão lutando. Assumir uma postura de autoproteção significa abandonar os pacientes antes da hora. Ao mesmo tempo, também aumentamos muito a probabilidade de que se exponham à traumatização secundária ou indireta e a um esgotamento. Os terapeutas precisam aprender, com seus encontros bem-sucedidos com os próprios traumas, a estar presentes com os pacientes. É por essa razão que a cura do trauma deve necessariamente envolver a consciência do corpo vivo, sensível, "sabedor", *tanto* no paciente *quanto* no terapeuta. "Talvez a prova mais contundente de empatia bem-sucedida", diz o analista Leston Havens, "seja a ocorrência em nosso corpo de sensações que o paciente descreve como suas"[3].

Pelos olhos de uma neurocientista

A capacidade de detectar perigo na postura de outra pessoa foi estudada pela neurocientista Beatrice Gelder[4]. Sua pesquisa demonstrou que o cérebro de um observador reasponde à linguagem corporal de alguém numa postura que denota medo de forma mais intensa do que diante de expressão facial de medo. Como a Medusa Górgone, o olhar de medo pode paralisar ou evocar nossas reações que têm o medo como base. Entretanto, por mais fortes que sejam as expressões faciais para comunicar perigo, a postura tensa de alguém e seus movimentos furtivos nos deixam ainda mais desconfortáveis*. Você também não se assustaria com o repentino recuo de uma pessoa que estivesse caminhando à sua frente uma fração de segundo *antes* de escutar o sibilar e o guizo de uma cobra? Esse tipo de comportamento de imitação ocorre em todo o mundo animal. Se, por exemplo, um pássaro de um bando que está no chão de repente levanta voo, todos os outros pássaros o seguirão imediatamente; eles não precisam saber por quê. O hipotético pássaro do contra que não acompanha o bando talvez não viva para passar seus genes adiante.

Associados, um rosto assustado, hipervigilância e uma postura contraída e tensa são bastante eloquentes. Eles nos induzem a preparar o corpo para a ação, a localizar a fonte de ameaça e então reagir imediatamente. Talvez uma pessoa "tensa" se preparando para atacar por causa de um medo exacerbado seja vista como uma ameaça. Na vida cotidiana, a maioria de nós lida com pessoas cronicamente assustadas ou irritadas simplesmente evitando-as sempre que possível. Por outro lado, quando encontramos pessoas cuja postura expressa graça e aceitação, sua tranquilidade nos acalma. Assim, somos especialmente afetados pela serenidade, compaixão e profunda calma de indivíduos como Nelson Mandela, Thich Nhat Hanh, o Dalai-Lama ou uma mãe amorosa que amamenta o filho.

A pesquisa de Gelder mostra o poder de posturas de medo na ativação de regiões específicas do cérebro do observador – regiões que posturas de bem-estar e neutralidade deixam inativas**. Além disso, essas áreas do cérebro, estimuladas pelo reconhecimento de posturas corporais de medo, são diferenciadas das regiões ligadas à leitura de rostos amedrontados. Os centros de reconhecimento postural incluem múltiplas regiões do cérebro, algumas que processam emoções e outras que, principalmente, *nos preparam para a ação*. De acordo com Gelder, "pode-se quase dizer que, quando vemos um corpo amedrontado, reagimos com todo o nosso corpo". Essa observação corrobora o princípio darwiniano de que a habilidade humana de ler corpos rapidamente e reagir de forma inequívoca e instantânea é muito vantajosa. Ler o corpo dos outros nos predispõe a ações que aumentam nossas chances de sobrevivência. Para sermos eficientes e imediatos, essa *ressonância postural* contorna a mente consciente. A deliberação

---

*   Essas experiências foram feitas com fotografias quadro a quadro tiradas de vídeos de atores que imaginavam estar abrindo uma porta e deparando com um assaltante. Sem dúvida, esses efeitos teriam uma magnitude muito maior ante uma ameaça real ou caso durante a atuação eles pudessem ver as pessoas se movendo.

**   Quando as posturas neutras são mostradas (como na ação de colocar água em um copo), apenas as partes do cérebro associadas com a visão (área 17 do neocórtex) são ativadas. Até onde sei, os pesquisadores não convocaram pessoas extraordinariamente serenas, como o Dalai-Lama, para representar as posturas positivas.

racional poderia comprometer a sobrevivência, confundindo-nos e retardando nossa reação. As reações de sobrevivência em circunstâncias ameaçadoras geralmente precisam ser rápidas e assertivas, e não ponderadas. De acordo com os pesquisadores Rizzolatti e Sinigaglia, "nossa percepção *dos atos motores e das respostas emotivas* [grifo meu] dos outros parece estar unida por um mecanismo de espelho que permite que o cérebro compreenda imediatamente o que estamos vendo, sentindo ou imaginando que as outras pessoas estejam fazendo, pois ativa as mesmas estruturas neurais [...] responsáveis por nossas ações e emoções"[5].

Caso o cérebro neocortical (pensamento) criasse um entrave para os circuitos instintivos (baseados na ação), talvez travássemos um diálogo interno mais ou menos assim: "A mandíbula e os ombros daquele cara que está se aproximando parecem tensos e demonstram raiva. Seus olhos parecem evasivos... mas a camisa – bom, a cor é realmente bonita e parece com aquela que comprei na C&A". Enquanto o centro de processamento "de baixo para cima" de sobrevivência está alertando seu corpo (*Evite esse cara, ponto – sem discussão!*), seu processamento "de cima para baixo"* serpenteia por uma análise muito mais lenta, baseada na linguagem.

Assim como as gazelas, os seres humanos têm uma profunda sintonia com o perigo e são preparados para agir de forma decisiva diante dele. A postura, os gestos e as expressões faciais das pessoas revelam a história não contada daquilo que aconteceu e não aconteceu quando foram ameaçadas e derrotadas. Posturas habituais nos contam que os caminhos precisam ser percorridos novamente e resolvidos. Para facilitar o processamento "de baixo para cima", os terapeutas devem ter uma percepção precisa do imperativo instintivo que foi contrariado em seu paciente em um momento de medo avassalador. O corpo-mente traumatizado foi, em outras palavras, colocado em prontidão, mas falhou na orquestração plena de seu significativo curso de ação. Tal como no meu acidente (Capítulo 1), temos de ajudar os pacientes a descobrir em que local de seu corpo eles se prepararam para a ação e que ação foi bloqueada.

Outra pesquisa confirma a pertinência da leitura corporal instantânea. Um estudo recente realizado pelo exército americano aponta que a velocidade com que o cérebro lê emoções na linguagem corporal dos outros e interpreta sensações em nosso corpo é fundamental para que se evitem ameaças iminentes – como armadilhas camufladas que

---

* Os termos "de baixo para cima" e "de cima para baixo" vêm do inglês *bottom up* e *top down*. Ambos são empregados em neurociência para discutir em que sentido ocorre o fluxo de processamento de informações. Normalmente, a entrada sensorial é considerada *bottom* e os processos cognitivos superiores são considerados *up*. Certos processos, como as reações rápidas, são vistos como "de baixo para cima" ou *bottom up*, pois se baseiam principalmente em informação sensorial. Já os processos nos quais a interpretação de dados sensoriais é influenciada por conceitos, expectativas ou crenças são considerados *top down*. [N. T.]

podem conter bombas[6]. Nesse mesmo artigo, o neurologista António Damásio acrescenta que "as emoções são programas de ação prática que trabalham para resolver um problema, muitas vezes antes de tomarmos consciência dele. Esses processos trabalham de forma contínua em pilotos, líderes de expedições, pais, em todos nós".

Abordagens terapêuticas que negligenciam o corpo, concentrando-se sobretudo nos pensamentos (processamento "de cima para baixo"), serão consequentemente limitadas. Proponho, em vez disso, que nos estágios iniciais do trabalho restaurador o processamento "de baixo para cima" seja o procedimento operacional padrão. Em outras palavras, abordar primeiro a "fala corporal" do paciente e depois, *gradualmente*, recrutar sua emoção, percepção e cognição não é apenas valioso, mas essencial. A "cura pela fala" para os sobreviventes de trauma deve dar lugar à voz sem palavras das expressões corporais – silenciosas, mas extraordinariamente intensas – que emergem para "se pronunciar" em benefício da sabedoria do self mais profundo.

Desafios da terapia

Os terapeutas que trabalham com pessoas traumatizadas em geral "assimilam" e espelham as posturas dos pacientes e, consequentemente, suas emoções de medo, pavor, raiva, fúria e desamparo. A forma como respondemos a esses significantes será crucial para que possamos ajudar pessoas traumatizadas a lidar com essas difíceis sensações e emoções. Se recuarmos porque não conseguimos contê-las e aceitá-las, estaremos abandonando nossos pacientes... Se nos sentirmos sobrecarregados, sufocados, estaremos ambos perdidos. Se incorporarmos uma pequena porção da equanimidade e "compostura" de um Dalai-Lama, seremos capazes de compartilhar e ajudar a conter o pavor dos pacientes em um "cobertor de compaixão".

Não devemos subestimar o poder das reações de medo e a rapidez com que podem se tornar impróprias. No caso de um incêndio, por exemplo, as pessoas tenderão a assumir a postura corporal tensa e amedrontada daqueles que estão a seu lado. Elas estão prontas para entrar em ação e sair correndo da sala de cinema. Entretanto, esse comportamento também pode ser o estopim de um pânico contagiante. Ao mesmo tempo que cada pessoa espelha a postura de medo dos que estão ao seu redor, cada um percebe o medo e transmite essa postura de temor para outros membros do grupo. A transmissão de medo pela ressonância postural cria uma escalada da situação, um ciclo de *feedback* positivo (com consequências negativas). O contágio do pânico pode se espalhar para o grupo todo de forma quase instantânea. Roosevelt nos alertou de maneira presciente para que evitássemos esse tipo de contágio. Se o momento se apresentar, podemo-nos perguntar, em benefício próprio, se há realmente algo ameaçador. No exemplo do incêndio no cinema, antes de correr, avalie a situação de forma isolada.

Se você sentir cheiro de fumaça, não hesite; por outro lado, se você vir um grupo de adolescentes rindo, seu cérebro racional talvez lhe diga para conferir a situação um pouco melhor antes de correr a todo vapor para a saída. A avaliação racional pode temperar de forma eficiente o comando instintivo extremo quando a pessoa ao nosso lado (que estamos espelhando) está enganada ou tendo uma reação exagerada. Muitas vezes, entretanto, na terapia a tentativa de substituir o instinto pela razão se torna um sério fracasso, provavelmente um desastre.

Na situação terapêutica, o profissional tem de encontrar um equilíbrio entre espelhar a angústia do paciente a ponto de aprender a respeito das sensações dele, mas não em excesso, de forma que aumente o nível de medo do paciente – como se dá no contágio de pânico. Isso só acontecerá se o terapeuta conhecer bem os meandros de suas próprias sensações e emoções e se sentir relativamente confortável com elas. Só então poderemos verdadeiramente ajudar os pacientes a conter sensações e emoções perturbadoras de forma que possam aprender que, por pior que estejam se sentindo, isso não vai durar para sempre.

Paralisia de medo

No Serengueti, a reação de susto de um membro da manada dá o sinal para que as outras gazelas se preparem para o pior e examinem cuidadosa e vigilantemente o entorno a fim de localizar a fonte potencial de ameaça. Se, no entanto, elas não conseguem detectar o predador que as espreita, baixam a guarda de imediato e voltam inocentemente a se alimentar*. Logo depois, outra gazela para o que está fazendo ao escutar o som de um pequeno galho que se quebra e, uma vez mais, a manada é alertada, seu "sistema nervoso coletivo" é ativado, sintonizando e preparando os animais para uma ação total. Todos se retesam em uníssono quando seus músculos se tensionam em preparação para um esforço máximo de fuga.

Aproveitando a ocasião, um guepardo que estava à espreita salta de trás de um denso arbusto. A manada toda dá um salto como um único organismo, voando como uma flecha na direção oposta do predador que se aproxima. Uma gazela jovem vacila por uma fração de segundo, depois recupera o equilíbrio. Na confusão, o guepardo dá o bote na direção de sua vítima. A caçada começa em uma velocidade de 105 quilômetros por hora! No momento de contato (ou pouco antes, quando percebe que o fim está próximo), a jovem gazela desfalece e cai no chão. O animal parado como uma pe-

---

* Essa transição é orquestrada pelo sistema nervoso autônomo entre estados de ativação simpática e recuperação e relaxamento parassimpáticos. Essa mudança fluida mantém uma qualidade geral de "alerta relaxado".

dra entrou em um estado alterado de consciência, comum a todos os mamíferos quando a morte parece iminente. A gazela não está "fingindo" estar morta e pode, na verdade, nem estar ferida[7]. Ela está *paralisada de medo*.

Paralisia, uma raiz ancestral

> A gente morre para poder viver.
> Gambá pai falando com os filhos no
> desenho animado *Os sem-floresta*

A primeira linha de defesa contra um predador, um agressor ou qualquer outra fonte de perigo é geralmente uma *defesa ativa*. Você se esquiva, se desvia e se retrai; você se retorce e levanta os braços para se proteger de um golpe mortal. E a mais conhecida, você foge dos predadores potenciais ou luta contra eles quando percebe que é mais forte que seu adversário, ou se ele o encurralou. Além das muito conhecidas reações de luta ou fuga, há uma terceira reação, menos conhecida, à ameaça: imobilização. Os etologistas chamam esse estado *"default"* de paralisia de *imobilidade tônica* (IT). Ela é uma das três principais reações instintivas de que podem dispor répteis e mamíferos quando confrontados com a ameaça que um predador representa. Isso ocorre quando reações ativas (como lutar) provavelmente não serão eficientes para fugir ou eliminar a fonte de ameaça. A familiaridade das outras duas, luta ou fuga, deve-se em grande parte à influência global e massiva do célebre trabalho sobre o sistema nervoso simpático-adrenal realizado por Walter B. Cannon nos anos 1920[8]. Muito menos valorizadas, no entanto, são as profundas implicações da resposta humana de imobilidade na formação e no tratamento do trauma[9]. Considerando os mais de 75 anos de pesquisa nos campos da etologia e da psicologia desde a descoberta de Cannon, as reações de luta ou fuga poderiam ser resumidas da seguinte forma: *parada* (maior vigilância, exame minucioso), *fuga* (primeiro, tentar fugir), *luta* (se o animal ou a pessoa são impedidos de fugir), *congelamento* (pavor – paralisia de medo) e *desmoronamento* (colapso em desamparo). *Em suma: o trauma ocorre quando estamos muito amedrontados e somos fisicamente contidos ou nos sentimos aprisionados. Nós congelamos, paralisados, e/ou entramos em colapso em um desamparo avassalador.* Nota: Embora alguns autores recentes em geral se refiram à reação inicial de parada como "congelamento", evitarei uma possível confusão utilizando o termo *congelamento* apenas para descrever os comportamentos que envolvam a imobilidade tônica*.

No congelamento, os músculos se enrijecem para se defender de um golpe mortal e você se sente "paralisado de medo". Por outro lado, quando você vivencia a morte como

---

*   Esse uso inicial é, por exemplo, coerente com o de etologistas tais como A. Eric Salzen (1967 e 1991) e Desmond Morris (1969).

algo de clara iminência (como quando caninos afiados estão prontos para aniquilá-lo), seus músculos falham como se tivessem perdido toda a energia. Nessa reação *"default"* (quando se torna crônica, como acontece no trauma), você se sente em um estado de resignação irremediável e não dispõe da energia necessária para nutrir a vida e seguir adiante. Esse desmoronamento, derrota e perda da vontade de viver estão no âmago do trauma.

Ficar "paralisado de medo" ou "congelado no medo" – ou esmorecer e ficar entorpecido – descreve de forma precisa a vivência *física, visceral e corporal* de medo intenso e trauma. Visto que o corpo encena todas essas opções de sobrevivência, é para a narração do corpo que os terapeutas devem se voltar a fim de entender essas reações e mobilizá-las na transformação do trauma.

Pode ser útil para os terapeutas (e seus pacientes) saber que a imobilidade parece servir a pelo menos quatro importantes funções de sobrevivência nos mamíferos. Em primeiro lugar, é a derradeira estratégia de sobrevivência, coloquialmente conhecida como "se fingir de morto". Entretanto, não se trata de um fingimento, mas sim de uma tática biológica inata seriíssima. Para um animal lento e pequeno, a fuga ou a luta dificilmente serão bem-sucedidas. Ao resistir passivamente, na nobre tradição de Gandhi, a inércia do animal costuma inibir a agressão do predador e reduzir seu impulso de matar e comer. Além disso, um animal imóvel em geral é abandonado (especialmente se ele também exala um odor pútrido de carne em decomposição, como é o caso da gambá) e não é comido por predadores tais como o coiote – a não ser, é claro, que esse animal esteja muito faminto*. Com essa "simulação de morte", o animal talvez viva e consiga escapar, arrastando-se até o dia seguinte. De forma semelhante, o guepardo pode levar sua presa imóvel para um local seguro, distante de rivais potenciais, e voltar para a toca a fim de buscar seus filhotes (para compartilhar com eles a caça). Enquanto está ausente, a gazela pode acordar de sua paralisia e, em um momento de descuido do guepardo, fugir apressadamente. Em segundo lugar, a imobilidade nos dá certo grau de invisibilidade: é muito menos provável que um corpo inerte seja visto por um predador. Terceiro, a imobilidade pode contribuir para a sobrevivência do grupo: quando caçados por um bando de predadores, o colapso de um indivíduo pode distrair o bando tempo suficiente para que o resto da manada escape.

Por fim, mas não menos importante, há uma quarta função biológica da imobilidade: o fato de ela deflagrar um estado profundamente alterado de torpor. Nesse estado, a dor extrema e o pavor são atenuados – assim, se o animal sobreviver ao ataque, ele estará, embora ferido, menos tomado por uma dor intensa e, assim, possivelmente será capaz de escapar caso haja oportunidade. Esse efeito analgésico "humano" decorre de uma inundação de endorfinas, que compõem o sistema de alívio da dor

---

*   Abandonar a presa pode evitar que o predador seja envenenado por carne putrefata.

produzido pelo próprio corpo e semelhante à morfina[10]. Para a gazela, isso significa que ela não terá de sofrer toda a agonia de ser rasgada em pedaços pelos dentes afiados e pelas garras do guepardo. Provavelmente, isso também acontece com as vítimas de estupro ou de acidentes[11]. Nesse estado de analgesia, a vítima pode testemunhar o acontecimento como se estivesse fora do corpo, como se estivesse acontecendo com outra pessoa (como pude observar no meu acidente). Tal distanciamento, chamado de *dissociação*, ajuda a tornar suportável aquilo que é insuportável.

O explorador africano David Livingstone registrou detalhadamente essa experiência em seu encontro com um leão nas planícies da África:

> Ouvi um grito. Assustado, ao olhar em volta, vi o leão exatamente no ato de saltar sobre mim. Eu estava em cima de uma coisa não muito alta; ele pegou meu ombro quando saltou, e nós dois juntos caímos no chão. Rugindo assustadoramente perto do meu ouvido, ele me sacudiu da mesma forma que um *terrier* sacode um rato. O choque produziu um estupor semelhante àquele que parece que o rato sente depois da primeira sacudida do gato. *Isso causou um tipo de devaneio no qual não havia nenhuma sensação de dor nem sentimento de pavor, embora eu estivesse inteiramente consciente de tudo que estava acontecendo. Era parecido com o que pacientes que estão parcialmente sob influência de clorofórmio descrevem, que veem toda a operação, mas não sentem a faca. Essa condição singular não era resultado de nenhum processo mental. A sacudida aniquilou o medo e fez que não existisse nenhuma sensação de pavor ao olhar para a fera.* Esse estado peculiar é provavelmente produzido em todos os animais que são mortos por carnívoros; e, se isso for verdade, é uma providência misericordiosa de nosso benevolente criador para atenuar a dor da morte [grifos meus].[12]

Enquanto Livingstone atribui essa dádiva a seu "benevolente criador", não é necessário invocar um "*design* inteligente" para valorizar a função biologicamente adaptativa de diminuir as arestas afiadas de dor aguda, terror e pânico. Se conseguirmos nos manter plenamente focados e perceber as coisas em câmera lenta, é mais provável que sejamos capazes de tirar vantagem de uma oportunidade potencial de fuga ou pensar em uma estratégia engenhosa para escapar do predador. Por exemplo, um amigo me contou que certa vez estava retirando dinheiro de um caixa eletrônico para uma viagem internacional. Quando se virou para ir embora, um grupo de bandidos o agarrou e encostou uma faca em seu pescoço. Como em um sonho, ele serenamente disse que aquele era o dia de sorte deles, e que ele havia acabado de sacar muito dinheiro para uma viagem que faria em breve. Os assaltantes, atônitos, calmamente pegaram o dinheiro e sumiram na escuridão. Estou certo de que algum grau de dissociação ajudou meu amigo a sobreviver a essa difícil situação sem que ficasse tão aterrorizado a ponto de ser incapaz de lidar com ela de forma estratégica.

De fato, o valor adaptativo e benevolente da dissociação é ilustrado por outra história fascinante, desta vez do aventureiro Redside, das selvas do subcontinente indiano:

[Ele] havia tropeçado quando atravessava um riacho de águas rápidas, deixando cair seu pente de balas dentro da água... agora sem munição, notou uma enorme tigresa à sua espreita. Pálido e suando de medo, começou a recuar... Mas já era tarde demais. A tigresa atacou, agarrou-o pelo ombro e o arrastou por cerca de 400 metros até o local onde seus filhotes brincavam. Como se lembrou depois, Redside ficou surpreso ao notar que seu medo desapareceu assim que a tigresa o capturou e quase não sentiu nenhuma dor ao ser arrastado e intermitentemente espancado enquanto a tigresa brincou de "gato e rato" com ele por cerca de uma hora. Ele se lembra distintamente do sol, das árvores e do olhar da tigresa, assim como do intenso "esforço mental" e suspense sempre que conseguia se afastar rastejando, apenas para ser pego e arrastado de volta todas as vezes, enquanto os filhotes observavam e tentavam alegremente imitar a mamãe. Ele disse que, embora tivesse plena consciência do extremo perigo que corria, sua mente de alguma forma permaneceu "comparativamente calma" e "sem pavor". Ele até mesmo contou às pessoas que o salvaram, que atiraram na tigresa no último instante, que ele considerava sua provação menos assustadora do que "meia hora na cadeira do dentista".[13]

Embora Livingstone e Redside parecessem ter saído surpreendentemente incólumes dos encontros desagradáveis com felinos predadores, Livingstone, contudo, desenvolveu uma reação inflamatória no ombro que se manifestou até o fim de sua vida, sempre na data de aniversário do ataque. Infelizmente, para muitas pessoas traumatizadas, tais reações dissociativas ou "memórias corporais" não são irrelevantes e transitórias, mas levam a uma ampla variedade de sintomas permanentes chamados de psicossomáticos (físicos) – que podem ser convenientemente chamados de "dissociação psicossomática"[14] –, assim como a uma incapacidade de se concentrar, orientar e agir no tempo presente – no aqui e agora. Embora os seres humanos traumatizados não permaneçam, de fato, fisicamente paralisados, eles se perdem em um tipo de nevoeiro de ansiedade, desligamento parcial crônico, dissociação, depressão prolongada e torpor. Muitos são capazes de ganhar a vida e/ou formar uma família em um tipo de "congelamento funcional" que limita gravemente seu prazer de viver. Eles carregam seu fardo com a energia diminuída em uma árdua luta para sobreviver, apesar dos sintomas. Além disso, nós, seres humanos, que nos apegamos a símbolos e imagens, podemos continuar a nos ver (mentalmente) à porta da morte muito tempo depois de o perigo real haver passado. Uma visão do assaltante ou estuprador com uma faca em seu pescoço pode se reciclar sem cessar, como se ainda estivesse acontecendo.

Como a biologia se torna patologia

Embora os estados de imobilização e dissociação (como os descritos por Livingstone e Redside) sejam drásticos, eles não *necessariamente* levam a um trauma. Ainda que não tenha desenvolvido nenhum medo limitante, Livingstone apresentou uma reação localizada no ombro afetado a cada aniversário do ataque que sofreu. No caso de meu acidente, percebo que agora tenho um pouco mais de cuidado ao atravessar a rua – principalmente no Brasil, onde frequentemente dou aulas e onde veículos em movimento podem ser um desafio considerável para os pedestres. Por outro lado, não apresento nenhum tipo de reação de medo ou de ansiedade no que diz respeito ao trânsito. Talvez meu amigo que foi assaltado também seja agora um pouco mais cuidadoso com relação a ir a caixas eletrônicos à noite. Mas nem ele, Livingstone, Redside ou eu ficamos traumatizados, embora tenhamos, sem dúvida alguma, vivenciado a parada, o terror, a imobilização e a dissociação. Falando por mim, sinto (e meus amigos confirmam) que eu na verdade me fortaleci e me tornei mais resiliente depois de haver percorrido com êxito meu acidente e tudo que se seguiu. Meus amigos notaram que eu parecia mais ancorado, focado e alegre.

Isso me leva à questão central: o que determina se uma exposição extrema a um acontecimento (potencialmente) traumatizante terá efeito debilitante de longa duração como no transtorno de estresse pós-traumático? E de que forma compreender a dinâmica da resposta de imobilidade estabelece soluções para essa questão crucial?

Deixe-me reiterar. Em geral, um animal *na natureza*, se não for morto, se recupera de sua imobilidade e vive para ver um novo dia. Ele fica mais prudente, mas não enfraquecido ou desgastado. Por exemplo, um cervo aprende a evitar determinado local onde já foi atacado por um leão da montanha. Embora minha hipótese se baseie em observações de campo não comprovadas empiricamente, as entrevistas que fiz com especialistas em gestão cinegética do mundo todo a corroboram. Além disso, é difícil imaginar de que forma um animal selvagem (ou toda a sua espécie, na verdade) teria sobrevivido se desenvolvesse rotineiramente os sintomas debilitantes que muitos humanos desenvolvem*. Essa "imunidade" natural claramente não é o caso no que diz respeito a nós, humanos modernos... mas por que e o que podemos fazer com relação a isso?

---

*   O mesmo, é claro, *não* acontece no caso de animais colocados em condições laboratoriais. Como Pavlov observou, animais usados em experimentos estressantes ficam rapidamente traumatizados.

Imobilidade de longa duração

Quando estava terminando minha tese de doutorado em Berkeley em 1977, continuei fazendo visitas diárias às estantes bolorentas da biblioteca da graduação, onde deparei com a chave decisiva para meu entendimento do trauma. Esse artigo, escrito por Gordon Gallup e Jack D. Maser, deu forma à questão central de como a resposta de imobilidade, normalmente de duração limitada, se torna duradoura e às vezes eterna[15]. Por seu trabalho, eu gostaria de fazer uma indicação pessoal para que ganhassem retroativamente o Prêmio Nobel de Fisiologia ou Medicina de 1973 – junto com os três etologistas já mencionados.

Em um experimento cuidadosamente planejado e controlado, os autores demonstraram que, se um animal sentir medo e for contido, o período durante o qual ficará imóvel (depois que não estiver mais sendo contido) aumenta de forma drástica. Há uma correlação quase perfeitamente linear entre o nível de medo que o animal vivencia quando está sendo contido e a duração da imobilidade[16]. Quando o animal não é exposto a uma situação assustadora antes de ser contido, a imobilidade em geral dura de alguns *segundos* a cerca de um minuto[17]. Em um contraste radical, quando é repetidamente assustado e contido, o animal pode permanecer imóvel por até 17 horas!

Por minha experiência clínica e meu entendimento, uma *potencialização* tão grande tem implicações clínicas profundas para a compreensão e o tratamento do trauma humano. Discutirei de que forma a "potencialização" ou intensificação da imobilidade causada pelo medo pode levar a um ciclo de *feedback* que se autoperpetua causando uma quase paralisia permanente na pessoa traumatizada. Essa condição, acredito, sustenta diversos dos sintomas mais debilitantes do trauma, em especial entorpecimento, desligamento, dissociação, sentimentos de aprisionamento e desamparo.

Alguns anos atrás, no Brasil, tive a oportunidade de observar a interação entre medo e imobilidade dentro de um ambiente de laboratório, e assim obtive uma verificação direta do trabalho seminal de Gallup e Maser sobre imobilidade tônica. Embora haja pouquíssimos pesquisadores nesse campo tão importante, conheci uma ativamente envolvida em pesquisa animal experimental sobre imobilidade tônica no laboratório de Leda Menescal de Oliveira, na Escola de Medicina de Ribeirão Preto da Universidade de São Paulo. Seu trabalho se concentrava nos caminhos cerebrais ativados na imobilidade tônica[18].

Leda e seu grupo foram extraordinariamente generosos em compartilhar seu tempo e *expertise*. Durante minha visita, pude observar e participar diretamente da metodologia experimental de pesquisadores cujo trabalho havia me inspirado nos anos 1970. Essas experiências realizadas em uma sala fracamente iluminada consistiam em pegar uma cobaia, segurá-la com firmeza, virá-la de cabeça para baixo e então colocá-la deitada de costas em uma gamela de madeira em formato de V. Quando isso é feito *sem luta*, o animal fica deitado sem se mover por alguns segundos, podendo chegar a um ou dois minutos; depois se vira e calmamente sai andando, pondo fim à imobilidade em seu próprio ritmo. As cobaias de laboratório talvez tenham algum medo inerente dos seres humanos (uma possível variável que pode confundir). Mesmo assim, esses animais ainda parecem sair relativamente rápido de sua imobilidade, e os efeitos posteriores não eram aparentes, presumindo-se assim inexistentes ou muito brandos.

Um exemplo claro de finalização em ritmo próprio vem das artes. Na peça *Picasso no Lapin Agile**, o jovem Pablo tira o casaco da bela jovem que o acompanha a esse cabaré de Paris. Executando elegantemente suas artimanhas de sedução, ele põe a mão para fora da janela onde uma pomba branca está pousada. Devagar, mas sem hesitação, ele pega o pássaro firmemente com as duas mãos. Quando ele o vira, o pássaro fica completamente imóvel. Ele então o deixa cair em direção à rua, três andares abaixo. A jovem se assusta e leva a mão à boca de forma instintiva. No último instante, a pomba reassume a posição correta e sai voando, ilesa, pela noite de Montmartre. Picasso então se volta para sua voluptuosa presa humana, trazendo seu corpo imóvel para um abraço lascivo.

Essa é uma amostra instrutiva de como os animais negociam a imobilidade e como o ato sexual consensual e a liberação orgástica envolvem alguma imobilidade quando o medo não está presente. A imobilidade, quando inexiste o medo, é benigna e até mesmo prazerosa, como no exemplo da mãe gata carregando, de forma segura, seu filhote lânguido na boca.

De volta ao laboratório: a finalização em ritmo próprio claramente *não ocorre quando se incute, propositalmente, medo no animal antes de capturá-lo* (ou quando ele sai da imobilidade) e/ou ele é colocado deitado de costas de forma recorrente. No último caso, a cobaia (ou outro animal) permanece paralisada por muito mais do que alguns minutos. Quando esse processo de indução de medo é repetido inúmeras vezes, o animal permanece imóvel por um período bem mais longo – a ponto de sairmos para almoçar e voltarmos e o animal ainda estar inerte deitado de costas.

Aplicações para a terapia do trauma

Apenas uma pequena quantidade de cientistas comportamentais se interessou de fato pela mobilidade tônica como base biológica do trauma. Alguns desses autores recentes sugeriram que a imobilidade é *intrinsecamente* traumática[19]. Com base em minha experiência posso afirmar que essa visão induz a erros. Ela limita nossa compreensão do trauma e restringe a possibilidade de uma intervenção terapêutica eficaz.

---

*   Exemplo baseado na peça de Steve Martin *Picasso no Lapin Agile* (Teatro New Village Arts, Carlsbad, Califórnia, janeiro de 2010).

Meu trabalho clínico com milhares de pacientes confirmou que a imobilidade pode existir *com ou sem medo*. Na verdade, acredito que somente quando a imobilidade se torna inextricável e simultaneamente acoplada a um medo intenso e outras fortes emoções negativas temos o ciclo de *feedback* de trauma arraigado na forma de transtorno de estresse pré-traumático persistente. Minha experiência, que teve início com Nancy (veja o Capítulo 2) e depois ao trabalhar com tantos outros pacientes traumatizados, me ensinou que a verdadeira chave para a resolução do trauma é a capacidade de *desacoplar e separar o medo da imobilidade*. Entretanto, antes de voltar aos animais, devo considerar os estudos de dois indivíduos bastante observadores: o neurologista K. L. Kahlbaum e o detetive ficcional Sherlock Holmes.

Como um dos pioneiros a estudar cientificamente a imobilidade tônica nos humanos (que chamou de *catatonia*), Kahlbaum acertou quando, em 1874, escreveu: "Na maioria dos casos, a catatonia é precedida de profunda tristeza e ansiedade, e, em geral, por estados e afetos depressivos direcionados ao próprio paciente"[20]. Ele está dizendo, acredito, que *tanto a imobilidade quanto uma exposição significativa ao medo ou à tristeza profunda precisam ocorrer* para que (os estados transitórios de) a imobilidade tônica se converta em paralisia / ciclo de *feedback* depressivo autoinduzido – ou seja, em um estado de catatonia crônica ou (discutivelmente) transtorno de estresse pré-traumático.

Sherlock Holmes, o verdadeiro paradigma de um observador cuidadoso e preciso, parece confirmar a opinião de Kahlbaum na história do sr. Hall Pycroft. Holmes diz a Watson:

> Eu nunca havia visto um rosto com tantas marcas de profunda tristeza... e de algo que vai além da tristeza... pavor, como acontece com poucos homens na vida toda. Sua sobrancelha reluzia de suor. As maçãs de seu rosto eram do mesmo branco pálido desbotado da barriga de um peixe e seu olhar era desvairado e ele olhava fixamente... Ele olhava para seu ajudante como se não conseguisse reconhecê-lo.[21]

Essa combinação de agitação desvairada, rosto extremamente pálido e dissociação de quem está fora de si (olhar fixamente com os olhos arregalados como se não reconhecesse alguém) descreve de forma precisa a paralisia de medo aguda dos seres humanos. Embora as pessoas traumatizadas talvez não apresentem todas essas características o tempo todo, são elas que dão forma à subcorrente de choque traumático do TEPT.

Os poucos psicólogos que escrevem sobre a imobilidade tônica (IT) como modelo para o trauma parecem concordar que tanto o medo quanto a contenção física (ou, pelo menos, a sensação de que não é possível escapar) são necessários para induzi-la.

Concordo plenamente com isso. Entretanto, em um excelente artigo recente, Marx e colegas[22] acrescentam: "Tudo que conhecemos sobre a literatura animal e humana até agora indica que a reação de IT pode, ela mesma, ser traumatizante"*. É disso que respeitosamente discordo: minha experiência clínica me obriga a me afastar dessa especulação.

Depois de mais de quatro décadas observando meus pacientes traumatizados com um discernimento *à la* Sherlock e conduzindo-os para fora de estados congelados de medo e pavor, descobri que os elementos dinâmicos do medo, da imobilidade tônica e do trauma pintam um retrato muito mais complexo e mais cheio de nuanças. Estou convencido de que o estado de imobilidade não é em si e por si mesmo traumático. Quando, por exemplo, a imobilidade é induzida em indivíduos não traumatizados por "catalepsia hipnótica", eles em geral vivenciam a imobilidade como algo neutro, interessante ou até mesmo prazeroso. As mães mamíferas costumam pegar os filhotes para transportá-los de um lado para o outro, e esses bebês, quando estão sob o poder dos dentes de uma mãe amorosa, param de se contorcer e seu corpo fica flácido. Igualmente, durante o ato sexual, e em particular no orgasmo, a fêmea de muitas espécies animais fica imóvel no auge do prazer, o que leva (discutivelmente) a um aumento da possibilidade de fertilização. Contraste isso com o trauma, no qual um medo intenso (e outros fortes afetos negativos), quando associado à resposta de imobilidade, se torna aprisionador e consequentemente traumático. *Essa diferença indica uma clara fundamentação lógica para um modelo de terapia do trauma que separa o medo e outros fortes afetos negativos da resposta biológica de imobilidade (normalmente de duração limitada). A separação dos dois componentes quebra o ciclo de* feedback *que realimenta a resposta de trauma.* Isso, estou convencido, é a pedra filosofal que dá forma à terapia do trauma.

Marx e seus colegas de fato parecem retificar sua posição em uma direção mais compatível com a minha quando sugerem que, "com finalidade clínica, talvez importe menos se a IT nos humanos é um fenômeno 'tudo ou nada', já que a intensidade da reação de IT nos humanos pode ser um importante fator na instauração e na manutenção da psicopatologia pós-traumática"[23]. Questões como essa exemplificam áreas importantes para uma discussão interdisciplinar. Na verdade, um dos impedimentos do progresso de uma terapia do trauma verdadeiramente eficaz é o fato de que médicos, experimentalistas e teóricos não trabalham em parceria para tratar de questões tão cruciais quanto essa.

---

* Embora os animais domésticos pareçam não entrar de forma garantida em IT, indicando que pelo menos algum nível de medo – ou pelo menos falta de familiaridade – seja necessário para induzi-la. Entretanto, se indivíduos traumatizados ou extremamente ansiosos são induzidos à catalepsia hipnótica (para espanto do médico que nem imagina isso), eles podem ter repentinos ataques de pânico ou mesmo estados prolongados semelhantes à catatonia.

Em resumo: observei que uma precondição para o desenvolvimento de transtorno de estresse pós-traumático é que a pessoa esteja com medo e, ao mesmo tempo, se sinta aprisionada. *A interação de medo intenso com imobilidade é fundamental na formação do trauma, em sua manutenção e em sua desconstrução, resolução e transformação.* Vou aprofundar as implicações terapêuticas dessa relação nos Capítulos 5 a 9.

A espiral de vergonha, culpa e imobilidade

Não deve ser nenhuma surpresa, dada a natureza da imobilidade induzida pelo medo, a maioria das vítimas de estupro descrever que se sentiu paralisada (e também sufocada às vezes) e incapaz de se mover. Ser contido fisicamente e aterrorizado por alguém muito maior, mais forte e mais pesado é uma garantia potencial de indução à imobilidade duradoura e, consequentemente, ao trauma. O estupro não só força a pessoa a se manter imóvel, mas também induz uma imobilidade interna por causa do terror (imobilidade potencializada pelo medo). De acordo com estudos, 88% das vítimas de violência sexual na infância e 75% das vítimas de violência sexual na idade adulta relataram níveis de paralisia, de moderado a alto, durante o ataque[24]. Além disso, por causa dos altos níveis de dissociação, é provável que muitas vítimas não se lembrem de ter se sentido paralisadas ou neguem a paralisia por se sentirem extremamente culpadas de não ter "lutado".

De forma semelhante, os soldados sob fogo cerrado raramente conseguem fugir ou lutar. Eles costumam manter-se imóveis perto do chão (resistindo aos impulsos tanto de luta ativa quanto de fuga), enquanto "calmamente" tentam estabilizar, apontar e disparar suas armas. Entrevistei um soldado que havia sido ameaçado de ser levado à corte marcial por "covardia sob fogo". Ele era tradutor e havia sido integrado a uma equipe de ataque das forças especiais no Iraque – embora o húngaro e o servo-croata fossem as únicas línguas estrangeiras que conhecia; ele não sabia farsi nem nenhuma língua árabe! Ele não havia sido treinado para combate e, quando esse habilidoso pelotão da marinha caiu em uma emboscada, ele não revidou atirando. Ao entrevistar esse soldado desesperado, arrasado, humilhado e aterrorizado, percebi que sua "recusa" em atirar era, na verdade, paralisia involuntária – uma reação normal à situação bastante anormal de ver sangue, morte e desmembramento de seus companheiros. Ao contrário dos oficiais da marinha, ele não havia recebido nenhum treinamento para dominar o medo*. Sua reação instintiva à ameaça avassaladora impediu a ação[25].

---

* Embora, em situações ameaçadoras, combatentes do serviço especial sintam o mesmo aumento súbito do hormônio do estresse (c/l) que qualquer outro soldado, os níveis dos primeiros normalmente caem muito mais rápido que o de tropas menos bem treinadas.

Essa história se dirige às culturas modernas que tendem a julgar a imobilização e a dissociação diante de ameaças avassaladoras como uma fraqueza equivalente à covardia. Por baixo desse julgamento punitivo existe um medo generalizado de se sentir aprisionado e desamparado. Esse medo do medo e do desamparo, e de se sentir aprisionado, pode vir a dominar a vida da pessoa na forma de vergonha recorrente e debilitante. Juntos, a vergonha e o trauma formam uma combinação particularmente virulenta e interligada.

Culpa e ódio de si mesmo são comuns entre sobreviventes de abuso e estupro, que julgam a si mesmos de forma dura por não terem "entrado na briga", mesmo quando ela não era uma opção viável de sobrevivência. Contudo, tanto a vivência de paralisia quanto o julgamento crítico de si mesmo a respeito de "fraqueza" e desamparo são componentes comuns do trauma. Além disso, quanto mais jovem, quanto mais imatura em termos de desenvolvimento for a vítima ou mais insegura for a sua vinculação, mais provavelmente ela reagirá ao estresse, à ameaça ou ao perigo com paralisia em vez de luta ativa. As pessoas que não tiveram um vínculo inicial sólido com um primeiro cuidador, e por isso carecem de uma base de segurança, são muito mais vulneráveis à vitimização e traumatização, e é mais provável que desenvolvam os arraigados sintomas de vergonha, dissociação e depressão[26]. Além disso, como os padrões psicofisiológicos do trauma e da vergonha são semelhantes, há uma associação *intrínseca* de vergonha e trauma. Isso inclui colapso dos ombros, diminuição da frequência cardíaca, desvio do olhar, náusea etc.[27]

A vergonha também se alimenta da frequente e equivocada percepção das pessoas traumatizadas de que elas são, de algum modo, a causa (ou, pelo menos, merecedoras) de seu infortúnio. Outro fator (fortemente corrosivo) entra em jogo na formação da vergonha: embora ela pareça ser um componente quase estrutural do trauma, é muito comum que o trauma seja infligido pelas pessoas que deveriam proteger e amar a criança. As crianças que sofrem abuso de um membro da família ou de um amigo sem dúvida carregam mais esse fardo confuso e caótico. A vergonha se torna profundamente enraizada na forma de uma sensação difusa de "ser uma pessoa má" que permeia todos os aspectos da vida. Erosão semelhante do sentimento essencial de dignidade também pode ser encontrada em adultos que foram torturados, em quem foram deliberadamente infligidos dor, desorientação, terror e outras violações[28]. Embora os princípios de desacoplamento do medo e da imobilidade discutidos neste capítulo se apliquem a esses casos, o processo terapêutico é em geral muito mais complexo. Ele requer uma habilidade mais ampla de negociação da relação terapêutica de modo que o terapeuta não seja enredado assumindo o papel (em uma projeção) de perpetrador(es) ou salvador.

Quando um pombo que está sossegado bicando um grão é abordado silenciosamente por trás, pego com suavidade e depois virado de cabeça para baixo, ele fica imobilizado. O pombo, como as cobaias que vi no Brasil ou a pomba de Picasso na peça, permanecerá nessa posição, com os pés esticados para cima. Depois de um ou dois minutos, ele sairá desse estado, que se assemelha a um transe, se colocará na posição certa e sairá pulando ou voando. O episódio está resolvido.

Entretanto, se o pombo se assustar com a pessoa que se aproxima, ele tentará escapar voando. Quando for pego, depois de uma perseguição frenética, e forçado a ficar de cabeça para baixo, novamente sucumbirá à imobilidade. Desta vez, porém, o animal aterrorizado não só permanecerá congelado por muito mais tempo, mas quando sair do transe provavelmente estará em um estado de "agitação frenética". Ele poderá se debater furiosamente, bicando, mordendo ou arranhando com as garras de forma aleatória, ou então sair correndo em um frenesi de movimento sem direção certa[29]. Quando tudo mais falhar, esse derradeiro (e desorganizado) meio de defesa ainda poderá salvar sua vida.

De forma semelhante, quando um gato doméstico bem alimentado pega um rato, este, contido pelas patas do gato, para de se mover e seu corpo fica flácido. Sem a resistência do rato, o gato fica entediado e às vezes bate de leve no animal inerte, aparentemente tentando reanimá-lo para recomeçar o jogo (não muito diferente de Jimmy Stewart dando tapinhas em sua heroína desfalecida para acordá-la do desmaio). A cada redespertar, perseguição e terror reativado, o rato entra mais profundamente na imobilidade e por um tempo maior. Quando ele enfim revive, em geral sai correndo tão rápido (e de forma tão imprevisível) que pode até assustar o gato. Essa explosão repentina e não direcionada de energia poderia também fazê-lo correr na direção do gato ou para longe dele. Já vi um rato atacar ferozmente o focinho de um gato atônito. Tal é a natureza da saída da imobilidade na qual a indução tenha sido recorrente e acompanhada de medo e fúria. Os humanos, além disso, *se reaterrorizam por seu medo (equivocado) das próprias sensações e emoções intensas*. Isso é semelhante ao que pode acontecer quando pacientes psiquiátricos catatônicos saem da imobilidade. É comum estarem extremamente agitados, e é possível que ataquem a equipe que os atende. Uma vez tive a oportunidade de trabalhar com um paciente que tinha permanecido em estado catatônico por dois ou três anos. Depois de me sentar cuidadosamente ao seu lado (aproximando-me pouco a pouco, durante vários dias), falei com ele de forma suave sobre o tremor e o estremecimento que eu havia observado em pessoas e animais quando saem de um choque. Eu também havia falado com o psiquiatra-chefe, que concordou em não lhe dar uma injeção de torazina (nem o colocar em uma camisa de força) caso ele ficasse agitado, a não ser que isso fosse um risco evidente para ele mesmo ou para outras pessoas. Duas semanas depois, recebi um telefonema do psiquiatra. O homem havia começado a estremecer e tremer, começou a chorar e foi enviado para uma moradia provisória seis meses depois.

Recapitulando, o medo tanto aumenta e prolonga a imobilidade quanto *torna o processo de sair da imobilidade assustador e potencialmente violento*. Uma pessoa que esteja muito amedrontada ao entrar no estado de imobilidade provavelmente sairá dele de maneira semelhante. "Da mesma forma como entram eles saem" era a expressão utilizada pelos médicos da Unidade Cirúrgica Militar Móvel do Exército Americano para descrever as reações dos pacientes feridos em combate. Se um soldado entra em cirurgia apavorado e precisa ser fisicamente contido, decerto sairá da anestesia em um estado de desorientação frenético e violento.

As consequências são lamentavelmente as mesmas quando crianças assustadas são abruptamente separadas dos pais antes de uma cirurgia[30]. Se vão para a cirurgia em um estado de agitação, são amarradas e depois cercadas por "monstros mascarados" de avental cirúrgico, elas saem da anestesia amedrontadas e bastante desorientadas. David Levy, em 1945, estudou crianças hospitalizadas, muitas das quais estavam sendo tratadas de ferimentos que exigiam imobilização, como talas, gesso e ataduras. Ele descobriu que essas crianças desafortunadas desenvolveram sintomas de *shell shock* semelhantes aos dos soldados que voltavam dos *fronts* de guerra na Europa e no norte da África[31]. Cerca de 65 anos depois, um pai preocupado conta uma história "familiar demais" sobre a "pequena" cirurgia de joelho de seu filho Robbie, uma garantia potencial de trauma.

> O médico me diz que está tudo bem. O joelho está bom, mas não está tudo bem para o menino que acorda de um pesadelo induzido por medicamentos, debatendo-se na cama do hospital – um menino doce que nunca machucou ninguém, na confusão mental causada pela anestesia, olhando fixamente feito um animal selvagem, batendo na enfermeira, gritando "Eu estou vivo?" e me forçando a agarrar seus braços... olhando diretamente dentro dos meus olhos sem saber quem eu sou.[32]

Os efeitos da imobilização observados por Levy em crianças também ocorrem em adultos. Em um estudo recente, mais de 52% dos pacientes ortopédicos que estavam sendo tratados de fraturas desenvolveram transtorno de estresse pós-traumático total, com a maioria não se recuperando e piorando com o passar do tempo[33].

Esse resultado não deveria ser nenhuma surpresa quando se reconhece que muitos procedimentos ortopédicos são realizados depois de acidentes assustadores, viagens estressantes de ambulância feitas com a pessoa amarrada e visitas apavorantes e despersonalizadas realizadas na emergência. Além disso, muitos desses pacientes também foram submetidos a cirurgias imediatas e quase sempre em estado de agitação. Essa cadeia de acontecimentos muitas vezes precede a imobilização e é seguida de dolorosos regimes de reabilitação. Em um estudo recente com crianças submetidas até mesmo a "pequenos" procedimentos ortopédicos, para citar os autores,

> um alto nível de sintomas de transtorno de estresse pós-traumático (em mais de 33% de todas as crianças estudadas) é comum no período de recuperação que se segue a um trauma ortopédico pediátrico, mesmo entre pacientes com ferimentos relativamente menos graves. As crianças que deram entrada nos hospitais por causa de um ferimento apresentam um alto risco de desenvolver tais sintomas.[34]

Embora os hospitais tenham se tornado mais humanos (em especial para as crianças – embora pelo estudo acima se note que não foi nem de longe suficiente), ainda não se consegue evitar que as pessoas que precisam ser submetidas a procedimentos dolorosos ou anestesia geral sintam um medo injustificado. Na verdade, algumas dessas pessoas "despertam" parcialmente durante a anestesia e muitas desenvolvem os mais pavorosos e complexos sintomas de TEPT[35]. Nas palavras de uma sobrevivente (ela própria instrumentadora),

> sinto um vazio cósmico, como se a minha alma tivesse abandonado o meu corpo e não conseguisse voltar... pesadelos horrorosos são minha companhia constante... e muitas vezes me chocam tanto que eu desperto totalmente. Quando meus olhos se abrem, ainda não há descanso porque as paredes e o teto ficam vermelhos como sangue.[36]

Essa descrição arrebatadora ilustra o horror de vivenciar uma combinação de pavor, dor extrema e incapacidade de se mover ou de explicar sua situação.

Biologicamente, pacientes ortopédicos, soldados, vítimas de estupro e crianças hospitalizadas reagem como animais selvagens lutando pela vida depois de ser capturados de forma aterrorizante. Seu impulso de atacar com "fúria exacerbada" ou de fugir em um desespero frenético não é só biologicamente adequado; na verdade, é um efeito biológico comum. Quando um animal capturado e aterrorizado sai da imobilidade, sua sobrevivência talvez dependa de uma agressão violenta direcionada ao predador ainda presente. Nos seres humanos, tal violência, entretanto, trouxe consequências trágicas para os indivíduos e para a sociedade. Tive a oportunidade de conversar com a mãe de Ted Kaczynski (o "Unabomber", cuja vingança foi travada contra a impessoalidade da tecnologia) e com o pai de Jeffrey Dahmer (assassino serial que desmembrava suas vítimas). Ambos me contaram histórias terríveis de como seus filhos, ainda pequenos, haviam sido "aniquilados" por experiências hospitalares apavorantes. Ambos descreveram como, depois de hospitalizações assustadoras, essas crianças mergulharam no próprio mundo. Enquanto tais experiências de fúria que levam à violência pervertida são (felizmente) raras, o pavor e a raiva evocados por procedimentos clínicos (infelizmente) não são.

Fúria voltada contra si

Com os seres humanos, o impulso que se dirige a uma agressão violenta pode se tornar aterrorizante em si mesmo e então se voltar para a própria pessoa, como Kahlbaum observou tão bem em seu trabalho seminal sobre catatonia[37]. Essa volta para dentro (ou "retroflexão") resulta em mais paralisia, supressão, passividade e resignação. Essa súbita variação entre desligamento e explosões de fúria "impotente" mal direcionadas se torna a reação estereotípica da pessoa diante de futuros desafios que requerem respostas sutilmente diferenciadas, baseadas em sentimentos e com muito mais nuanças.

No meu acidente (veja o Capítulo 1), quando saí do choque, senti uma "onda de fúria ardente" enquanto meu corpo continuava a tremer e sacolejar; então, senti "uma fúria abrasadora" irromper "de dentro de minha barriga". Eu realmente queria matar a jovem que tinha me atropelado, e pensei: *Como essa garota idiota pôde me atropelar na faixa de pedestres? Ela não estava prestando atenção? Maldita!* Eu queria matá-la, e parecia realmente ter podido fazer isso. Como a fúria está relacionada à vontade de matar, não é difícil entender como esse impulso pode ser assustador, e de que maneira a fúria pode se transformar em medo a fim de evitar tais impulsos assassinos.

Ao permitir que meu corpo fizesse aquilo que *ele* precisava fazer – ao não interromper a tremedeira ao mesmo tempo que rastreava minhas sensações corporais internas –, consegui permitir e conter as emoções extremas de sobrevivência de fúria e pavor *sem me sentir arrasado*. Contenção, é preciso que se entenda, NÃO é supressão; é, ao contrário, a construção de um recipiente maior, mais forte para acomodar esses sentimentos difíceis. E misericordiosamente, dessa forma, saí desse acidente a salvo do trauma e mais resiliente para desafios futuros.

Quando as pessoas revisitam, se movem através de e depois saem da imobilidade na terapia, em geral vivenciam alguma raiva. Essas sensações primitivas de fúria (quando contidas) representam movimentos de volta à vida. Porém, a raiva e outras sensações corporais intensas podem ser assustadoras se acontecerem de forma abrupta. Na terapia eficaz, o terapeuta apoia e conduz o paciente cuidadosamente por esse processo tão intenso. A condução deve ser lenta, utilizando uma aproximação gradual, de forma que o paciente não se sinta massacrado.

Na essência, a fúria consiste (biologicamente) no desejo de matar[38]. Quando algumas mulheres que foram estupradas começam a sair do choque (muitas vezes meses ou mesmo anos depois), elas podem ter o impulso de matar seus agressores. Uma vez ou outra lhes foi possível converter esse impulso em ação. Algumas dessas mulheres foram julgadas e condenadas por assassinato porque o tempo decorrido foi considerado prova de premeditação. Injustiças certamente foram cometidas devido à usual ignorância do drama biológico que essas mulheres estavam vivendo. Várias dessas mulheres talvez estivessem agindo de acordo com as profundas (e atrasadas) reações autoprotetoras de fúria e contra-ataque que vivenciaram quando saíram da imobilidade agitada; e, desse modo, sua retaliação (embora muito atrasada) talvez tenha sido biologicamente motivada, e não necessariamente vingança premeditada. Se um tratamento eficaz estivesse disponível para as mulheres traumatizadas, essas mortes talvez tivessem sido evitadas.

Por outro lado, as pessoas não traumatizadas que sentem raiva têm plena consciência de que (por mais que estejam "com vontade de matar" o cônjuge ou um filho) obviamente não tentariam realmente matar o objeto de sua raiva. Quando as vítimas de trauma começam a sair da imobilidade, em geral vivenciam explosões de raiva intensa ou fúria. Mas, com medo de realmente machucar outras pessoas (ou a si mesmas), esforçam-se ao máximo para desviar e suprimir essa fúria, quase antes de a sentirem.

Quando alguém está inundado de fúria, as partes frontais do cérebro "se desligam"[39]. Por causa desse desequilíbrio extremo, a capacidade de recuar e observar suas sensações e emoções se perde; em vez disso, a pessoa *se torna* essas emoções e sensações*. Por essa razão, a fúria pode ficar totalmente avassaladora, causando pânico e reprimindo tais impulsos primitivos, voltando-os para dentro e impedindo uma saída natural da resposta de imobilidade. Manter essa supressão requer um gasto tremendo de energia. A pessoa está, em essência, fazendo consigo mesma aquilo que os pesquisadores fizeram com os animais para reforçar e prolongar sua imobilização. As vítimas de trauma repetidamente assustam a si próprias quando começam a sair da imobilidade. A *manutenção* da "imobilidade potencializada pelo medo" *vem de dentro*. O ciclo vicioso de sensação / fúria / medo intensos prende a pessoa à resposta biológica de trauma. Uma pessoa traumatizada está literalmente aprisionada, recorrentemente assustada e reprimida – por suas reações fisiológicas persistentes e por medo dessas reações e emoções. Esse ciclo vicioso de medo e imobilidade (também conhecido como imobilidade potencializada pelo medo) impede que a resposta, um dia, se complete *plenamente* e se resolva como acontece com os animais selvagens.

---

*   Esse é um dilema central ao se trabalhar com o chamado transtorno de personalidade *borderline*.

Os mortos-vivos

A fúria/contra-ataque é uma consequência de imobilização recorrente induzida pelo medo; a outra é a morte. A morte pode acontecer, por exemplo, quando o gato insiste em recapturar o rato, repetindo o ciclo muitas vezes. O gato bate na presa até que o rato entra tão profundamente na imobilidade que morre, embora não esteja ferido. Enquanto apenas pouquíssimos seres humanos de fato morrem de medo, as pessoas cronicamente traumatizadas passam pela vida sem se sentir de fato vivas ou comprometidas com a existência. Essas pessoas estão vazias em seu âmago. "Eu ando por aí", afirmou uma sobrevivente de um estupro grupal, "mas não sou mais eu... estou vazia e fria... talvez fosse melhor estar morta", ela disse em nossa primeira sessão.

A imobilidade crônica produz os sintomas emocionais do trauma mais básicos: entorpecimento, desligamento, aprisionamento, desamparo, depressão, medo, pavor, fúria e desespero. A pessoa permanece amedrontada, incapaz de se imaginar em segurança, protegida de um constante inimigo (interno) e incapaz de voltar a se envolver na vida. Os sobreviventes de trauma severo e prolongado (crônico) descrevem a vida como a dos "mortos-vivos". Murray escreveu sobre esse estado de forma comovente: "É como se as fontes primitivas de vitalidade da pessoa tivessem secado, como se estivessem vazias no âmago de sua existência"[40]. No pungente filme de 1965 *O homem do prego*, o ator Rod Steiger faz o papel de Sol Nazerman, judeu sobrevivente do holocausto insensibilizado que, a despeito de seu preconceito, desenvolve afeição paternal por um adolescente latino que trabalha para ele. Quando, na cena final, o jovem é morto, Sol empala a própria mão em um espeto de papel para sentir alguma coisa – qualquer coisa.

Trauma e imobilidade: uma saída

Recapitulando: *o trauma surge quando as respostas de imobilidade de uma pessoa não se resolvem; ou seja, quando ela não consegue fazer a transição de volta à vida normal e a resposta de imobilidade se acopla cronicamente ao medo e a outras emoções negativas intensas como pavor, repulsa e desamparo.* Depois que esse acoplamento foi estabelecido, *as próprias sensações físicas de imobilidade evocam o medo*. A pessoa traumatizada se condicionou a ter medo de suas sensações internas (físicas) que agora geram o medo que prolonga e aprofunda (potencializa) a paralisia. O medo gera paralisia, e o medo das sensações de paralisia gera mais medo, provocando uma paralisia ainda mais profunda. Dessa forma, uma resposta adaptativa de duração limitada se torna crônica e desajustada. O ciclo de *feedback* se fecha em si mesmo. Nessa espiral descendente, nasce o vórtice do trauma.

A boa terapia do trauma ajuda as pessoas a resolver os sintomas próprios dele. O ciclo de *feedback* se rompe *ao desacoplar o medo da imobilidade* (veja as Figuras 4.1a e 4.1b). A terapia eficaz rompe, ou despotencializa, esse ciclo de *feedback* trauma-medo, ajudando a pessoa a aprender de maneira segura a "conter" sensações, emoções e impulsos intensos sem se sentir dominada por eles. Dessa forma, habilita-se a resposta de imobilidade a se resolver como deve ser.

Desacoplar o medo e permitir que a resposta de imobilidade de curta duração se complete é, em princípio, algo simples. O terapeuta ajuda a reduzir a duração da imobilidade diminuindo suavemente o nível de medo. Em outras palavras, a tarefa do terapeuta é ajudar o paciente, pouco a pouco, desacoplar o medo da paralisia, a fim de gradualmente restaurar o término em seu próprio ritmo. Dessa maneira, o ciclo de *feedback* (medo-imobilidade) é rompido; digamos que ele perde o gás. Quando o paciente aprende a vivenciar as sensações físicas da imobilidade na *ausência* do medo, as garras do trauma afrouxam e o equilíbrio retorna. Nos próximos quatro capítulos, discutirei de que forma os terapeutas podem ajudar os pacientes a aprender a desacoplar a medo da imobilidade e a restaurar respostas defensivas ativas. Quando os pacientes conseguem fazer isso, muitas vezes descrevem a sensação física da imobilidade (na ausência do medo) com uma mistura de curiosidade e alívio profundo ou, frequentemente, "como acordar de um pesadelo".

Há uma importante advertência a essa simples "receita". Onde o trauma tiver sido enraizado de forma prolongada e profunda, outros fatores entram no jogo: primeiro, a própria faculdade de mudar e de voltar a se envolver na vida fica prejudicada. Esse aspecto foi retratado de modo pungente no fascinante romance de Louise Erdrich, *The master butchers singing club*. No primeiro capítulo, o protagonista, Fidelis, deixa as trincheiras da Primeira Guerra Mundial e volta para a comida e o carinho de sua mãe. Ele dorme pela primeira vez na própria cama, familiar e confortável, uma experiência que há anos não tinha.

> Agora que estava em casa, compreendeu, ele ainda precisava estar vigilante. Lembranças surgiriam sorrateiramente, emoções sabotando seu cérebro pensante. Voltar à vida depois de morrer para si mesmo era perigoso. Havia coisas demais para sentir, então, pensou, devia ir em busca apenas de sensações superficiais.

Também descobrimos que, "quando criança, Fidelis respirava superficialmente e ficava imóvel [...] sempre que uma tristeza se abatia sobre ele". Quando era um jovem soldado, "sempre soube, desde o início, que seu talento para a imobilidade era a chave para a sobrevivência". A necessidade humana de voltar *gradualmente* da terra dos mortos-vivos para a terra dos vivos precisa ser entendida, respeitada e honrada. Coisas demais, cedo demais, ameaçam devastar a frágil estrutura do ego e a personalidade adaptativa. É por isso que o ritmo com que as pessoas resolvem o trauma deve ser gradual e "desconcentrado".

Gráfico de duração da imobilidade em diferentes cenários

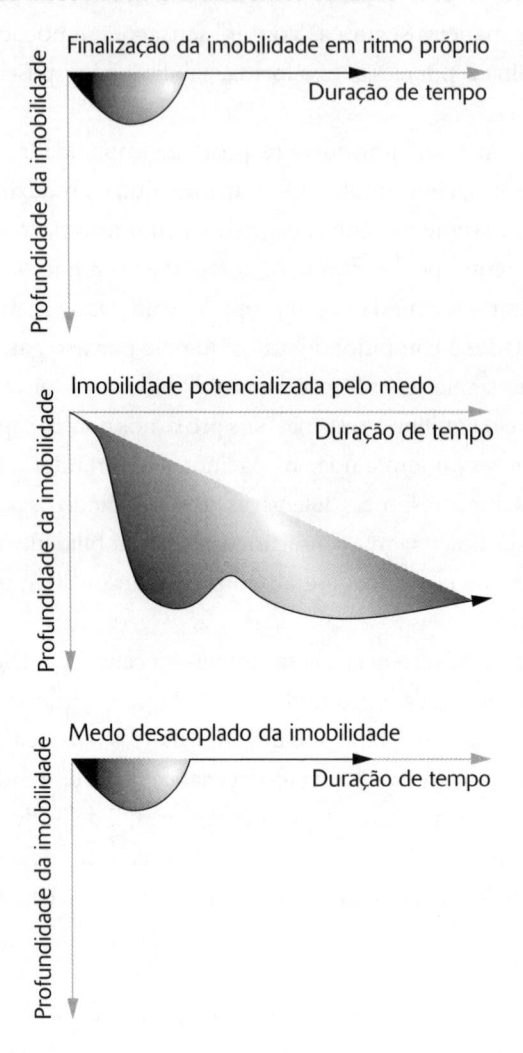

Figura 4.1a   Esta figura mostra a duração e a gravidade do "congelamento" em três situações. O primeiro cenário é semelhante ao de um gambá sendo atacado e se fingindo de morto. O gambá congela e o predador, perdendo interesse naquele cadáver inerte, vai embora em busca de uma presa mais viva. O gambá, agora sozinho, "se sacode", livrando-se desse encontro, e segue seu caminho sem nenhum dano. Isso se chama finalização em ritmo próprio. O segundo cenário ilustra o que acontece a um animal que está saindo da imobilidade, é fisicamente contido e sente medo. Ele é jogado de volta no pavor, sendo a imobilidade muito mais profunda e duradoura. Esse pavor paralisante é efeito da imobilidade potencializada pelo medo e leva ao TEPT. É por isso que a frase "O tempo cura todas as feridas" simplesmente não se aplica ao trauma. O terceiro cenário mostra o que acontece em uma bem-sucedida sessão de terapia. Aos poucos, o terapeuta guia o paciente para que ele toque por um curto tempo nas sensações da imobilidade, e depois o orienta a desacoplar a imobilidade do medo. Dessa forma, o paciente pode descarregar a hiperativação subjacente e recobrar o equilíbrio.

Ciclo medo/imobilidade

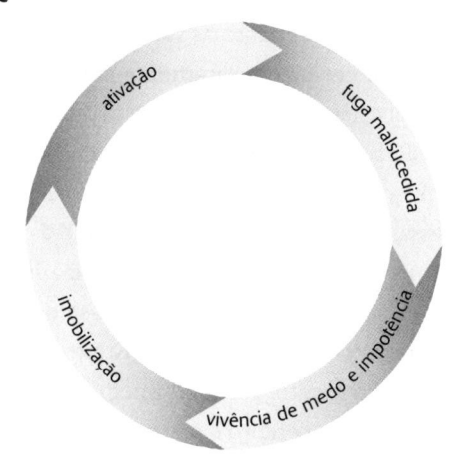

Figura 4.1b É assim que ficamos aprisionados no ciclo de medo/imobilidade.

Instinto e razão

Em última análise, acredito que é o equilíbrio dinâmico entre as partes do cérebro mais primitivas e as mais desenvolvidas/refinadas que permite que o trauma se resolva e emoções difíceis sejam integradas e transformadas. O tratamento eficaz ajuda as pessoas a manter o córtex pré-frontal "observador" ligado enquanto ele *simultaneamente* vivencia as sensações primitivas básicas geradas nas porções arcaicas do cérebro (o sistema límbico, o hipotálamo e o tronco cerebral; veja a Figura 4.2).

Equilibrando instinto e razão

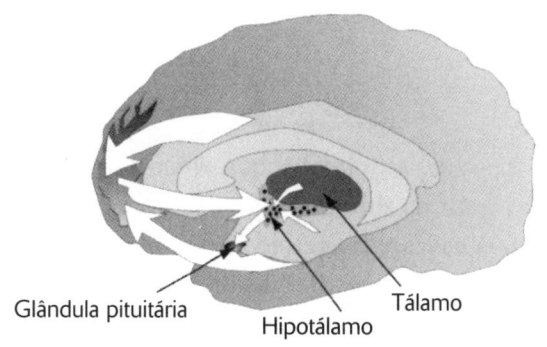

Glândula pituitária   Tálamo

Hipotálamo

Figura 4.2 Esta figura ilustra a importância de manter ligado o córtex pré-frontal no tronco cerebral e no sistema límbico durante a ativação de sobrevivência. Perceba como os impulsos nervosos circulam entre as estruturas cerebrais instintivas do tálamo e do hipotálamo (que controla a secreção da glândula pituitária, vital para a manutenção da homeostase do órgão e das células) e o lobo frontal (ou cérebro racional).

A chave para essa delicada tarefa é ser capaz de vivenciar, de forma segura, tanto as sensações corporais e as emoções intensas quanto as sutis. O que se verifica é que há uma estrutura cerebral em par que parece fazer exatamente isso: implantados entre o sistema límbico e o córtex pré-frontal estão a ínsula (mais perto do sistema límbico) e o cingulado (mais perto do córtex). Resumindo, a ínsula recebe um *input* das estruturas internas do corpo, inclusive dos músculos, juntas e vísceras. Juntos, a ínsula e o cingulado nos ajudam a compreender essas sensações primitivas tecendo-as em sentimentos, percepções e cognições ricas em nuanças[41]. Acessar essa função é a solução para o processo de transformação do trauma e das difíceis emoções descritas nos capítulos seguintes.

A restauração do equilíbrio e do ritmo entre instinto e razão também tem papel importante na cura da separação mente/corpo. A integração entre corpo e mente, entre o hemisfério direito e o esquerdo do cérebro e entre regiões cerebrais primitivas e desenvolvidas gera integridade e nos torna completamente humanos. Até que isso aconteça, somos, como notou Margaret Mead, "o elo perdido entre macacos e humanos".

5 DA PARALISIA À TRANSFORMAÇÃO: BLOCOS CONSTRUTORES

> O medo é o assassino da mente. O medo é a pequena
> morte que traz total obliteração.
> Eu enfrentarei meu medo. Permitirei que ele
> passe sobre e através de mim.
> E, quando ele tiver passado por mim, vou me virar
> para ver o caminho do medo.
> Onde o medo tiver estado não haverá nada.
> Somente eu permanecerei.
>
> *Duna*, Frank Herbert

> Aquele que não entender a natureza do medo
> nunca encontrará o destemor.
>
> Budismo Shambala

No capítulo anterior, vimos como os animais e os seres humanos ficam aprisionados em uma paralisia dominada pelo medo e, dessa forma, ficam traumatizados. Neste capítulo, apresento o "antídoto" para o trauma: os mecanismos biológicos centrais que os terapeutas precisam conhecer e ser capazes de desencadear nos pacientes para ajudá-los a resolver suas reações traumáticas. O engajamento desses processos biológicos é essencial tanto no tratamento da fase aguda que se dá imediatamente após incidentes ameaçadores e devastadores, tais como estupro, acidentes e desastres, quanto na transformação do TEPT crônico.

Até que a experiência física central do trauma – sentir-se paralisado de medo, congelado ou entrar em colapso e ficar entorpecido – se desenrole e se transforme, a pessoa permanece presa, à mercê do próprio medo e desamparo, que estão entrelaçados. As sensações de paralisia ou colapso *parecem* intoleráveis, totalmente inaceitáveis; elas nos aterrorizam e ameaçam nos aprisionar e nos derrotar. Essa percepção de experiências aparentemente insuportáveis nos leva a evitá-las e negá-las, a nos enrijecermos para nos defender e depois nos separarmos delas. Entretanto, recorrer a esse tipo de "defesa" é como beber água salgada para saciar uma sede intensa: embora possa proporcionar alívio temporário, só piorará o problema drasticamente e será, em longo prazo, contraproducente. Para desembaraçar esse emaranhado de medo e paralisia, precisamos ser capazes de, voluntariamente, entrar em contato com as sensações físicas que nos amedrontam e vivenciá-las; temos de ser capazes de confrontá-las por tempo suficiente para que elas se modifiquem e se transformem. Para resistirmos ao artifício defensivo de evitação, a melhor estratégia é nos movermos na direção do medo, entrar em contato com a imobilidade em si e explorar conscientemente as várias sensações, texturas, imagens e os pensamentos associados a qualquer desconforto que possa surgir.

Para trabalhar com reações traumáticas, tais como os estados de medo intenso, a Experiência Somática®* oferece aos terapeutas nove elementos essenciais. Essas ferramentas básicas para "renegociar" e transformar o trauma não são lineares, rígidas ou unidirecionais. Na verdade, em sessões de terapia, esses passos serão interligados e interdependentes, podendo ser acessados repetidas vezes e em qualquer ordem. Entretanto, para que esse processo psicobiológico seja construído sobre uma base sólida, os Passos 1, 2 e 3 *devem necessariamente ocorrer primeiro e seguir exatamente essa sequência.* Sendo assim, o terapeuta precisará:

1. Criar um ambiente de *relativa* segurança.
2. Oferecer apoio, amparar a exploração inicial e a aceitação da sensação.
3. Estabelecer a "pendulação" e a contenção: o poder inato de ritmo.
4. Usar a titulação para criar estabilidade, resiliência e organização crescentes. Titulação significa tocar cuidadosamente na menor "gota" de ativação que tenha base na sobrevivência, e em outras sensações difíceis, para evitar retraumatizar o paciente.
5. Proporcionar uma experiência corretiva, suplantando as respostas passivas de colapso e desamparo com respostas defensivas, *empoderadas*, ativas.
6. Separar ou "desacoplar" a associação condicionada de medo e desamparo da resposta de imobilidade biológica (normalmente de duração limitada, mas agora desajustada).
7. Resolver os estados de hiperativação guiando com delicadeza a "descarga" e a redistribuição da enorme energia de sobrevivência mobilizada pela ação de preservar a vida, ao mesmo tempo que liberta essa energia para que ela dê suporte a um funcionamento cerebral de alto nível.
8. Promover a autorregulação para restaurar o "equilíbrio dinâmico" e o alerta relaxado.
9. Orientar para o aqui e agora, entrar em contato com o ambiente e restabelecer a capacidade de interação social.

---

* Esse é o método que desenvolvo há 40 anos.

Passo 1 – Criar um ambiente de relativa segurança

Depois do meu acidente, a primeira vaga sensação que meu corpo percebeu que não fosse de profundo desamparo e desorientação aconteceu quando a pediatra se aproximou e sentou-se ao meu lado. Por mais simples que isso possa parecer, sua presença calma e centrada me deu um breve lampejo de esperança de que as coisas poderiam ficar bem. Um apoio reconfortante como esse, no meio do caos, é um elemento *crítico* que os terapeutas de trauma devem proporcionar a seus pacientes desestabilizados e atormentados. Esse é o real ponto de partida para retornar ao equilíbrio. O terapeuta deve, em outras palavras, ajudar a criar um ambiente de *relativa* segurança, uma atmosfera que transmita refúgio, esperança e possibilidade. Para as pessoas traumatizadas, isso pode ser uma tarefa muito delicada. Felizmente, em condições propícias, o sistema nervoso humano está preparado e é capaz tanto de receber quanto de oferecer uma influência reguladora a outra pessoa[1]. Ainda bem que a biologia está do nosso lado. Essa transferência de socorro, nosso direito inato como mamíferos, é gerada pelo tom terapêutico e pela aliança de trabalho que você cria ao entrar em sintonia com os sentimentos de seus pacientes.

Estando o terapeuta centrado, calmo e seguro, com alerta relaxado, contenção compassiva e paciência evidente, a angústia do paciente começa a diminuir. Embora mínima, sua vontade de explorar é instigada, estimulada e percebida como sua. Ainda que a resistência seja inevitável, ela será suavizada e diminuirá com o ambiente reconfortante criado pelo terapeuta qualificado. Um possível obstáculo, porém, acontece entre as sessões; quando estão sem a presença reguladora e calma do terapeuta, os pacientes talvez se sintam despreparados e atirados de volta ao covil do leão, repleto de sensações caóticas, quando expostos aos mesmos estímulos que os dominavam anteriormente. O terapeuta que proporciona apenas uma sensação de segurança (por mais eficaz que ela seja) só tornará seu paciente cada vez mais dependente – e dessa forma aumentará o desequilíbrio de poder entre ambos. Para evitar essa sabotagem, os próximos passos têm como objetivo ajudar o paciente a se mover na direção do estabelecimento e do domínio da capacidade de acalmar a si mesmo e de seus sentimentos de empoderamento e autorregulação.

Passo 2 – Oferecer apoio, amparar a exploração inicial e a aceitação da sensação

Pessoas traumatizadas perderam tanto seu rumo no mundo quanto a orientação vital de suas motivações interiores. Separadas das sensações primitivas, dos instintos e dos sentimentos provenientes do interior de seu corpo, elas são incapazes de se orientar para o "aqui e agora". Os terapeutas devem ser capazes de ajudar o paciente a navegar pelo labirinto do trauma, auxiliando-o a encontrar o caminho de volta para suas sensações corporais e para sua capacidade de acalmar a si mesmo.

Para se autorregular e ser autenticamente autônomas, é fundamental que as pessoas traumatizadas aprendam a acessar, tolerar e utilizar suas sensações internas. Contudo, seria imprudente tentar manter o foco no próprio corpo sem uma preparação adequada. De início, ao entrar em contato com sensações internas, pode-se sentir a ameaça de um medo profundo do desconhecido. O foco prematuro nas sensações também pode ser devastador, causando potencialmente uma retraumatização. Para muitas pessoas feridas, o corpo se tornou um inimigo: a vivência de quase toda sensação é interpretada como um prenúncio inesperado de terror e desamparo renovados.

Para resolver essa situação tão complexa, caso o terapeuta (quando estiver iniciando uma conversa) perceba uma alteração positiva momentânea no afeto do paciente que indique alívio e vitalidade – em sua expressão facial, por exemplo, ou uma mudança na postura –, poderá aproveitar a oportunidade e tentar levar o paciente a prestar atenção em suas sensações. Um "contato interno" com experiências positivas vai, gradualmente, dando ao paciente a confiança necessária para explorar a paisagem interna de seu corpo e desenvolver uma tolerância para com *todas* as suas sensações, sejam elas confortáveis ou desconfortáveis, agradáveis ou desagradáveis.

O paciente pode agora começar a permitir que suas sensações escondidas e renegadas – principalmente aquelas de paralisia, desamparo e fúria – emerjam para a consciência. Ele desenvolve sua experiência organísmica escolhendo entre os dois estados opostos: resistência/medo e aceitação/exploração. Com um leve movimento de vaivém, oscilando entre a resistência e a aceitação, o medo e a exploração, o paciente vai aos poucos se despojando de sua couraça protetora. O terapeuta o conduz para um ritmo confortável – uma alteração assistida entre o medo paralisante e as sensações *puras* associadas à imobilidade. Na psicologia da Gestalt, esses movimentos de vaivém entre dois estados diferentes são descritos como alternâncias de figura/fundo (veja a Figura 5.1). Essa alteração, por sua vez, reduz o domínio exercido pelo medo e permite maior acesso (pela emoção) às sensações de imobilidade mais essenciais e desimpedidas. O vaivém da atenção (entre medo/resistência e as sensações de imobilidade física não adulteradas) aprofunda o relaxamento e intensifica a vitalidade. É o começo da esperança e a aquisição de ferramentas que darão poder ao paciente quando ele começar a navegar na paisagem interoceptiva do trauma e da cura (ou a vivência sentida diretamente nas vísceras, nas juntas e nos músculos). Essas habilidades conduzem a um processo transformador inato e essencial: a pendulação.

Percepção de figura e fundo

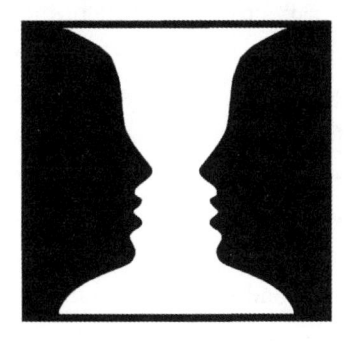

Figura 5.1 Esta figura demonstra a alternância da percepção de figura e fundo. Você vê o vaso ou o rosto? Continue olhando. O que vê agora? Você provavelmente vai notar que o vaso e o rosto se alternam, mas não podem ser percebidos ao mesmo tempo. Esse conceito nos ajuda a entender como o medo é dissociado da imobilidade. Quando alguém vivencia a imobilidade pura, não pode sentir (como o vaso e o rosto) medo ao mesmo tempo. Isso facilita a expansão e a descarga gradual da ativação mostrada na Figura 5.2.

Passo 3 – Pendulação e contenção: o poder inato de ritmo

> Esperando o pior, você olha e, em vez disso,
> ali está a face radiante que você queria
> ver.
> Sua mão se abre e se fecha e se abre e
> se fecha.
> Se estivesse sempre fechada ou sempre
> aberta,
> você ficaria paralisado.
> Sua presença mais profunda está em cada pequena
> contração e expansão.
> Os dois gestos lindamente equilibrados e coordenados
> como as asas dos pássaros.
> Rumi (1207-1273)
> Todos os filhos de Deus têm ritmo, quem poderia
> pedir algo além disso?
> *Porgy and Bess*

Enquanto o trauma implica estar congelado ou aprisionado, a pendulação é o ritmo organísmico inato de contração e expansão. Em outras palavras, significa libertar-se, ao constatar (sentindo interiormente), talvez pela primeira vez, que por pior que estejamos nos sentindo esses sentimentos *podem e vão* mudar. Sem esse conhecimento (vivenciado), a pessoa em estado de "aprisionamento" não quer habitar o próprio corpo. Para fazer frente à tendência humana aparentemente inextricável de evitar sensações horríveis e desagradáveis, uma terapia eficaz (e a promoção da resiliência em geral) deve oferecer uma forma de enfrentar os dragões do medo, da raiva, do desamparo e da paralisia. O terapeuta precisa inspirar confiança a seus pacientes de que não serão aprisionados e tragados, dando-lhes primeiramente uma "provinha" de uma experiência interior agradável. É assim que nossos pacientes se movem na direção do autoempoderamento. A capacidade de pendular desenvolve a confiança.

Uma estratégia surpreendentemente eficaz de lidar com sensações difíceis consiste em ajudar a pessoa a encontrar uma sensação "oposta": uma sensação localizada em determinada região do corpo, numa postura específica ou num pequeno movimento; ou ainda uma sensação associada à sensação de estar menos congelado, menos vulnerável, mais forte e/ou mais fluido. Se o desconforto do paciente se alterar, ainda que só por um momento, o terapeuta pode incentivá-lo a se concentrar nessa fugaz sensação física, trazendo à tona uma nova percepção; percepção essa na qual ele se descobre e se instala em uma "ilha de segurança" que lhe parece, no mínimo, boa. Descobrir essa ilha contradiz os sentimentos gerais de mal-estar, informando à pessoa que, de algum modo, seu corpo pode, afinal, não ser o inimigo. Ele pode, na verdade, ser considerado um aliado no processo de recuperação. Quando uma quantidade suficiente dessas pequenas ilhas é encontrada e percebida, elas podem ser unidas a uma massa crescente de terra, capaz de resistir às violentas tempestades do trauma. A escolha e mesmo o prazer se tornam uma possibilidade a partir dessa estabilidade crescente, uma vez que novas conexões sinápticas são formadas e fortalecidas. A pessoa aos poucos aprende a alterar sua percepção entre as regiões de relativo conforto e aquelas de desconforto e angústia.

Essa mudança evoca uma das mais importantes reconexões da sabedoria inata do corpo: a experiência da pendulação, o ritmo do corpo, *natural e restaurador*, de contração e expansão, que nos diz que tudo que sentimos tem duração limitada... que o sofrimento não vai durar para sempre. A pendulação conduz todas as criaturas vivas por sensações e emoções difíceis. Além disso, não requer esforço algum; é completamente inata. A pendulação é o ritmo primitivo expresso como um movimento que vai da constrição à expansão – e de volta à contração – mas vai, gradualmente, se abrindo para uma expansão cada vez maior (veja a Figura 5.2). É um movimento involuntário e interno de vaivém entre essas duas polaridades. A pendulação atenua a intensidade de sensações difíceis como o medo e a dor. Nunca será demais enfatizar a importância da capacidade humana de se mover por entre sensações difíceis e "ruins", abrindo-se para aquelas de expansão e "bem-estar": ela é essencial para a cura do trauma e, de forma mais geral, para aliviar o sofrimento. É imprescindível que o paciente conheça e *vivencie* esse ritmo. O constante fluxo e refluxo desse ritmo lhe diz que, por pior que esteja se sentindo (na fase da contração), a expansão *inevitavelmente* sobrevirá, trazendo com ela um sentimento de abertura, alívio e fluidez. Ao mesmo tempo, uma expansão muito rápida ou grande demais pode ser assustadora, levando o paciente a se contrair antes da hora contra a expansão. Assim, o terapeuta precisa moderar o grau e a velocidade desse ritmo. Quando os pacientes percebem que o movimento e o fluxo são uma possibilidade, começam a se mover adiante no tempo, aceitando e integrando sensações *presentes* que antes haviam sido devastadoras.

Ciclos de expansão e contração

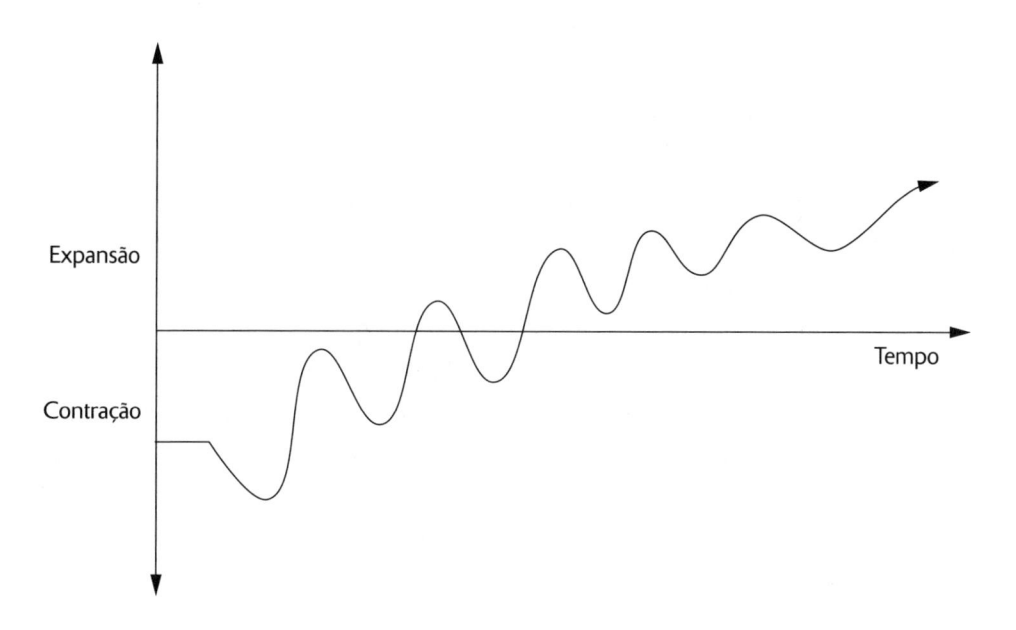

Figura 5.2 Esta figura descreve o ciclo de expansão e contração através do processo de pendulação. Essa conscientização fundamental faz que as pessoas saibam que, não importa o que estejam sentindo, essa sensação se modificará. A percepção da pendulação guia a liberação contida e gradual (descarga) de "energias de trauma", conduzindo à expansão corporal e à resolução bem-sucedida do trauma.

Vejamos três situações universais que registram a capacidade inata da pendulação de restaurar sentimentos de alívio e de fluxo de vida. 1) Todos nós já assistimos à inconsolável angústia de uma criança que, após uma queda feia, corre gritando para a mãe e desaba em seus braços. Após um curto período, a criança começa a se orientar de volta para o mundo; depois, busca um momento de retorno ao seu refúgio seguro (talvez por meio de um olhar rápido para a mãe ou da conexão pelo toque); e aí, finalmente, volta a brincar como se nada tivesse acontecido. 2) Pense em um adulto que está destroçado pela reação extremamente dolorosa à súbita perda de um ente querido. Essa pessoa pode desmoronar, acreditando que o sofrimento não terá fim e resultará em sua morte. O luto pode se estender por um longo tempo, mas há um claro fluxo e refluxo na maré da angústia. Aos poucos, o ritmo da aceitação e da dor gera uma liberação que acalma e um retorno à vida. 3) Finalmente, lembre-se da última vez em que você estava dirigindo e por um triz não se envolveu em um acidente. Seus nervos estavam à flor da pele (os pelos eriçados), você sentia medo e raiva, o coração batendo forte, prestes a explodir no peito. Então uma onda de alívio lhe fez lembrar que você não tinha sido atirado para dentro do horror que é um acidente. Esse momento de alívio normalmente é seguido por um segundo *flashback* do quase acidente, o que provoca outra rodada de susto, agora mais fraco, seguida por uma nova onda de alívio restaurador. Esse ritmo reparador ocorre de forma involuntária, em geral na sombra da consciência, felizmente permitindo que você se concentre na tarefa que tem pela frente. Assim, a pendulação lhe ajuda a recuperar o equilíbrio e retornar à vida cotidiana.

Quando esse processo natural de resiliência se encontra desativado, ele deve ser cuidadosa e gradualmente despertado. Os mecanismos que regulam o humor, a vitalidade e a saúde de uma pessoa dependem da pendulação. Quando esse ritmo é vivenciado, há, no mínimo, um equilíbrio tolerável entre o agradável e o desagradável. As pessoas aprendem que, não importa o que estejam sentindo (por mais horrível que pareça), essa sensação vai durar somente alguns segundos ou minutos. E, por pior que seja uma sensação ou um sentimento específico, saber que ele vai mudar liberta-nos da sensação de estarmos condenados. O cérebro registra essa nova experiência diminuindo a predisposição para o alarme/a derrota.

Onde antes havia imobilidade e colapso devastadores, o sistema nervoso agora encontra seu caminho de volta ao equilíbrio. Paramos de achar que tudo é perigoso e aos poucos as portas da percepção se abrem para novas possibilidades. Ficamos prontos para os próximos passos.

Passo 4 – Titulação

Os Passos 3 e 4 – pendulação e titulação – formam uma díade bem amarrada que permite que as pessoas acessem com segurança e integrem estados muito enérgicos e críticos baseados na sobrevivência. Juntos, fazem que o trauma seja processado sem devastação, e assim a pessoa não volta a se traumatizar.

Nos Passos 5, 6 e 7, atinge-se a restauração gradual de respostas ativas defensivas e protetoras – junto com o término cuidadosamente calibrado da resposta de imobilidade. Esse processo, aliado à descarga da energia reprimida, reduz a hiperativação. Juntos esses passos formam a base da transformação do trauma. Particularmente, a saída da imobilidade está associada a sensações intensas baseadas na ativação, bem como às fortes emoções de fúria e fuga frenética, repleta de medo. É por esse motivo que o processo de liberação do trauma deve ser trabalhado com avanços muito pequenos.

Utilizo o termo *titulação* para indicar o processo gradual, feito em etapas, de renegociação do trauma. Esse processo é similar a certas reações químicas. Imagine dois béqueres de vidro, um cheio de ácido hidroclorídico (HCl) e outro com soda cáustica (NaOH). Essas substâncias corrosivas ao extremo (o ácido e a base, respectivamente) causariam queimaduras graves se você colocasse o dedo em qualquer um dos dois recipientes; na verdade, se você deixasse o dedo ali por alguns minutos, ele simplesmente se dissolveria, uma vez que ambas as substâncias químicas são corrosivas. Então você preferiria torná-las seguras neutralizando-as e, se soubesse um pouco de química, talvez as mesclasse para obter uma mistura inofensiva de água e sal de cozinha, dois dos principais elementos constitutivos da vida. Essa reação é descrita da seguinte maneira: $HCl + NaOH = NaCl + H2O$. Se você simplesmente as derramasse juntas, obteria uma explosão violenta, que o cegaria e a outra pessoa que estivesse no laboratório. Por outro lado, se você habilmente usasse uma válvula de vidro (bureta), poderia adicionar uma dessas substâncias à outra *gota a gota*. E com cada gota haveria uma pequena "efervescência de sal de frutas", mas logo depois tudo ficaria tranquilo. A cada gota a mesma diminuta reação se repetiria (veja a Figura 5.3). Finalmente, após determinado número de gotas, tanto a água quanto os cristais de sal começariam a se formar. Com várias titulações, você obteria a mesma reação química neutralizadora, mas sem a explosão. É esse o efeito que queremos alcançar na resolução do trauma: ao lidar com forças potencialmente corrosivas, os terapeutas devem de alguma maneira neutralizar as sensações de "energia" intensa e os estados emocionais primitivos de raiva e fuga não direcionada sem desencadear uma ab-reação explosiva.

Titulação

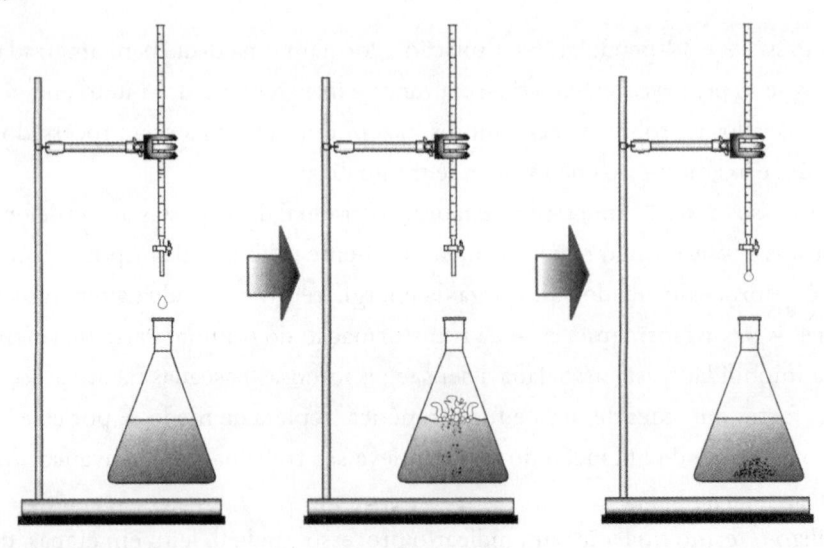

Figura 5.3 A titulação no laboratório de química é uma forma de combinar duas substâncias corrosivas e potencialmente explosivas em uma mistura controlada que transforma os reagentes de maneira gradual.

Passo 5 – Restaurando respostas ativas

Durante meu acidente, quando fui arremessado contra o para-brisa do carro, meu braço se retesou para impedir o impacto na cabeça. A quantidade de energia despendida em uma reação protetora como essa é enorme; os músculos se enrijecem em um esforço máximo para evitar um golpe letal. Além disso, no momento em que meu ombro se chocou contra o vidro e fui atirado no ar e depois na rua, meu corpo ficou flácido.

Quando seus músculos "desistem" dessa maneira e entram em colapso, você se sente desamparado e derrotado. Contudo, por baixo desse colapso, esses músculos flácidos (hipotônicos) ainda carregam os sinais que protegem você, embora tenham "perdido" o poder, o vigor e a capacidade de fazer isso.

Nossa memória sensório-motora está preparada e pronta para executar as ordens para promover nossa proteção e segurança. No meu caso, com consciência interoceptiva, o padrão de defesa ativo foi restaurado aos poucos e a energia começou a voltar para meus braços. Permiti que meus músculos fizessem o que tinham "desejado" e estavam preparados para fazer no momento exatamente anterior ao impacto, antes de entrarem em colapso, impotentes. Trazer isso à consciência permitiu que eu vivenciasse uma profunda sensação de empoderamento. De forma semelhante, Nancy, a jovem de 24 anos (minha primeira paciente de trauma do Capítulo 2), e eu descobrimos, sem querer, que ela poderia agora escapar e não mais ser fisicamente contida e aterrorizada (em vez de continuar se sentindo dominada e subjugada pelos cirurgiões como fizera aos 4 anos). Essas novas experiências desmentiram e repararam nossas experiências de terror e desamparo.

Em resumo, essas respostas ativas e autoprotetoras são restabelecidas da seguinte forma: padrões específicos de tensão (conforme vividos pela consciência interoceptiva) "sugerem" movimentos específicos que podem se expressar em movimentos minúsculos ou micromovimentos. As posições que meus braços e mãos espontânea e vigorosamente assumiram durante o acidente evitaram que minha cabeça batesse no para-brisa e em seguida se abrisse ao se chocar contra a rua. Mais tarde, quando estava na ambulância, revivi esses movimentos reflexivos instintivos e os expandi por meio da conscientização da sensação – processo que me permitiu vivenciar conscientemente a ativação de fibras musculares à medida que meu corpo se preparava para se movimentar. Essas ações antes haviam ficado incompletas e permaneceram inconscientes. Ao me chocar de forma violenta, primeiro contra o para-brisa e depois na rua, esses reflexos musculares foram truncados, deixando-me com os músculos em colapso e contraídos e também com uma enorme reserva de energia latente. Em vez de me sentir desamparado e vítima desse terrível acontecimento, desenvolvi um forte sentimento de minha própria capacidade de agir com autonomia, domínio e mestria. Além disso, a restauração de respostas defensivas funciona como uma titulação automática das energias de raiva. Em outras palavras, a energia explosiva que se expressaria como raiva intensa e fuga não direcionada agora estava canalizada para uma agressão saudável, direcionada e eficaz.

O empoderamento se origina diretamente do ato de expulsar a atitude física de derrota e desamparo e de restaurar o sistema biologicamente significativo de defesa ativa – isto é, o triunfo incorporado de proteção bem-sucedida e a realidade visceral de competência. Essa renegociação (como veremos no Passo 6) também ajuda a dissolver a culpa e o autojulgamento arraigados que podem ser subprodutos do desamparo e da raiva reprimida/dissociada. Ao acessar uma experiência ativa e vigorosa, contrariamos a passividade da paralisia e do colapso.

Em vista da importância primordial de restaurar essas instintivas respostas ativas de cura do trauma que se perderam (ou melhor, foram extraviadas) – correndo o risco de me repetir –, abordarei esse assunto de um ângulo um pouco diferente. Pode-se dizer que a *experiência do medo* se origina das reações primitivas a ameaças nas quais a fuga *se frustra* (isto é, se ela foi de alguma forma – real ou assim percebida – impedida ou combatida)[2]. Ao contrário do que se poderia esperar, quando as principais reações de luta ou fuga (ou outras ações protetoras) são executadas livremente, a pessoa *não necessariamente* vivencia o medo, mas sim as sensações *essenciais* de luta ou fuga. Relembrando, *a reação a ameaças demanda uma mobilização inicial de luta ou fuga.* É apenas quando essa reação falha que ela se torna uma resposta *default* de congelamento, de "paralisia de medo" ou de colapso involuntário.

No meu caso, na ambulância, foi em meus membros – nos micromovimentos dos braços, elevando-se para proteger a cabeça de um ferimento mortal – que vivenciei, pela primeira vez, uma experiência oposta que contradizia minha sensação de desamparo. No caso de Nancy, foram suas pernas correndo para escapar do bisturi do cirurgião. Em ambos os casos, explorar conscientemente e com precisão nosso caminho através desses reflexos ativos de autoproteção nos trouxe uma percepção física de sermos capazes de agir e de termos poder. Juntas, essas experiências contrariaram nossos sentimentos de desamparo devastador. Pouco a pouco, nosso corpo entendeu que não éramos vítimas indefesas, que havíamos sobrevivido às provações e estávamos intactos e vivos em nosso âmago.

Ao mesmo tempo que instilam reações ativas de defesa (que reduzem o medo), as pessoas aprendem que, quando vivenciam as sensações físicas de paralisia, fazem-no cada vez com menos medo – o trauma afrouxa suas garras. Com essa descoberta fundamentada no corpo, a interpretação da mente a respeito do que aconteceu e do significado que esse fato terá na vida da pessoa e naquilo que ela é muda profundamente.

Passo 6 – Desacoplando o medo da imobilidade

Minhas observações clínicas, obtidas durante mais de quatro décadas de trabalho com milhares de pacientes, me levaram ao entendimento de que a capacidade "fisiológica" de entrar e depois sair da resposta inata (inerente) de imobilidade é *a chave* tanto para evitar os efeitos debilitantes e prolongados do trauma quanto para a cura até mesmo dos sintomas mais arraigados[3]. Basicamente, deve-se separar o medo e o desamparo da resposta biológica (em geral, de duração limitada) de imobilidade, conforme descrito no Capítulo 4. Para uma pessoa traumatizada, ter a capacidade de tocar suas sensações de imobilidade, mesmo que por um breve momento, restaura a finalização no seu próprio ritmo e permite que o "desemaranhar" do medo e do congelamento tenha início.

De igual importância na resolução do trauma é a restrição terapêutica de não permitir que o desemaranhar se precipite. Tal como aconteceu com a reação química não titulada, um desacoplamento abrupto pode ser explosivo, assustador e potencialmente retraumatizante para o paciente. Pela titulação, o paciente é *não raro conduzido gradualmente para dentro e para fora das sensações de imobilidade*, a cada vez retornando a um equilíbrio tranquilizador (a "efervescência do sal de frutas"). Ao sair da imobilidade, ocorre uma "iniciação pelo fogo"; as intensas sensações repletas de energia, biologicamente associadas à fuga não direcionada e à fúria de contra-ataque, são liberadas. É compreensível que as pessoas sintam medo tanto de entrar na imobilidade quanto de sair dela, especialmente quando não têm consciência do benefício que isso traz. Examinemos esses medos de maneira mais aprofundada.

Medo de entrar na imobilidade: evitamos vivenciar as sensações de imobilidade porque são muito intensas e nos deixam desamparados e vulneráveis. Algumas dessas sensações podem até mesmo se assemelhar ao estado de morte. Quando consideramos que a simples ideia de algo tão rotineiro quanto ser obrigado a ficar sentado imóvel na cadeira do dentista pode nos fazer retrair, começamos a entender o desafio de entrar voluntariamente na imobilidade. Podemos antever a dor de ser aprisionado sem possibilidade de fuga. Para pessoas ansiosas e traumatizadas, ter de ficar deitado, imóvel, durante uma ressonância magnética ou uma tomografia computadorizada pode ser aterrorizante. No caso das crianças, às vezes esses procedimentos são muitíssimo mais difíceis. Sentar-se quieto a uma mesa, impossibilitado de se mover por horas a fio, é um desafio para qualquer jovem. Para uma criança ansiosa ou "sensível", pode ser insuportável, talvez até contribuindo para o transtorno de déficit de atenção/hiperatividade. Isso pode ser particularmente verdadeiro para crianças que tiveram de passar por procedimentos imobilizadores, como quando é necessário utilizar gesso ou suportes metálicos para correção ortopédica dos quadris, pernas, tornozelos ou pés durante o estágio de desenvolvimento, fase em que as crianças em geral estão aprendendo a andar, correr e explorar o mundo.

Até mesmo adultos que meditam muitas vezes têm dificuldade de ficar imóveis. Aqueles poucos afortunados que conseguem entrar em uma cama quentinha, ficar deitados totalmente imóveis e logo entrar em um sono restaurador receberam uma bênção preciosa. Entretanto, para muitas pessoas (talvez a maioria), em geral a hora de dormir é repleta de ansiedade. Ela mesma pode se tornar um pesadelo. Sentindo-se frustrado, você tenta permanecer deitado, imóvel, enquanto "conta carneirinhos". Sua mente fica rodando, você se sente incapaz de se deixar levar e se entregar aos braços de Morfeu. E, quando algumas pessoas acordam durante (ou logo após) o sono REM, seu corpo ainda está literalmente paralisado pelos mecanismos neurológicos destinados a inibir a fuga ou luta (ou mesmo a movimentação ativa) durante um sonho como forma de autoproteção e para impedir que machuquem outra pessoa. Acordar dessa "paralisia do sono" natural pode ser aterrorizante, principalmente quando as pessoas têm a sensação de estar separadas do próprio corpo, característica frequente da imobilidade. Para outras pessoas, a paralisia induzida pelo sono REM é uma experiência fora do corpo curiosa, agradável e até mesmo "mística". Para aqueles que acham essa separação do corpo aterrorizante, as reações de pânico são típicas. No caso das vítimas de trauma, a imobilidade potencializada pelo medo é sua dolorosa companheira, dia e noite.

Embora seja compreensível que alguém queira evitar a imobilidade, isso tem um preço. O cérebro registra como perigosa qualquer experiência que se rejeita, ou, de forma coloquial, "aquilo a que resistimos persiste". Assim, como já mencionei, a célebre frase que diz que "o tempo cura todas as feridas" simplesmente não se aplica ao trauma. Em curto prazo, a supressão de sensações de imobilidade *parece* (para nossa mente com tendência à negação) manter a paralisia e a impotência a distância. Contudo, com o tempo, torna-se evidente que essas manobras evasivas representam um fracasso total. Este "varrer para baixo do tapete" não só prolonga o inevitável, mas também costuma tornar o encontro com a imobilidade, que cedo ou tarde ocorrerá, mais assustador. É como se a mente reconhecesse a extensão de nossa resistência e, em reação a isso, a interpretasse como mais um indício de perigo. Se, por outro lado, a pessoa utilizar a ajuda fundamental da titulação e da pendulação, poderá tocar cuidadosa e brevemente aquele vazio semelhante à morte sem desmoronar. Portanto, a resposta de imobilidade pode *se mover adiante no tempo* rumo à sua conclusão natural, à sua finalização no próprio ritmo.

Medo de sair da imobilidade: na natureza, quando um animal que está sendo caçado sucumbe à resposta de imobilidade, permanece estático por um tempo. Em seguida, com a mesma facilidade com que parou de se mover, se contorce, se reorienta e sai correndo. Mas, se o predador não saiu do lugar e viu a presa voltando à vida, a história terá um fim bem diferente. Quando a presa volta à vida e vê o predador ali, pronto para um segundo ataque (dessa vez letal), ela tem uma reação-padrão de fúria total e contra-ataca ou tenta escapar numa fuga desenfreada e sem direção certa. Nesse caso, a reação é impetuosa e "inconsequente". Conforme mencionei no Capítulo 4, certa vez vi um rato revidar o ataque de um gato que estava batendo nele com as patas (fazendo que o rato saísse de seu estupor) e em seguida sair correndo, deixando o felino atordoado, como o Tom do desenho animado *Tom & Jerry*. Assim como o animal imobilizado desperta (na presença do predador), pronto para um violento contra-ataque, a pessoa traumatizada também passa abruptamente da paralisia e do desligamento à hiperagitação e à fúria. O medo dessa fúria e as sensações intensas associadas a ela impedem uma saída tolerável da imobilidade, a não ser que haja informação, preparação, titulação e orientação.

O medo da raiva é também o medo da violência – ambos em relação a outras pessoas e a si mesmo. A saída da imobilidade é inibida pelo seguinte impasse: para voltar à vida, a pessoa precisa vivenciar as sensações de raiva e de intensa energia. Entretanto, ao mesmo tempo, tais sensações evocam a possibilidade de perigo mortal. Essa possibilidade inibe um contato prolongado exatamente com as sensações que tornam mais leve a vivência da imobilidade, o que leva à sua resolução. Lembre-se do que escreveu Kahlbaum (no Capítulo 4) em 1874: "Na maioria dos casos, a catatonia é precedida de profunda tristeza e ansiedade, e, em geral, por estados e *afetos depressivos direcionados ao próprio paciente*"[4]. Como a raiva associada ao fim da imobilidade é intensa e potencialmente violenta, muitas vezes as pessoas traumatizadas, sem perceber, direcionam-na contra si próprias na forma de depressão, ódio de si mesmas e autoagressão.

A incapacidade de sair da resposta de imobilidade gera uma frustração insuportável, vergonha e um ódio corrosivo de si mesmo. O terapeuta deve se aproximar desse nó górdio com cuidado e desatá-lo mediante uma titulação calculada e cuidadosa, confiando na prática da pendulação e com o firme propósito de travar amizade com sensações agressivas. Assim, a pessoa é capaz de sair desse impasse de "matar ou morrer" que é sua forma de contra-atacar. À medida que começa a se abrir, aceitando aos poucos suas sensações intensas, ela aumenta sua capacidade de agressão saudável, prazer e bem-estar.

Assim, não é surpresa que pessoas traumatizadas se contraiam e se protejam da própria raiva feito animais socializados. Mas vamos analisar a consequência cumulativa de suprimir a raiva. Uma imensa quantidade de energia precisa ser despendida (em um sistema já desgastado) para manter a raiva e outras emoções primitivas a distância. Essa ação de "direcionar para dentro" a raiva de si mesmo, e a necessidade de se defender contra sua irrupção, levam a uma vergonha debilitante, bem como a uma inevitável exaustão. Essa involução acrescenta outra camada à complexidade e à aparente intransigência do estado traumático que nos envenena. Por essas razões, a titulação se torna uma medida ainda mais crucial para interromper esse "ciclo de vergonha" que se autoperpetua.

Se a pessoa foi molestada ou sofreu outras formas de abuso, um substrato de autocensura já está instalado por baixo de um trauma posterior na vida adulta. Na verdade, tendo em vista que a imobilidade é vivenciada como uma resposta passiva, muitas vítimas de abuso e estupro sentem imensa vergonha por não terem conseguido lutar contra seu agressor. Essa percepção e o sentimento devastador de derrota podem ocorrer, não importando a realidade da situação: o tamanho relativo do agressor não tem nenhuma importância, nem o fato de que a imobilidade pode até mesmo ter protegido a vítima de outro ataque ou de uma possível morte*. E eu nem mesmo incluí aqui a camada extra de confusão e vergonha que ocorre dentro da complexa dinâmica de segredo e traição de uma família incestuosa.

---

*   Não está claro se a melhor estratégia de sobrevivência para o estupro é lutar ou sucumbir. Uma criança que vivencia abuso, entretanto, de fato não tem muitas opções além de sucumbir.

Quando pessoas traumatizadas começam a readquirir sua sensação de autonomia e poder, gradualmente chegam a um estado de perdão e aceitação de si mesmas. Elas entendem, cheias de compaixão, que tanto sua imobilidade quanto sua raiva são um imperativo instintivo, biologicamente estimulado, e *não* algo de que se envergonhar como se fosse um defeito de caráter. Elas reconhecem sua raiva indiferenciadamente como uma potência e um agente, uma força vital de autopreservação que deve ser aproveitada e usada em benefício próprio. Em virtude de sua profunda importância na resolução do trauma, vou me repetir: o medo que alimenta a imobilidade pode ser categorizado, de forma ampla, como dois medos separados: o de entrar na imobilidade, que é o medo da paralisia, do aprisionamento, do desamparo e da morte; e o de sair da imobilidade, da energia intensa das sensações de contra-ataque "fundamentadas na raiva". Presa pelos dois lados (de entrada e saída), a imobilidade implacavelmente repele seu antídoto de tal modo que parece impossível rompê-la. No entanto, quando o terapeuta habilidoso ajuda o paciente a desacoplar o medo da imobilidade restaurando "a finalização da imobilidade no seu próprio ritmo", a recompensa gratificante é a capacidade do paciente de se mover adiante no tempo. Essa "experiência de ir adiante" dissipa o medo, o aprisionamento e o desamparo, rompendo esse interminável ciclo de *feedback* de terror e paralisia.

À medida que o medo se desacopla das sensações de imobilidade, talvez você coce a cabeça e pergunte: para onde vai o medo? A resposta curta e desconcertante é que, quando titulado, o "medo" simplesmente não existe como uma entidade independente. O medo agudo propriamente dito que ocorreu na época do acontecimento traumático, é claro, não existe mais. O que acontece, no entanto, é que a pessoa provoca e perpetua um novo estado de medo (ela literalmente causa medo a si mesma), tornando-se o seu predador autoimposto ao se proteger das sensações residuais de imobilidade e fúria. Se a paralisia em si não precisa ser realmente aterrorizante, o que é assustador é nossa *resistência* em nos sentirmos paralisados ou furiosos. Como não sabemos que essa é uma situação temporária, e como nosso corpo não registra que agora estamos seguros, permanecemos presos ao passado em vez de viver o presente. A pendulação ajuda a dissolver essa resistência. Devemos prestar atenção às palavras da banda dos anos 1960 Dan Hicks and His Hot Licks: "É de mim que tenho medo... não vou me aterrorizar".

Durante a terapia, um progresso gradual (titulado) da "experiência de se mover adiante" continua se desenvolvendo, até que o medo (agora recuando para um segundo plano) é encoberto por uma resposta de imobilidade vivenciada integralmente. Em geral, a pessoa percebe essa sensação física e reconhece-a com comentários simples, tais como: "Sinto-me paralisado, como se eu não pudesse me mover", ou "Parece que estou morto", ou até mesmo "Engraçado – estou morto e isso não me assusta". Além disso, alguns podem até mesmo vivenciar estados de felicidade semelhantes àqueles descritos em estudos sobre experiências de quase-morte. Ao sair da imobilidade, as pessoas relatam que sentem "vibrações de formigamento por todo o corpo", ou dizem sentir-se "profundamente vivas e reais".

Quando a resposta inata de paralisia se resolve de forma natural, as sensações de "energia pura" são aceitas; a pessoa se abre para um canal de alívio existencial, gratidão transformadora e vitalidade. O poeta místico William Blake celebrou a relação intrínseca entre a energia e o corpo: "O Corpo é a porção da Alma identificada pelas Sensações, a principal entrada da Alma neste momento. A energia é a única vida e ela vem do Corpo [...] e a energia é puro deleite".

Passo 7 – Resolver os estados de ativação promovendo a descarga da energia de sobrevivência mobilizada para preservar a vida

Quando as respostas passivas de alguém são substituídas por respostas ativas no momento de saída da imobilidade, um processo fisiológico específico ocorre: a pessoa sente ondas de tremor e estremecimento involuntários, seguidas de mudanças espontâneas na respiração – de uma respiração comprimida e superficial para outra, profunda e relaxada. Essas reações involuntárias servem, essencialmente, para descarregar a enorme energia que, embora mobilizada para preparar o organismo para lutar, fugir ou se autoproteger, não foi plenamente executada. (Veja no Capítulo 1 minha experiência dessas reações e, no Capítulo 2, as reações de Nancy quando descarregou a energia de ativação que havia sido represada em sintomas sempre crescentes desde a cirurgia de retirada de amígdalas a que fora submetida na infância.) Talvez a maneira mais fácil de visualizar a liberação de energia seja por meio de uma analogia da física. Imagine uma mola firmemente presa ao teto acima de você. Um peso é amarrado à ponta que está solta (veja a Figura 5.4). Você estende o braço e puxa o peso em sua direção, esticando a mola e criando nela uma energia potencial. Ao soltá-la, o peso oscila para cima e para baixo até que toda a energia da mola tenha sido descarregada. Dessa forma, a energia potencial contida na mola é transformada em energia cinética. A mola finalmente para quando toda a energia potencial acumulada que foi convertida em energia cinética for completamente descarregada.

Descarga de ativação traumática e restauração do equilíbrio

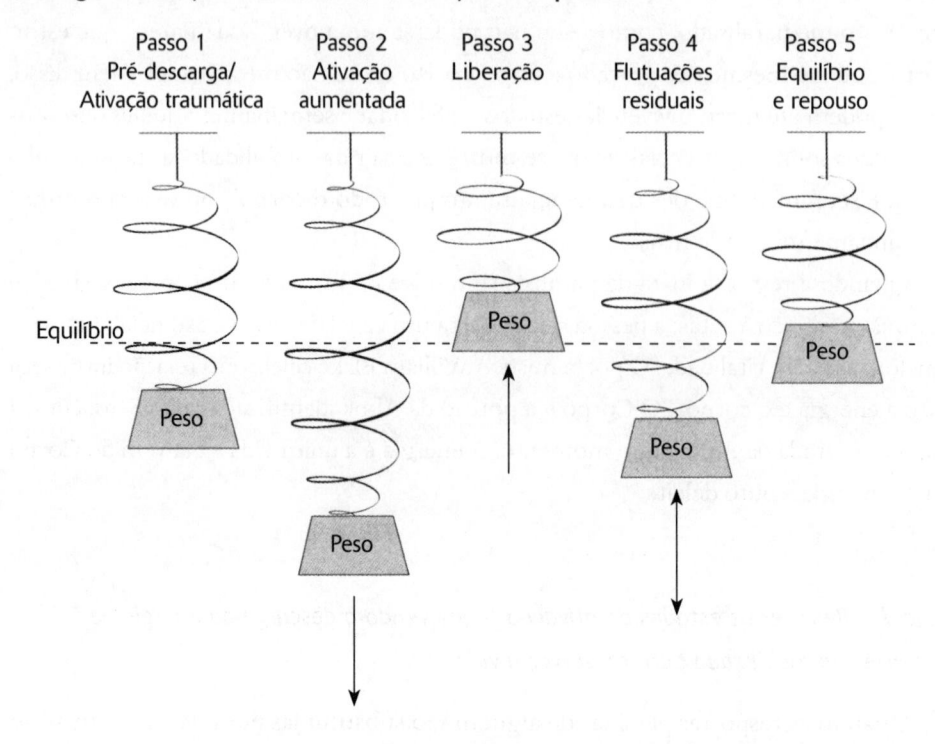

Figura 5.4 O ato de esticar a mola aumenta sua energia potencial. Ao soltar a mola, essa energia é transformada em energia cinética, na qual é descarregada, e o equilíbrio se restaura.

De forma semelhante, seus músculos são energizados ("alongados") na preparação para a ação. Entretanto, quando essa mobilização não é executada (seja com luta ou fuga ou outra reação protetora qualquer, tal como retesamento, contorção, retração ou esquivamento), essa energia potencial fica "armazenada" ou "arquivada" como um procedimento inacabado dentro da memória implícita do sistema sensório-motor. Quando uma associação consciente ou inconsciente é ativada por um estímulo geral ou específico, todas as defesas químicas e hormonais originais reenergizam os músculos como se a ameaça original ainda estivesse lá. Mais tarde, essa energia poderá ser liberada na forma de tremor e vibração. Correndo o risco de uma simplificação exagerada, posso dizer que uma quantidade de energia (ativação) semelhante àquela mobilizada para a luta ou fuga tem de ser descarregada, por meio de uma ação efetiva e/o de tremores e estremecimento. Isso pode se dar de maneira drástica, como aconteceu com Nancy (Capítulo 2), ou de forma mais sutil. Podem ser expressos como fasciculações suaves e/ou mudanças na temperatura da pele. Junto com essas liberações autônomas do sistema nervoso, as respostas autoprotetoras e defensivas que ficaram incompletas no momento do incidente (e se encontram adormecidas como energia potencial) costumam ser liberadas por micromovimentos. Quase imperceptíveis, esses movimentos às vezes são chamados de "pré-movimentos". Dessa forma, os Passos 4 a 7 se conectam.

Passo 8 – Restaurar a autorregulação e o equilíbrio dinâmico

Uma consequência direta da descarga da energia de sobrevivência mobilizada para a luta ou fuga é a restauração do equilíbrio e da estabilidade (como no exemplo da mola). O fisiologista francês do século XIX Claude Bernard, considerado o pai da fisiologia experimental, cunhou o termo *homeostase* para descrever "a constância do ambiente interno [*milieu intérieur*] como a condição para uma vida livre e independente"[5]. Mais de 150 anos depois, esse continua sendo o princípio subjacente e fundamental da manutenção da vida. Entretanto, visto que o equilíbrio não é um processo estático, usarei o termo *equilíbrio dinâmico* em vez de homeostase para descrever o que acontece quando o sistema nervoso hiperativa-se em resposta a uma ameaça e então é "reinicializado", apenas para ser ativado e reinicializado novamente. Essa reinicialização contínua não só restaura o nível de ativação pré-ameaça, mas também promove o estado mutável de alerta relaxado. Ao longo do tempo, isso contribui para a construção de uma forte resiliência. Finalmente, a vivência interoceptiva de equilíbrio, sentida nas vísceras e no seu ambiente interno, é de salubre bem-estar: ou seja, a sensação profunda de que – seja o que for que você esteja sentindo em dado momento, por mais terrível que seja a situação ou desagradável a ativação – você tem uma base segura, um ponto de apoio dentro de seu organismo.

Passo 9 – Reorientar o ambiente para o aqui e agora

O trauma poderia ser chamado de distúrbio na capacidade de alguém de estar ancorado no presente e de saber se relacionar com outros seres humanos. Junto com a restauração do equilíbrio dinâmico, a capacidade de presença, de estar no "aqui e agora", se torna uma realidade. Isso acontece em conjunto com o desejo e a capacidade de interação social incorporado.

A capacidade de interação social tem grandes consequências para a saúde e a felicidade. Quando crianças, somos estimulados a tomar parte do sistema nervoso social de nossos pais e a encontrar alegria e contentamento nessa participação. Além disso, a fascinação com o rosto de outra pessoa se estende para o ambiente e para o encantamento da "novidade". As cores tornam-se vibrantes quando a pessoa percebe formas e texturas como se as estivesse vendo pela primeira vez – o próprio milagre da vida se revelando.

Além disso, o sistema de interação social é por natureza autocalmante, sendo, portanto, uma proteção inerente contra a possibilidade de que nosso organismo seja "sequestrado" pelo sistema de ativação simpático e/ou congelado em uma submissão pelo sistema mais primitivo de desligamento de emergência. É provável que o ramo de interação social do sistema nervoso seja tanto cardioprotetor quanto imunoprotetor. Talvez seja por isso que as pessoas com fortes vínculos pessoais tenham uma vida mais longa e saudável. Elas também mantêm habilidades cognitivas mais aguçadas na terceira idade. De fato, um estudo que analisou os efeitos do jogo de *bridge* na redução dos sintomas de demência concluiu que a principal variável independente era a socialização (e não as habilidades lógicas *per se*)*. E, finalmente, estar envolvido no mundo social não é só estar engajado no aqui e agora, mas também ter um sentimento tanto de pertencimento quanto de segurança. Assim, em última análise, libertar os pacientes do isolamento repercussivo que o medo e a imobilidade criam tem o potencial de trazer não só a libertação dos sintomas debilitantes, mas também o de gerar energia para o estabelecimento de conexões e relacionamentos prazerosos.

---

* O estudo da Universidade da Califórnia do Sul chamado 90+ começou em 1981. Ele já abarcou mais de 14 mil pessoas a partir de 65 anos e mais de mil pessoas a partir de 90 anos. A dra. Claudia Kawas, pesquisadora sênior, concluiu: "A interação com as pessoas de forma regular, mesmo com estranhos, consome provavelmente tanta energia cerebral quanto fazer quebra-cabeças, e eu não ficaria surpresa se essa for a razão de tudo".

6 UM MAPA PARA A TERAPIA

> O mapa pode não ser o território, mas
> com certeza ajuda a nos orientar.
> Peter A. Levine

Antigas vozes sem palavras

Assim como os mapas ajudam-nos a encontrar determinado lugar em uma cidade, os mapas do organismo* humano são importantes para percorrer o território do trauma e dar forma à sua cura. O revolucionário trabalho de Stephen Porges, diretor do Brain Body Center [Centro Corpo Cérebro] do Departamento de Psiquiatria da Universidade de Illinois, forneceu-nos um "mapa do tesouro" – eloquente, bem fundamentado e claramente embasado – dos sistemas psicofisiológicos que governam o estado traumático. Esses mesmos sistemas também funcionam como mediadores dos sentimentos vitais de bem-estar e pertencimento. A *teoria polivagal da emoção* de Porges[1] elucida os caminhos para a recuperação e a integração descritas no Capítulo 5. Além disso, seu modelo esclarece por que certas abordagens habituais à psicoterapia do trauma com frequência fracassam.

Resumidamente, a teoria de Porges afirma que, nos seres humanos, três subsistemas básicos de energia neural dão suporte ao estado global do sistema nervoso e aos comportamentos e emoções correlacionados. O mais primitivo desses três subsistemas

---

* A definição do dicionário Merriam-Webster para organismo é "uma estrutura complexa de elementos interdependentes e subordinados cujas relações e propriedades são em grande parte determinadas por sua função no todo". Organismo descreve uma totalidade, que deriva não da soma de suas partes individuais (isto é, ossos, elementos químicos, músculos, nervos, órgãos etc.); em vez disso, ele emerge de sua inter-relação dinâmica e complexa. Corpo e mente, instintos primitivos, emoções, intelecto e espiritualidade, todos precisam ser considerados de forma conjunta ao se estudar o organismo.

(com cerca de 500 milhões de anos) se origina das primeiras espécies de peixes*. Esse sistema primitivo tem como funções a imobilização, a conservação metabólica e o desligamento. Seu alvo são os órgãos internos. O próximo no desenvolvimento evolutivo é o sistema nervoso simpático. Esse sistema de ativação global evoluiu do período reptiliano há cerca de 300 milhões de anos. *Sua função é a mobilização e a ação aprimorada (como na luta ou fuga); seu alvo no corpo são os membros.* Por último, o terceiro sistema, filogeneticamente mais recente (originado há cerca de 80 milhões de anos), existe *apenas* nos mamíferos. Esse subsistema neural é mais refinado nos primatas, nos quais atua como mediador de complexos comportamentos sociais e de vínculo. É o ramo do sistema nervoso parassimpático que regula o chamado nervo vago mamífero ou "inteligente", que é neuroanatomicamente ligado aos nervos cranianos que atuam como mediadores da expressão facial e da vocalização. Esse sistema mais recentemente adquirido aciona os músculos da garganta, do rosto, do ouvido médio, do coração e dos pulmões, que são inconscientemente intermediados e juntos comunicam nossas emoções, tanto para os outros quanto para nós mesmos[2]. Esse sistema mais refinado *orquestra os relacionamentos, os vínculos e os laços afetivos* e também atua como mediador da inteligência emocional. A Figura 6.1 resume os subsistemas nervosos básicos dos mamíferos. As funções básicas desses sistemas filogenéticos estão resumidas nas Figuras 6.2a a 6.2d.

Os sistemas nervosos estão sintonizados para avaliar riscos potenciais no entorno – um processo de avaliação inconsciente que Porges chama de "neurocepção"**. Se sentimos que o ambiente é seguro, nosso sistema de interação social inibe as estruturas troncocerebrais e límbicas mais primitivas que controlam a luta ou a fuga. Depois de um leve susto, você poderá, por exemplo, ser acalmado por outra pessoa – como quando uma mãe diz para o filho: "Está tudo bem; foi só o vento".

---

* A saber, os peixes cartilaginosos e mesmo os sem mandíbula, nos quais regula a conservação de energia metabólica.

** Qualquer situação que aumente nossa sensação de segurança tem potencial de recrutar os circuitos neurais mais desenvolvidos evolutivamente, que dão suporte aos comportamentos do sistema de interação social.

Diagrama simplificado dos componentes polivagais

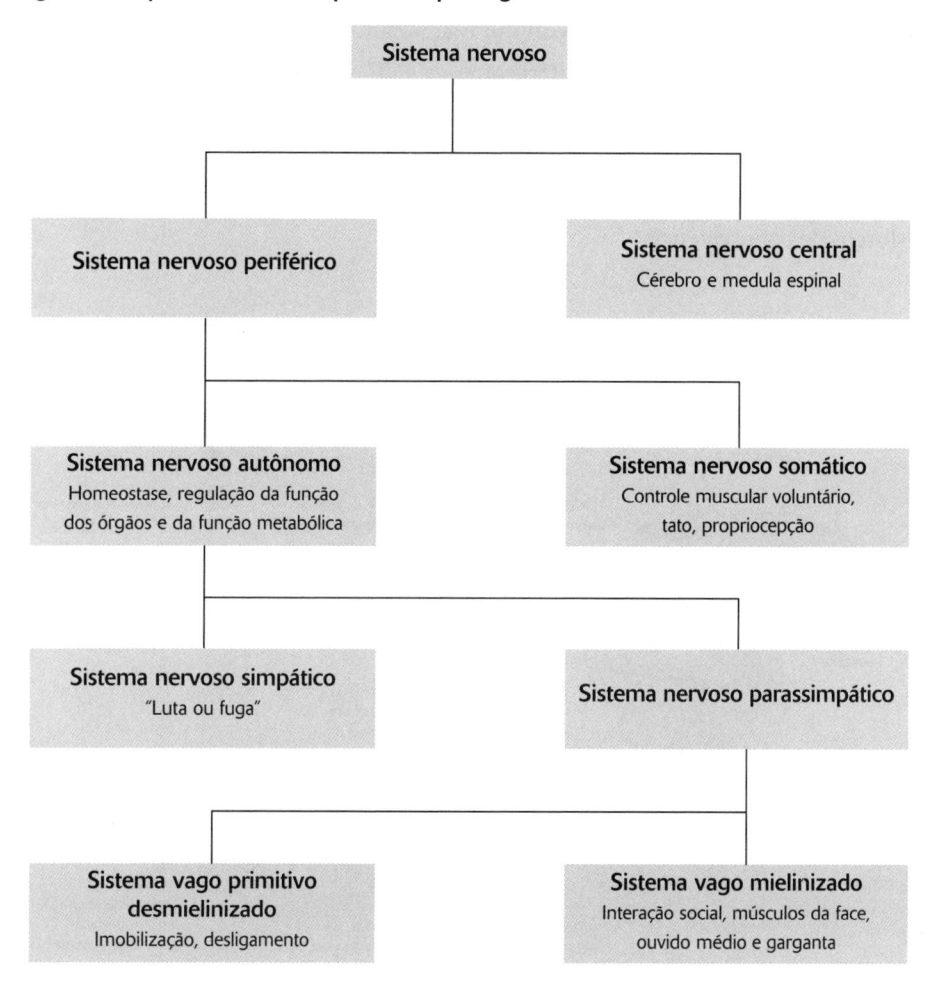

Figura 6.1

Em geral, quando nos sentimos ameaçados ou apreensivos, primeiro olhamos para os outros, desejando chamar sua atenção, atrair seu olhar e sua voz e comunicar nossos sentimentos para garantir a segurança coletiva. Esses são os chamados comportamentos de apego. O apego é praticamente a única defesa das crianças pequenas, já que em geral elas não conseguem se proteger lutando ou fugindo. O apego para criar segurança costuma ser uma estratégia de sobrevivência de mamíferos e primatas contra predadores. Tendo de lidar com muitas ameaças, é menos provável que o indivíduo seja "capturado". Além disso, se alguém no seu grupo o ameaça, talvez você tente primeiro "ser gentil" antes de lançar mão da luta ou fuga.

Entretanto, quando comportamentos "pró-sociais" não resolvem a situação ameaçadora, um sistema menos desenvolvido é acionado. Mobilizamos nossa reação de luta ou fuga. Finalmente, nessa "hierarquia *default*" – quando nenhum dos sistemas mais recentes (interação social ou luta/fuga) resolvem a situação, ou quando a morte parece iminente –, o último recurso é acionado. Esse sistema mais primitivo, que governa *a imobilidade, o desligamento e a dissociação*, assume o controle e domina todos os esforços de sobrevivência*.

Hierarquia filogenética de estratégias de reação

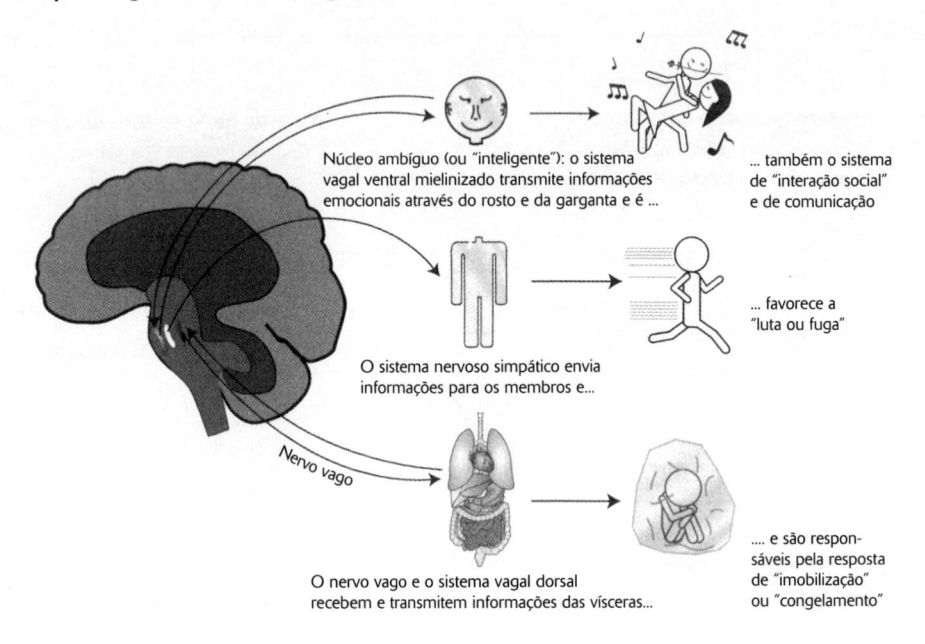

Núcleo ambíguo (ou "inteligente"): o sistema vagal ventral mielinizado transmite informações emocionais através do rosto e da garganta e é ...

... também o sistema de "interação social" e de comunicação

O sistema nervoso simpático envia informações para os membros e...

... favorece a "luta ou fuga"

Nervo vago

O nervo vago e o sistema vagal dorsal recebem e transmitem informações das vísceras...

.... e são responsáveis pela resposta de "imobilização" ou "congelamento"

Figura 6.2a Esta figura mostra como algumas partes do corpo são afetadas pelos subsistemas evolutivos.

---

* Para uma discussão mais profunda a respeito da estrutura e das complexidades da dissociação, o leitor deve recorrer ao artigo bastante abrangente de van der Hart *et al.*, 2004. Esses autores definem a dissociação, contextualmente, da seguinte forma: "A dissociação no trauma acarreta uma divisão na personalidade da pessoa, ou seja, do sistema dinâmico, biopsicossocial, como um todo que determina suas ações mentais e comportamentais características. Essa divisão da personalidade é a base central do trauma. Ele se desenvolve quando a pessoa não tem capacidade de integrar experiências adversas em parte ou totalmente, pode suportar uma adaptação nesse contexto, mas comumente também implica limitações de adaptação. A divisão demanda dois ou mais subsistemas dinâmicos insuficientemente integrados, mas estáveis em excesso".

O conceito de *hierarquias default* – descrito pela primeira vez pelo ilustre neurologista do final do século XIX Hughlings Jackson[3] – continua sendo um princípio fundamental da neurologia* e é uma regra básica da teoria de Porges. Basicamente, Jackson observou que, quando o cérebro está ferido ou pressionado, retorna a um nível de funcionamento mais primitivo no que se refere à evolução. Se houver uma recuperação subsequente, esse retorno será revertido, trazendo a pessoa de volta às funções mais refinadas. Esse é um exemplo do processamento "de baixo para cima", tão importante na terapia do trauma.

Raízes evolutivas

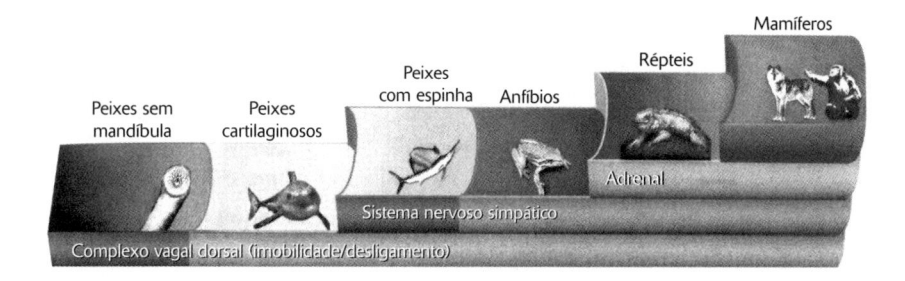

Figura 6.2b A figura mostra o controle neural dos três sistemas filogenéticos: vago primitivo, simpático/adrenal e vago "inteligente" (mamífero).

Quanto mais primitivo é o sistema operativo, mais poder ele tem de assumir o controle da função global do organismo, o que faz inibindo os subsistemas neurológicos mais recentes e mais refinados, impedindo, de forma eficaz, que funcionem. De maneira específica, o sistema de imobilização reprime quase completamente o sistema de engajamento/apego. Quando estamos "mortos de medo", restam-nos poucos recursos para orquestrar os comportamentos complexos que atuam como mediadores entre o apego e a tranquilização; a interação social é suprimida. O sistema nervoso simpático também bloqueia o sistema de interação social, mas não de forma completa, como o faz o sistema de imobilização (a mais primitiva das três defesas).

---

* A dissolução jacksoniana é, essencialmente, a precursora da teoria do cérebro triúnico de Paul McLean (McLean, 1990).

Teoria polivagal: estágios filogenéticos de controle nervoso

Estágios	Componente do sistema nervoso autônomo	Funções comportamentais	Neurônios motores inferiores
III	Vago mielinizado	Comunicação social Autorreconforto Tranquilização Inibição das influências adrenais simpáticas	Núcleo ambíguo
II	Sistema adrenal simpático	Mobilização (evitação ativa)	Medula espinal
I	Vago desmielinizado	Imobilização (dissimulação de morte, evitação passiva)	Núcleo motor dorsal do vago

Fonte: Stephen Porges, Ph. D

Figura 6.2c O quadro acima resume os estágios filogenéticos dos sistemas simpático e polivagal.

A imobilidade e a hiperativação são, como explicamos, respostas organísmicas à ameaça e ao estresse prolongado. Quando elas estão *em atividade*, o perigo (no caso de luta ou fuga) e a destruição (com a imobilidade) são aquilo que a pessoa percebe – não importa qual seja a realidade da situação externa. O sistema nervoso humano não faz, de imediato, uma distinção entre uma fonte potencial de perigo no entorno, como uma sombra que se move de repente, e a angústia a respeito de uma situação ocorrida muito tempo atrás*. Quando a angústia é gerada interiormente (pelos músculos e vísceras), a pessoa sente uma urgência obsessiva de localizar a fonte de ameaça ou (quando isso não é possível) de fabricar uma a fim de explicar a si mesma que existe uma fonte identificável de ameaça.

Pessoas muito traumatizadas e cronicamente negligenciadas ou que sofreram abuso são dominadas pelo sistema de imobilização/desligamento. Por outro lado, aquelas com traumas agudos (normalmente ocasionados por um único acontecimento recente e sem histórico de trauma, negligência ou abuso repetidos) são, em geral, dominadas pelo sistema simpático de luta ou fuga. Elas tendem a sofrer com *flashbacks* e taquicardia, enquanto as pessoas cronicamente traumatizadas não costumam demonstrar nenhuma mudança,

---

*   É bastante provável que os aferentes sensoriais, tanto dos sentidos externos (por exemplo, visão e audição) quanto do interior do corpo (músculos, vísceras e articulações), se reúnam no tálamo na parte mais elevada do tronco cerebral e, a partir daí, sigam para a ínsula e o córtex cingulado.

Teoria polivagal: subsistemas emergentes de "emoção"

	Sistema vagal ventral	Sistema nervoso simpático	Sistema vagal dorsal
Frequência cardíaca	+/-	+	-
Brônquios	+/-	+	-
Gastrintestinal		-	+
Vasodilatação		+	
Suor		+	
Adrenal		+	
Lágrimas	+/-		

Fonte: Stephen Porges, PhD

Figura 6.2d Isso mostra o efeito que os sistemas filogenéticos têm no aumento (sinal de +) ou na diminuição (sinal de -) da atividade dos sistemas de diversos órgãos.

nem mesmo uma diminuição da frequência cardíaca. Essas pessoas tendem a ser atormentadas por sintomas dissociativos, entre eles dispersão, falta de senso de realidade, despersonalização e vários problemas somáticos e de saúde. Entre os sintomas somáticos estão asma, dor persistente, fadiga crônica e falta de envolvimento.

Em uma pesquisa muito interessante, a atividade cerebral de pessoas que sofrem de transtorno de estresse pós-traumático (TEPT) foi registrada por imagens de ressonância magnética funcional (RMF) enquanto ouviam a leitura de um "roteiro traumático", que era a descrição explícita e detalhada de um trauma grave sofrido por alguém (como um acidente ou um estupro)[4]. Ao avaliar a localização e a intensidade da atividade cerebral, a RMF retratou-as como um arco-íris de cores*. Então, por exemplo, cores azuis (frias) indicavam uma relativa redução na atividade cerebral, enquanto as cores vermelhas (quentes) poderiam indicar um aumento dessa atividade. A angústia dos voluntários foi intensificada pelo fato de estarem com a cabeça imobilizada, confinada em um tipo de cesto metálico muito barulhento. Nesses estudos, pelo menos 30% dos sujeitos apresentaram uma diminuição da atividade da ínsula e do córtex cingulado. O TEPT desses voluntários era caracterizado por dissociação e imobilidade (vagal). Por outro lado, cerca de 70% dos sujeitos estudados na pesquisa exibiram principalmente os sintomas mais simples de hiperativação e demonstraram um aumento drástico na atividade dessas

---

* Embora os mapas cerebrais sejam úteis, representam situações um tanto artificiais, ao passo que as RMFs são mais parecidas com fotos instantâneas estáticas de circuitos cerebrais dinâmicos.

mesmas áreas[5]. A ínsula e o cingulado são partes do cérebro que recebem informações sensoriais dos receptores dentro do corpo (interocepção) e formam a base daquilo que sentimos e reconhecemos como nossa identidade[6]. A baixa atividade retrata dissociação, enquanto a atividade excessiva está ligada à ativação simpática.

Em minha longa experiência clínica, descobri que muitas pessoas (talvez a maioria) apresentam alguns sintomas dos dois sistemas. A expressão dos sintomas parece depender de uma variedade de fatores, inclusive do tipo e da gravidade do trauma, da idade em que ocorreu e dos padrões traumáticos e conteúdos ativados durante o tratamento. É bem provável que também haja fatores constitucionais e de gênero em jogo. Além disso, essas constelações de sintomas tendem a mudar com o tempo e até mesmo em uma única sessão*. O mais importante é que o tratamento deve ser abordado de forma diferente segundo qual desses três sistemas seja ativado durante as sessões e quais fiquem inativos.

Para conduzir os processos de cura e transformação de forma eficaz nos pacientes, os terapeutas devem ser capazes de perceber e rastrear os vestígios e as expressões fisiológicas desses sistemas organísmicos. Uma vez que cada sistema polivagal hierárquico tem padrão próprio e único de expressões autônomas e musculares, os terapeutas precisam perceber esses indicadores – cor da pele, respiração, sinais posturais e expressões faciais – a fim de determinar o estágio (imobilização, hiperativação ou interação social) no qual estão seus pacientes e quando estão em transição para outro estágio.

Como vimos com Nancy, no Capítulo 2, um paciente pode ser submetido a uma montanha-russa desgovernada que transita pelos três subsistemas evolutivos, o que demanda mudanças paralelas de estratégia**. Quando, por exemplo, a pessoa está em hiperativação simpática, o terapeuta pode observar um retesamento dos músculos na parte anterior do pescoço (principalmente nos escalenos anteriores, esternoclidomastóideos e nos músculos superiores dos ombros), postura rígida, nervosismo geral, olhar agitado, aumento na frequência cardíaca (que pode ser notado na artéria carótida na parte anterior do pescoço), dilatação das pupilas, respiração entrecortada e rápida e mãos frias, que podem parecer azuladas em especial na ponta dos dedos, assim como palidez e suor frio nas mãos e testa. Por outro lado, uma pessoa que está se encaminhando para o desligamento normalmente entra em colapso (como se o diafragma

---

* Lembre-se de que, como as RMFs são imagens fixas, elas não poderiam captar tais mudanças dinâmicas.

** Para tornar a questão mais complexa, frequentemente observamos indicações de combinações simultâneas de ativação simpática e parassimpática (imobilidade vagal). Isso ocorre especialmente em momentos de grande estresse e transição. Entre os indicadores concomitantes está a baixa frequência cardíaca (vagal/parassimpático) em conjunto com mãos frias (simpático).

perdesse todo o seu vigor) e seu olhar é fixo ou vidrado, parecendo atravessar o que vê. Há uma marcante redução da respiração, uma desaceleração abrupta e debilidade da frequência cardíaca e contração das pupilas. Além disso, a pele normalmente fica pálida, com um branco desbotado ou mesmo acinzentado. E, concluindo, a pessoa socialmente envolvida tem uma frequência cardíaca de repouso em torno de 70 e poucos batimentos, respiração ampla e relaxada, mãos agradavelmente mornas e uma abertura de pupila moderada. Os terapeutas raramente estão treinados para fazer tais observações (embora possam praticar um pouco assistindo a episódios da série *Lie to me*)*.

Dos três sistemas básicos instintivos de defesa, o de imobilidade é controlado pelo mais primitivo dos subsistemas fisiológicos. Esse sistema neural (mediado pela parte mielinizada do nervo vago) controla a conservação de energia e é acionado apenas quando a pessoa percebe que a morte é iminente[7] – seja a ameaça vinda do exterior, na forma de uma ameaça mortal, ou interna, como uma doença ou um ferimento grave**. Esses dois desafios requerem que a pessoa fique imóvel e conserve sua energia vital. Quando esse sistema mais arcaico domina, a pessoa não se move. Quase sem respirar, sua voz é estrangulada; e ela está com tanto medo que não consegue chorar – permanece imóvel preparando-se para a morte ou para a restauração celular.

Esse último recurso (sistema de imobilização) tem a finalidade de atuar *de forma aguda e apenas por breves períodos*. Quando é ativado de forma crônica, os seres humanos ficam aprisionados no limbo escuro e triste da não existência, no qual a pessoa não está nem vivendo *verdadeiramente* nem morrendo *de fato*. A tarefa inicial do terapeuta para conseguir acessar esses pacientes que se encontram desligados é ajudá-los a mobilizar sua energia: ajudá-los, primeiro, a se conscientizar de sua paralisia fisiológica e de seu desligamento de maneira que possam normalizar esse estado e mudar o foco na direção da mobilização (simpática). O próximo passo é conduzir de forma suave o paciente pela repentina ativação defensiva/de autoproteção, subjacente ao estado simpático, e de volta ao equilíbrio, ao aqui e agora e a um reenvolvimento com a vida.

Em geral, quando o paciente começa a sair do estado de congelamento, o segundo sistema mais primitivo (ativação simpática) é acionado em preparação para a luta ou fuga. Lembre-se de como Nancy passou da ativação simpática (sua frequência cardíaca disparou sem controle) para o pavor incontrolável, depois repentinamente para o desligamento (sua frequência cardíaca despencou de súbito), e então, por fim, para a mobilização e a descarga quando ativou os músculos de corrida e fugiu da imagem do tigre. Na fase simpática/de mobilização, uma tarefa terapêutica

---

*   Série de TV americana cujo personagem principal é especialista em detectar mentiras por intermédio da análise da linguagem corporal e de microexpressões. [N. E.]

**   Também pode ser provocada por estresse intenso e contínuo.

importante é assegurar que o paciente *contenha* essas intensas sensações de ativação sem ser dominado por elas (descrevi esse processo no Capítulo 5). Dessa forma, essas sensações são vivenciadas como ondas de energia intensas, mas com as quais é possível lidar, bem como sensações associadas à agressão e à autoproteção. Entre as experiências sensoriais estão vibração, formigamento e ondas de frio e calor (descrevi esses dois fenômenos no Capítulo 1 e em meu relato sobre Nancy no Capítulo 2).

Quando conseguimos atravessar as sensações de ativação, que às vezes se assemelham aos pinotes de um cavalo bravo, e começamos a travar amizade com elas de forma lenta e constante, aos poucos nos tornamos capazes de descarregar a energia que havia sido canalizada para os sintomas de hiperativação. Esse estágio inicial e parte fundamental da autorregulação, que também é o ingrediente básico para a restauração do equilíbrio, foi o que tirou a mim e a Nancy do limbo e nos trouxe de volta à vida. É somente após esse ponto de intervenção que o sistema de interação social, o terceiro subsistema evolutivo, começa a se religar. A pessoa que consegue sair da imobilidade e depois passar pela ativação simpática começa a sentir uma calma restauradora e cada vez mais profunda. Junto com essas sensações de estar relativamente ou bastante bem, surge uma necessidade, pode-se até dizer uma fome, de contato olho no olho*. Visto que esse intenso desejo pode, dolorosamente, não ter sido satisfeito em momentos críticos dos três estágios da infância e na adolescência (ou pode ter sido associado a vergonha, invasão e abuso), muitas vítimas de trauma precisam de orientação especial para negociar essa barreira de intimidade. Tal orientação terapêutica só poderá acontecer quando for fisiologicamente possível acessar esse sistema de interação social – ou seja, quando o sistema nervoso não estiver mais sob o jugo dos sistemas de imobilização e hiperativação.

A utilização intencional de uma expressão humana – mental ou física – preservada, franca e verdadeira do próprio profissional de saúde pode ser profundamente terapêutica. Apesar da natural preponderância dos sistemas de imobilização vagal e de ativação simpática na supressão da interação social, a capacidade do contato humano de ajudar a mudar o estado fisiológico interno de outra pessoa (por meio de envolvimento olho no olho e de um toque adequado) não deve ser subestimada. Assim, como relatei no Capítulo 1, a pediatra de rosto doce que sentou ao meu lado depois de meu acidente me deu a centelha de esperança de que eu necessitava naquele exato momento para seguir em frente.

O delicado poder do rosto humano de confortar a "fera selvagem" foi retratado em um filme cujo título é bastante revelador, *O náufrago*. Tom Hanks faz o papel de Chuck Noland, um homem que fica isolado em uma ilha remota e desabitada depois de so-

---

* O sistema de interação social controla a voz, os músculos faciais e do ouvido, que são todos utilizados em conjunto em uma comunicação cheia de nuanças.

frer um acidente aéreo do qual é o único sobrevivente. Parte da carga do avião também vai parar na ilha, e ela contém uma bola de vôlei branca da marca Wilson. Noland adequadamente passa a chamar a bola de "Wilson" e sem constrangimento a adota como mascote*. Para sua surpresa, ela adquire vida própria, tornando-se confidente de seus pensamentos mais íntimos. Um dia, durante um ataque de fúria causado pela impotência diante da situação em que se encontrava, Noland joga a bola no mar, mas então – dando-se conta de quanto está apegado a Wilson – mergulha para trazê-la de volta. De volta à praia, ele desenha, como uma criança, traços faciais[8] (olhos, nariz e boca) na bola de vôlei**. Wilson é agora seu mais íntimo companheiro, com quem compartilha pensamentos conturbados, os mais profundos anseios e sentimentos angustiados de solidão e desespero, assim como alegres triunfos. A ligação de Noland com Wilson é estranhamente reminiscente dos patinhos órfãos do etologista Konrad Lorenz e do forte vínculo (*imprinting*) que estabeleceram com uma bola branca depois que sua mãe foi afastada deles logo que saíram do ovo[9]. Uma vez permanentemente ligados à bola como a uma mãe substituta, preferiam a bola a qualquer outra coisa, até mesmo a uma pata viva, fofinha e coberta de penas.

Finalmente, o personagem de Hanks se dá conta de que a ilha parece não fazer parte de nenhuma rota de navios e de que nunca será resgatado se ficar ali. Em sua malfadada tentativa de sair da ilha em uma jangada que construiu, Wilson é arrastado durante uma violenta tempestade, e Hanks fica inconsolável em seu pesar.

O contato olho no olho, alma a alma, reduz o impacto do mar revolto dos redemoinhos interiores. É ele que nos ajuda a amainar qualquer turbulência emocional. Portanto, apesar da gigantesca força primitiva dos sistemas de imobilização e de hiperativação, os terapeutas devem reconhecer o poder que o reconhecimento facial e a interação social têm de acalmar seus pacientes, de satisfazer suas necessidades emocionais mais profundas e de motivar muitos comportamentos, tanto conscientes quanto inconscientes. Para não desapontá-los, Noland, às portas da morte, é finalmente resgatado. Quando volta para casa, pega todos os pacotes que sobreviveram ao acidente e, viajando por todo o país, devolve-os aos donos. Sim, isso mesmo: olho no olho.

---

*   O roteirista William Broyles Jr. de fato passou uma semana inteira preso em uma ilha deserta, e sua experiência serviu de base para muitos aspectos do filme, lançado no ano 2000.

**   O poder de simples contornos representativos do rosto humano pode remontar ao padrão inato de reconhecimento que já funciona logo após o nascimento. Diversas experiências criativas foram feitas, todas mostrando que os recém-nascidos são preferencialmente atraídos por contornos simples (curvos) e não por formas angulosas.

Privados de contato facial (e até mesmo cegos de nascença usam as mãos para "ver" outros rostos), sentimo-nos (como o personagem de Hanks) rejeitados, descartados, à deriva, isolados de nossas necessidades mais profundas e de nosso desejo de ter um propósito na vida. A maioria de nós ficaria louca sem alguma forma de contato olho no olho. Junto com o reconhecimento facial, o som, a entonação e o ritmo da voz humana (prosódia) também têm efeito igualmente tranquilizador. Mesmo para pacientes que não conseguem tolerar o contato olho no olho, o som da voz do terapeuta – como a mãe acalentando seu bebê – pode ser muito reconfortante e envolvente.

Em um trabalho revelador, o dr. Horvitz, importante cientista da computação, recentemente demonstrou seu sistema de voz, que pergunta aos pacientes sobre seus sintomas e responde com empatia[10]. Quando uma mãe relatou que o filho estava com diarreia, o rosto na tela disse, em tom de solidariedade: "Que pena; eu sinto muito". Essa simples declaração a tranquilizou e a ajudou a interagir com o programa de forma segura e autônoma. Um médico disse ao dr. Horvitz: "É maravilhoso que o sistema reaja à emoção humana... eu não tenho tempo para isso". Talvez esse sistema computacional seja equivalente à bola de Chuck Noland. Sua "empatia" programada certamente ajuda, mas é um substituto precário do original. Esse é um exemplo deprimente da crescente alienação de nossa cultura pós-moderna, que troca mensagens de texto 24 horas por dia. Enquanto muitos jovens mantêm contato com dezenas de pessoas por hora em relacionamentos cibernéticos, o autêntico envolvimento olho no olho está claramente em franco declínio. Como é triste e perturbador ver que o médico acreditava não ter um mínimo de tempo para essa comunicação tão básica e salutar – contato que ajudaria a humanizar os dois. Se praticado com regularidade, poderia até mesmo ajudar médico e paciente a prevenir o mal de Alzheimer ou outros tipos de demência[11].

Por que a terapia não dá certo

Muitas pessoas traumatizadas, e principalmente aquelas que o são de forma crônica, vivem em um mundo com muito pouco ou nenhum apoio emocional, o que as torna ainda mais vulneráveis. Depois de um acontecimento devastador – violência, estupro, cirurgia, guerra ou um acidente de automóvel – ou em consequência de uma infância de negligência e abuso prolongados, as pessoas traumatizadas, mesmo aquelas que moram com um amigo, um familiar ou um companheiro, tendem a se isolar. Às vezes, apegam-se de forma excessiva a outras pessoas na esperança de que, de alguma forma, elas as ajudem e protejam. Seja como for, essas pessoas são privadas da verdadeira intimidade – o clima saudável de pertencimento – que todos almejamos e da qual necessitamos para prosperar. As vítimas de trauma, ao mesmo tempo, têm pavor de intimidade e a evitam. Então, seja como for, evitando ou se apegando de forma excessiva, elas são incapazes de manter as ligações equilibradas, estáveis e benéficas de que todos nós precisamos, o vínculo igualitário descrito pelo teólogo judeu Martin Buber como a relação "eu-tu"[12].

Quando sua solidão fica pesada demais, as pessoas traumaticamente desconectadas podem ir em busca de "ligações" cada vez mais irreais (e às vezes perigosas). Elas veem cada nova possibilidade (ou impossibilidade) de relacionamento como a fonte de proteção e cuidado que acalmará sua ansiedade interna e manterá à tona sua frágil percepção do self. Ter tido uma infância de negligência e abuso as predispõe a relacionamentos caóticos. Essas pessoas continuam procurando o amor "só em lugares errados" – uma atitude insensata, como nos lembra uma canção. Mesmo quando o salvador idealizado (fantasioso) a trata mal, a pessoa parece alheia aos primeiros sinais desse abuso e se enreda cada vez mais em uma ligação nociva exatamente porque é tão familiar ou tem "cara de família".

Corrigir tais padrões inadequados é o que provoca maior aflição em muitos terapeutas, que veem, sem poder fazer nada, os pacientes serem repetidamente despertados e seduzidos por relacionamentos autodestrutivos, revivendo seu trauma original. Muitos terapeutas se apegam à esperança de que *eles*, de alguma forma, poderão oferecer aos pacientes o relacionamento positivo, afirmativo (eu-tu) que atenuará a psique fraturada do paciente e restaurará sua alma ferida, tornando-a inteira novamente. Porém, o que acontece com frequência é que a dependência do paciente em relação ao terapeuta se intensifica e sai do controle, como foi tão bem mostrado no ótimo filme *Nosso querido Bob*★ (1991). Nesse filme, Bob, o paciente "abandonado", é tão dependente e seus sentimentos a respeito de ficar sozinho são tão intoleráveis que ele vai atrás de seu psiquiatra como um cão farejador e o segue em uma viagem de família para Cape Cod.

Por outro lado, se o paciente percebe o terapeuta, que deve ser uma pessoa capaz de curar, como um abusador "substituto", a terapia normalmente leva o paciente a sentir decepção profunda e/ou fúria incontrolável. As vítimas de trauma não se tornam inteiras apenas por intermédio da relação terapêutica. Mesmo com a melhor das intenções e com habilidades de empatia extremamente desenvolvidas, os terapeutas em geral erram o alvo aqui. A teoria polivagal e o princípio jacksoniano de dissolução nos ajudam a entender como e por que isso acontece[13]. Quando a pessoa traumatizada está presa na resposta de imobilização ou no sistema de ativação simpática, a função de interação social fica fisiologicamente comprometida; a primeira, em especial, tanto inibe a ativação simpática quanto pode suprimir o sistema de interação social quase de maneira completa.

★   No original, *What about Bob?* [N. T.]

Aquele cujo sistema de interação social está suprimido tem dificuldade de ler emoções positivas no rosto e na postura das outras pessoas e também é incapaz de sentir seus próprios afetos cheios de nuanças. Assim, a pessoa acha difícil saber se pode confiar no outro (saber se é ameaçador ou seguro, amigo ou inimigo). De acordo com a teoria polivagal, estar em desligamento (imobilidade / congelamento / ou colapso) ou em hiperativação simpática (luta ou fuga) diminui bastante a capacidade da pessoa de receber e incorporar empatia e apoio. O dispositivo de segurança e bem-estar decididamente não está à mão. As pessoas traumatizadas estão dominadas pelo desligamento (o sistema de imobilidade) a tal ponto que estão fisiologicamente indisponíveis para o contato olho no olho e para o sereno compartilhar de sentimentos e apego. E, ao passo que a imobilidade quase nunca é total (como acontece, por exemplo, na esquizofrenia catatônica), seu poder de suprimir a vida e a capacidade de interação social de uma pessoa é extrema. Um jovem descreve sua situação sombria da seguinte maneira: "Eu me sinto completamente sozinho no universo, dissociado da raça humana... Não tenho certeza nem mesmo de que existo... Todos são parte da flor; eu ainda sou parte da raiz"*. Não é de surpreender que, por mais que tentem, inúmeros pacientes traumatizados tenham pouca capacidade de receber apoio e carinho de seus terapeutas bem-intencionados – não porque não querem, mas porque estão presos na raiz primitiva de imobilidade com a capacidade de ler rostos, corpos e emoções extremamente reduzida; eles ficam isolados da raça humana.

Por essas razões um paciente desses pode não se acalmar de imediato diante dos sentimentos positivos e da atitude empática do terapeuta, vindo até a considerá-lo uma ameaça potencial. Incapaz de reconhecer manifestações de carinho e cuidado no rosto e nas posturas alheias, esse paciente acha muito difícil perceber se uma pessoa é inofensiva ou realmente confiável. E quando há uma grande expectativa com relação ao terapeuta um lapso qualquer ou um pequeno deslize não intencional por parte deste último pode fazer desmoronar por completo toda a relação.

Quando os pacientes dissociados e desligados (desconectados) se retraem de forma involuntária, sentem ainda mais *autorrecriminação e culpa*. Atormentados por sua perda de controle, são incapazes de aceitar e de responder ao afeto e à segurança que o terapeuta lhes oferece e podem estabelecer uma transferência improdutiva e "atuação". Essa discrepância inerente deixa, com frequência, paciente e terapeuta desorientados e frustrados, com uma sensação de não estarem cumprindo seus papéis. O paciente pode ver esse fracasso como uma confirmação devastadora de sua incapacidade, contribuindo para

---

* De fato, o sistema de imobilização do tronco cerebral é a "raiz" da hierarquia *default*.

uma vida inteira de fracassos (assim percebidos). Os terapeutas também podem se sentir confusos, desamparados, incapazes e se autocensurar. Tais situações, nas quais dois parceiros estão atados um ao outro, podem facilmente se transformar em complicados nós górdios. Esses becos sem saída terapêuticos talvez levem ao término da terapia.

Uma saída

Pessoas desligadas (desconectadas) e dissociadas não estão "dentro do corpo", e são, como já vimos, quase incapazes de estabelecer um contato aqui e agora verdadeiro, por mais que tentem. Apenas quando conseguem pela primeira vez acionar seus sistemas de ativação (o bastante para arrancá-las da imobilidade e da dissociação), e *depois descarregar essa ativação*, é que se torna fisiologicamente possível estabelecer contato e receber apoio. Felizmente, existe uma maneira de escapar da dominação que o sistema de imobilização exerce sobre os outros dois sistemas que são menos primitivos – algo que os terapeutas precisam aprender a exercitar.

O trabalho de Lanius e Hopper sobre RMF mencionado anteriormente respalda essa solução terapêutica. Essa fascinante pesquisa, que registra a atividade na parte do cérebro associada à consciência dos estados corporais e das emoções, faz uma clara distinção entre ativação simpática e dissociação em indivíduos traumatizados. A área cerebral associada à consciência dos estados corporais e das emoções é chamada de ínsula anterior direita e está localizada na parte frontal do cérebro límbico (emocional), espremido bem abaixo do córtex pré-frontal – o lócus da nossa consciência mais refinada. A pesquisa demonstrou que a ínsula* é vigorosamente inibida durante o desligamento e a dissociação, confirmando que esses indivíduos traumatizados são incapazes de sentir o corpo, de diferenciar suas emoções ou mesmo de saber quem realmente são (ou quem os outros são)[14]. Por outro lado, quando os indivíduos estão em um estado de ativação simpática, essa mesma área fica fortemente ativada. Esse *aumento* drástico na atividade da ínsula anterior direita indica uma clara diferenciação que vai de pouca ou nenhuma consciência corporal (na imobilidade / desligamento e dissociação) a um tipo de "hipersensação" na ativação simpática. Além disso, o estado simpático, pelo menos, proporciona a possibilidade de consciência, processamento e resolução coerentes. Esses dados dão respaldo aos passos cruciais para a resolução do trauma descritos no

---

* Essas mesmas regiões cerebrais (no lobo temporal medial) que processam a memória e a emoção, quando funcionam mal, contribuem para os delírios de identidade. Para aqueles com algum tipo de lesão nessa área, a aparência e o tom de voz de sua mãe são exatamente como deveriam ser, mas essa pessoa perdeu a sensação da presença da mãe, que parece de certa forma irreal.

Capítulo 5 (Passo 5) e esclareçam ainda mais a estratégia de ajudar os pacientes a ir do desligamento à mobilização à medida que aprendem a lidar com suas sensações físicas (corporais) quando começam a entrar na ativação simpática.

Uma pesquisa análoga e seminal foi desenvolvida por Bessel van der Kolk[15]. Ele e seus colegas leram uma história traumática a um grupo de pacientes e compararam duas regiões cerebrais em cada um deles (medidas por RMF). Os pesquisadores descobriram que a amígdala cerebral, conhecida como "detector de fumaça" ou de medo, se acendia com atividade elétrica; ao mesmo tempo, uma região no córtex cerebral esquerdo chamada área de Broca se obscurecia. Esta última é o principal centro de linguagem – a parte do cérebro que apreende o que estamos sentindo e transforma isso em palavras. Esses escaneamentos cerebrais também demonstram que o trauma consiste em um pavor sem palavras. Muitas vezes, quando pessoas traumatizadas tentam expressar seus sentimentos por palavras – como quando, por exemplo, o terapeuta pede ao paciente que lhe conte sobre o estupro que sofreu –, elas falam como se o fato tivesse acontecido com outra pessoa (veja a história de Sharon no Capítulo 8). Ou então os pacientes tentam falar a respeito de seu pavor, ficam frustrados e se sentem inundados, sobrepujados, incorrendo em mais desligamento na área de Broca, e assim entram em um ciclo de *feedback* retraumatizante de frustração, desligamento e dissociação.

Essa barreira de linguagem nas pessoas traumatizadas torna especialmente importante trabalhar com as sensações – a única língua que o cérebro reptiliano sabe falar. Isso não só ajuda as pessoas a sair do desligamento e da dissociação como diminui a frustração do paciente, que se sente menos sobrepujado ao lidar com material traumático.

O corpo precisa estar fazendo alguma coisa para manter a ínsula, o córtex cingulado e a área de Broca ativados. Mesmo que a capacidade de envolvimento esteja inibida pelo sistema nervoso simpático, ela não está totalmente sufocada da mesma forma debilitante como acontecia com o sistema de imobilidade, mais primitivo. Em ativação simpática, os pacientes respondem melhor aos estímulos e sugestões de seu terapeuta, e também ficam mais receptivos à sua presença tranquilizadora. Por sua vez, é exatamente essa receptividade que ajuda a atenuar a ativação simpática. Quando o paciente começa a dar essa guinada para fora da imobilidade entrando na ativação simpática, o terapeuta perspicaz aproveita essa oportunidade momentânea – primeiro detectando a mudança do paciente e depois facilitando a conscientização de sua transição. O terapeuta, além de se empenhar para ampliar a conscientização do paciente a respeito do que está acontecendo com ele, ajuda-o a evitar ser totalmente tomado por uma ativação simpática intensa. Isso auxilia os pacientes a sair da imobilidade e a se mover através de ciclos completos de ativação, descarga / desativação e equilíbrio (Passos 7 e 8 do Capítulo 5). Dessa forma, a pessoa aprende que o que sobe (se ativa) pode e vai descer. *Os pacientes aprendem a acreditar que uma ativação moderada se desenrola por si mesma quando não a evitamos nem recuamos diante dela: ou seja, quando não interferimos no curso natural das sensações de ativação.* Assim o terapeuta pode ganhar o dia – dando a seus pacientes o dom dessa experiência corporal.

A conexão cérebro/corpo

> Tudo que aumenta, diminui, limita ou expande o poder de ação do corpo aumenta, diminui, limita ou expande o poder de ação da mente. E tudo que aumenta, diminui, limita ou expande o poder de ação da mente também aumenta, diminui, limita ou expande o poder de ação do corpo.
>
> Espinosa (1632-1677), *Ética*

Muitos terapeutas, percebendo como é difícil acessar os pacientes extremamente dissociados e desligados/desconectados, desenvolveram valiosos métodos cognitivos e emocionais para ajudar a estabelecer essa conexão[16]. As abordagens somáticas também podem ser extremamente úteis, ou mesmo fundamentais, nesse esforço de cura. Elas ajudam os pacientes a sair da imobilidade, entrar na ativação simpática – pela mobilização –, passar para a descarga da ativação e finalmente chegar ao equilíbrio, à incorporação e à interação social. Os exercícios seguintes de conscientização somaticamente fundamentados dão início a esse processo auxiliando os pacientes a sair do desligamento e da dissociação.

O primeiro é um exercício simples que os pacientes podem fazer sozinhos para ajudar a avivar sua sensação corporal e minimizar o desligamento, a dissociação e o colapso. Como podem praticá-lo na privacidade de casa, eles são poupados de um potencial constrangimento ou vergonha em seu processo de despertar. Esse exercício, e os seguintes, deve ser feito regularmente, por um bom tempo – e os terapeutas também devem praticá-lo.

Por cerca de dez minutos (algumas vezes por semana), tome uma chuveirada suave e intermitente da seguinte forma: exponha o corpo em intervalos regulares à água, que deve estar a uma temperatura agradável. Direcione a atenção para a região do corpo onde está concentrada a estimulação ritmada. Conduza sua consciência a cada parte de seu corpo. Por exemplo, posicione as costas das mãos embaixo do chuveiro, depois as palmas e os pulsos, em seguida a cabeça, ombros, axilas, os dois lados do pescoço etc. Tente incluir todas as partes do corpo e preste atenção à sensação em cada região, mesmo que seja uma sensação de vazio, dormência ou desconforto. Enquanto estiver fazendo isso, diga: "Este é o *meu* braço, a *minha* cabeça, o *meu* pescoço" etc. "Seja bem-vindo de volta". Você também pode fazer esse exercício dando leves batidinhas nas mesmas partes do corpo com a ponta dos dedos. Quando feitos regularmente e por um longo período, esse exercício e os próximos ajudarão a restabelecer a consciência do limite de seu corpo pelo despertar de sensações da pele.

Uma continuação para esse exercício do chuveiro consiste em levar a consciência de limite para os músculos. Comece usando uma mão para pegar e suavemente apertar o antebraço oposto; depois aperte o braço, os ombros, pescoço, coxas, panturrilhas, pés etc. É essencial ficar atento à *sensação dentro de seus músculos* enquanto os aperta. Você pode começar a identificar a rigidez ou flacidez do tecido, assim como sua vitalidade. Em geral, músculos retesados, contraídos, são associados ao temor e à hipervigilância do sistema de ativação simpática. Por outro lado, ao contrário do que se poderia imaginar, os músculos ficam flácidos quando o corpo entra em colapso dominado pelo sistema de imobilização. No caso de músculos flácidos, você precisa persistir e segurá-los suavemente, quase como se estivesse carregando um bebê. Com a prática do toque suave e atento e dos exercícios de resistência, você aprenderá a trazer a vida de volta para esses músculos, à medida que as fibras passam a se ativar coerentemente, e assim vitalizar o organismo.

Esses dois exercícios devem ser feitos regularmente, diversas vezes por semana. À medida que a consciência corporal aumenta, eleva-se também a consciência de uma sensação mais palpável de limite, além de surgir uma vitalidade maior. Para alguns pacientes, aulas de ioga moderada ou de artes marciais, tais como *tai chi*, *aikido* ou *chi kun*, pode ser benéficas para restaurar a conexão com o corpo e em definir os limites corporais. Para que essas aulas sejam úteis, o professor precisa ter experiência em trabalhar com pessoas traumatizadas.

Mudando o paradigma

A maioria dos psicoterapeutas trabalha com os pacientes estando ambos sentados em cadeiras. Como sentar requer pouca informação proprioceptiva e cinestésica para manter a postura ereta, o corpo facilmente se torna ausente e desaparece para seu dono. Lembre-se do estudo de Lanius e Hopper com a RMF no qual pacientes dissociados demonstraram uma grande redução de atividade nas partes do cérebro (ínsula e cingulado) que registram as sensações do corpo. Em contrapartida, ficar de pé exige que a pessoa se envolva em pelo menos um pouco de atividade interoceptiva e conscientização para manter o equilíbrio via integração proprioceptiva e cinestésica. Muitas vezes, essa simples mudança de posição pode fazer diferença entre a capacidade, ou não, de o paciente se manter presente no corpo enquanto processa sensações e sentimentos difíceis.

Outra variante favorável é convidar o paciente a sentar em uma bola de ginástica de tamanho adequado. Uma vez que ficar sentado em uma bola requer múltiplos ajustes para manter o equilíbrio, isso não só ajuda o paciente a ficar em contato com sensações internas devido ao *feedback* da superfície maleável, mas também faz as explorações na consciência muscular, o aterramento, o centramento, os reflexos protetores e a força interna trazer uma dimensão completamente nova para o desenvolvimento da consciência corporal. O terapeuta, é claro, deve se assegurar de que o paciente está bem presente e integrado para não cair da bola e se machucar.

A próxima técnica também ajuda os pacientes a se manter conscientes de suas sensações corporais enquanto aprendem a lidar com a assertividade e a agressão. Primeiro, peça ao paciente que fique em pé e olhe para você. É importante certificar-se de que ele esteja confortável com a distância entre vocês. Em seguida, peça-lhe que repare nas coisas de que está ciente enquanto seus pés tocam o chão. Depois, incentive-o a ampliar sua percepção, subindo pelos tornozelos, panturrilhas e coxas. Para estimular uma sensação de aterramento, continue esse exercício propondo uma alternância de peso, lenta e suave, de um pé para o outro. Você também pode sugerir que o paciente imagine os pés como ventosas (como os pés dos sapos) enraizadas na terra de maneira flexível. Em seguida, peça-lhe que preste atenção nos quadris, na coluna, no pescoço e por último na cabeça. Agora diga a ele para notar como seus ombros estão unidos ao pescoço como uma tenda. A conscientização da respiração é estimulada quando pedimos ao paciente que sinta os ombros suavemente subindo e descendo a cada respiração. Agora faça-o centrar-se no peito e na barriga e, usando a respiração, ajude-o a localizar o centro de gravidade em seu abdome. Novamente, peça a ele que alterne o peso de um pé para o outro e depois acrescente uma leve oscilação para a frente e para trás. Esse tipo de movimento requer uma capacidade proprioceptiva bastante sofisticada (posição das articulações) e uma percepção da tensão muscular (cinestesia)*. À medida que o paciente faz esses movimentos, peça que imagine um fio de prumo partindo de seu centro até o chão abaixo de seus pés. Finalmente, peça a ele que perceba como esse fio se move junto com seu leve movimento de oscilação. Um paciente que tenha desenvolvido essa consciência centrada está pronto para seguir para a posição demonstrada na Figura 6.3a**.

---

* Junto com o sistema vestibular, é assim que sabemos onde estamos em relação ao espaço e à gravidade.

** Imagens 6.2a a 6.5d extraídas do livro *Healing trauma: a pioneering program for restoring the wisdom of your body* [Curando o trauma: um programa pioneiro para restaurar a sabedoria do corpo], escrito por Peter Levine e publicado por Sounds True. Imagens utilizadas com a permissão de Sounds True (www.soundstrue.com).

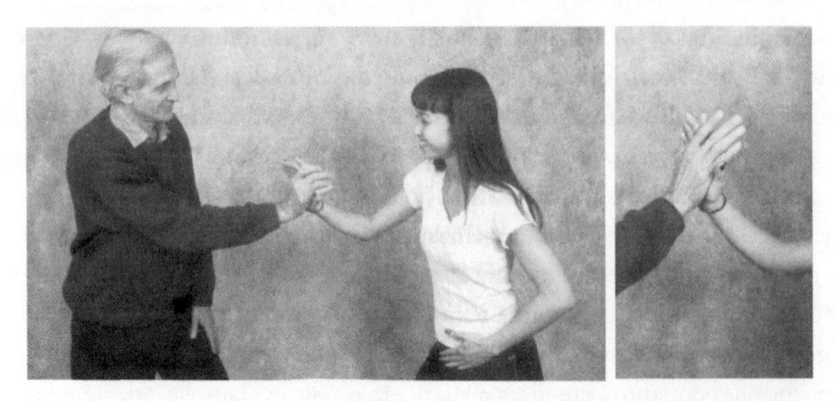

Figuras 6.3a e 6.3b Exercício de conscientização física para desenvolver a vivência da agressão saudável. Posicionamento da mão para suscitar agressão saudável (Figura 6.3a).

A ideia, agora, é fazer o paciente sentir os pés no chão, sentir seu centro e então empurrar de forma firme, porém suave, a mão do terapeuta (veja a Figura 6.3b). O terapeuta deverá oferecer resistência suficiente apenas para permitir que o paciente sinta que está empurrando para fora de seu centro. Você solicitará a ele que sinta como o movimento parece se originar de sua barriga e se expressa passando por seus ombros, braços e mãos. Continue falando com o paciente para assegurar-se de que a resistência está boa – nem demais nem de menos – e de que a distância o faz sentir-se seguro. Caso o paciente se sinta inseguro, primeiro pergunte a ele se consegue indicar onde gostaria que você ficasse. Agora sugira que tente notar *em que lugar do corpo* ele sente insegurança ou instabilidade, e depois peça-lhe para notar o que acontece se voltar sua atenção para os pés e as pernas. Peça a ele que tente reviver a sensação de aterramento estabelecida no início do exercício. Quando o paciente for capaz de sentir segurança, peça-lhe que repare *em que lugar do corpo* ele se sente seguro agora e descreva como está vivenciando sua sensação (em geral, completamente nova) do *self*. Repita essa atividade de resistência diversas vezes, fazendo que o paciente empurre com as duas mãos, até que haja um afrouxamento e surja uma sensação de confiança. O próximo passo desse exercício demanda um dar e receber entre terapeuta e paciente, cada um alternadamente empurrando e recebendo o movimento. Quando o corpo é capaz de vivenciar uma sensação relaxada de força, a mente consegue experimentar uma sensação relaxada de alerta e foco.

A próxima ferramenta somática tem por finalidade ajudar os sobreviventes de TEPT a aprender que, mesmo quando se sentem paralisados, há uma reação ativa latente de corrida e fuga dentro deles. Uma nova vivência dessa defesa adormecida contradiz o encontro traumático com o congelamento e o aprisionamento (veja a

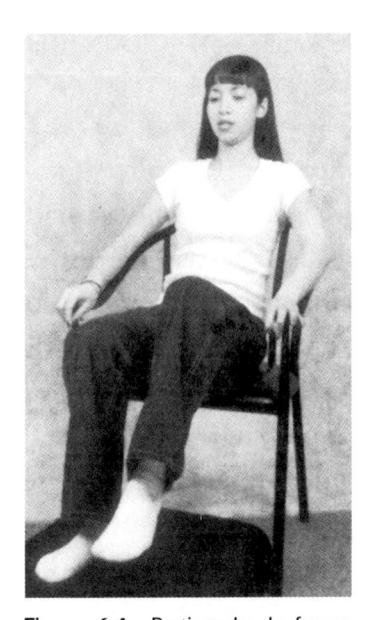

Figura 6.4 Praticando de forma segura a reação de correr para fugir com o objetivo de combater a sensação de estar aprisionado e impotente. É importante desenvolver a *consciência* da corrida.

Figura 6.4). É essencial que o terapeuta coloque no chão uma almofada firme e volumosa o bastante para que possa absorver o impacto dos movimentos de corrida, caso eles aconteçam. Comece pedindo ao paciente que faça movimentos de corrida estando sentado. Incentive-o a alternar as pernas suavemente, levantando e abaixando, enquanto presta atenção na forma como quadris, pernas, tornozelos e pés se organizam de dentro para fora. A chave é fazer que o paciente fique completamente consciente de suas pernas enquanto realiza esses movimentos. Em outras palavras, ele precisa permanecer presente para essa vivência corporal, em vez de apenas executar ou dramatizar o ato de correr de forma mecânica. Isso não é uma representação, mas sim um aumento intencional da percepção cinestésica e proprioceptiva, que diz ao paciente de que maneira seu corpo e cérebro, juntos, estão preparados para protegê-lo acionando padrões de movimento de fuga inatos. Depois, quando o paciente trouxer algum material traumático ligado à sensação de estar congelado ou de não conseguir fugir, faça-o deixar isso de lado e, novamente, sentir as pernas. Faça que seu paciente comece a correr sem sair do lugar, como fez antes, para incorporar essa nova consciência de poder. Dessa forma, a vivência direta da "sabedoria do corpo" se desenrola enquanto os músculos descarregam sua energia latente.

A fala da barriga

Há muito tempo já se sabe que o cérebro pode influenciar nossos órgãos internos. Quando esse processo não funciona bem, a pessoa se torna a desafortunada portadora da chamada doença psicossomática. A ideia principal do efeito *de mão única* da mente sobre o corpo evoluiu para o "paradigma psicossomático" dos anos 1930 até 1950. Hoje em dia, isso é senso comum, e poucos médicos negam que uma mente extenuada e emoções instáveis afetam o corpo humano na forma de distúrbios "funcionais", entre eles pressão alta, sintomas gastrintestinais, dor crônica, fibromialgia e enxaquecas, assim como inúmeras outras doenças denominadas idiopáticas. Em 1872, entretanto, muito antes do aparecimento da medicina psicossomática, o extraordinário Charles Darwin percebeu que havia uma vital ligação *de mão dupla* entre cérebro e corpo:

> Quando o coração é afetado, ele reage no cérebro; e o estado do cérebro reage através do pneumogástrico no coração; então, *qualquer estímulo ocasionará muita ação e reação mútuas entre eles, os dois mais importantes órgãos do corpo.*[17] [grifo meu]

O nervo "pneumogástrico" ao qual Darwin se refere não é outro senão o nervo vago descrito na teoria polivagal de Porges. O nervo vago primitivo (desmielinizado) do sistema de imobilização liga o cérebro à maioria dos órgãos internos. Ele é o segundo maior nervo do nosso corpo, comparável em tamanho à medula espinal. Especificamente, esse nervo trabalha sobretudo para o sistema gastrintestinal, influindo na ingestão, digestão, assimilação e excreção. Ele também afeta de forma significativa o coração e os pulmões, como Darwin claramente identificou.

Além disso, há um maciço plexo de nervos embutido no revestimento da própria parede gastrintestinal. Essa complexa rede de neurônios sensoriais, motores e interneurônios (células nervosas que fazem a conexão *entre* os neurônios sensoriais e motores) integra os órgãos digestivos e excretores para que funcionem de forma coerente*. Esse intrincado sistema tem aproximadamente o mesmo número de neurônios e matéria branca que o cérebro de um gato. Por causa dessa complexidade, por vezes foi chamado de *segundo cérebro* ou *cérebro entérico*; os outros três são o cérebro reptiliano (instintivo), o paleomamífero (límbico/emocional) e o neocórtex dos primatas (expandido, racional). O sistema nervoso entérico é nosso cérebro mais antigo, tendo evoluído há centenas de milhões de anos. Ele produz muitos hormônios benéficos, inclusive *95% da serotonina do corpo***, sendo portanto uma fábrica essencial e natural de hormônios do bem-estar, além de local de armazenamento destes[18].

Surpreendentemente, *90% do nervo vago que liga vísceras e cérebro é sensorial!* Em outras palavras, para cada fibra nervosa motora*** que retransmite comandos do cérebro para o intestino, nove nervos sensoriais enviam informações sobre o estado das vísceras para o cérebro. As fibras sensoriais no nervo vago captam as complexas telecomunicações que estão ocorrendo no intestino e as retransmitem, primeiro para o tronco cerebral (médio) e depois para o tálamo. A partir daí, esses sinais influenciam quase todo o cérebro, e "decisões" subli-

---

* Esse cérebro difuso alinha todo o canal alimentar (cerca de nove metros do esôfago ao ânus).

** Devemos mencionar que o excesso de serotonina no intestino também acarreta estados problemáticos.

*** Os neurônios motores que atuam nas vísceras são chamados de neurônios visceromotores.

minares que influenciam profundamente nossas ações são tomadas. Muitas coisas das quais gostamos ou não gostamos, coisas que nos atraem ou nos repelem, assim como medos irracionais, são resultado dessas computações implícitas em nosso estado interno.

Pode-se dizer que os humanos têm *dois* cérebros: um no intestino (o cérebro entérico) e o "cérebro lá de cima", instalado no domo abobadado do crânio. Esses dois cérebros têm comunicação direta um com o outro, estabelecida pelo imponente nervo vago. E se quisermos falar de números – nove nervos sensoriais/aferentes para cada nervo motor/eferente – as vísceras parecem ter mais a dizer aos nosso cérebro (na razão de 9:1) do que o cérebro tem a dizer às vísceras*!

Vamo-nos aprofundar no exame das funções desse enorme nervo, que além de unir órgãos e cérebro também funciona primordialmente na direção do *intestino para o cérebro*. Em primeiro lugar, por que razão é importante para o corpo falar com o cérebro? Partindo da perspectiva da evolução (e a parcimônia usual da natureza), não é provável que tal miríade de fibras nervosas fosse distribuída para tornar possível uma comunicação bidirecional se essa conexão não tivesse importância vital.

A maioria de nós já sentiu um frio na barriga quando alguém nos pediu para falar em público. Por outro lado, dizemos que algumas pessoas são "amargas" ou "biliosas"**. Às vezes também dizemos que estamos com um "nó nas tripas" ou "revirados por dentro"***. Ou podemos estar "com um peso no coração". E abençoados são os momentos em que nos entregamos à alegria de "sentir dor na barriga" de tanto rir. Podemos ainda estar com "o coração aberto", sentindo paz interior e amor ao próximo. Nas ocasiões em que obtemos sucesso, o peito "se enche de orgulho". É essa a variedade de mensagens pungentes que emana de nossas vísceras.

Quando estamos ativados para lutar ou fugir (ativação simpática), as vísceras se contraem e a motilidade do sistema gastrintestinal é inibida. Afinal de contas, não faz sentido gastar uma enorme quantidade de energia metabólica na digestão quando ela pode ser mais bem utilizada na aceleração do ritmo cardíaco e no fortalecimento da contração do coração, e também para tensionar os músculos para que estejam prontos para a ação iminente. Quando somos mortalmente ameaçados, ou quando a ameaça é

---

* Além disso, há sistemas "neuropeptídios" múltiplos e bidirecionais estudados por Candice Pert (1999).

** O autor cita diversas expressões em inglês que contêm partes do corpo. As que não têm tradução direta são: "have gall" [ter audácia – literalmente, ter bílis], "heartache" [literalmente, dor no coração – em certos casos pode ser traduzido como dor de cotovelo], "filled with warmth in our bellies" [com calor no coração – literalmente, cheios de calor na barriga]. [N. T.]

*** É interessante notar que muitas crianças autistas tenham distúrbios gastrintestinais. Ver Hadhazy, 2010.

interna (por exemplo, por causa de uma gripe ou pela ingestão de comida contaminada por bactérias), a reação de sobrevivência é vomitar ou expelir o conteúdo do intestino com uma diarreia e depois nos deitarmos imóveis, como se estivéssemos economizando energia. É possível que as presas também recorram a essa reação quando um predador as ataca de repente, saindo de um lugar muito próximo. Nesse caso, a violenta expulsão do conteúdo intestinal do animal pode de fato torná-lo mais leve, o que lhe dá mais chance de escapar. Essa vantagem, que dura apenas uma fração de segundo, pode significar a diferença entre viver ou morrer. Já presenciei isso diversas vezes, ao ver um leão da montanha dar um bote em um grupo de cervos que bebia água no rio North St. Vrain, que passa atrás de minha casa no Colorado.

Os poderosos efeitos tanto do nervo simpático quanto do vago nas vísceras têm funções fundamentais de sobrevivência. A ativação desses dois sistemas deve ser breve, em resposta a uma súbita emergência repentina. Quando ficam presos (seja em esgotamento simpático ou superatividade vagal), a função de sobrevivência é drasticamente subvertida: a pessoa pode acabar sofrendo com dores no intestino, como no caso de persistente hiperativação simpática, ou ser atormentada por espasmos de cólicas e diarreia em hiperatividade vagal crônica*. Quando o equilíbrio não é restaurado, esses estados se tornam crônicos, e a doença se instala.

Juntos, esses complexos sistemas (o vago e o plexo entérico), como acontece em um bom casamento, colocam o intestino e o cérebro em perfeita harmonia ou em uma terrível e interminável batalha. Quando há equilíbrio coerente entre os dois, o fulcro hedonista (relacionado ao prazer ou às sensações prazerosas) se inclina na direção do paraíso. Quando a relação reguladora está desajustada, os portões do inferno se escancaram como a enorme boca da infelicidade.

O meio é a mensagem

Nosso sistema nervoso avalia as ameaças de duas formas básicas. Primeiro, usamos os órgãos externos dos sentidos para discernir e aquilatar a ameaça com base em características patentes presentes no entorno. Então, por exemplo, uma súbita sombra nos alerta sobre um risco potencial, ao passo que os contornos de um enorme urso assomando à nossa frente ou a lustrosa silhueta agachada de um leão da montanha nos avisam que estamos realmente em perigo. *Também avaliamos ameaças diretamente a partir do estado de*

---

*   Como foi mencionado anteriormente, muitas pessoas passam por uma combinação de hiperatividade simpática e vagal – fato que torna o perfil sintomático mais complexo. Por exemplo, no caso de pacientes que recebem o diagnóstico de síndrome do intestino irritável ou "cólon espástico", é comum haver uma alternância entre constipação e diarreia.

nossas vísceras e de nossos músculos – nossos órgãos internos dos sentidos. Se os músculos estão tensos, inconscientemente interpretamos essas tensões como um prenúncio da existência de perigo, mesmo na ausência de algum perigo real. Músculos contraídos no pescoço e nos ombros podem, por exemplo, sinalizar para o cérebro que você provavelmente vai apanhar. Pernas tensas, junto com olhos furtivos, podem indicar que você precisa correr e fugir, já braços retesados talvez sinalizem que você está pronto para lutar. Sofremos uma angústia ainda maior quando nossas vísceras são persistentemente superestimuladas pelo nervo vago. Se estamos nauseados, sentindo os músculos entrando em colapso, as vísceras retorcidas e falta de energia, isso nos faz sentir desamparados e desesperados – mesmo que não haja de fato uma ameaça que possa nos dizimar. Em outras palavras, *a intensa agitação em si sinaliza ameaça grave e pavor para o cérebro*, mesmo quando não há nada errado – pelo menos externamente.

Nosso estado muscular e visceral influencia tanto nossa percepção quanto nossa avaliação das intenções alheias. Embora possamos por vezes acreditar que certas pessoas não nos farão mal, ainda assim nos sentimos em perigo★. Mesmo algo tão inofensivo quanto um quarto, uma esquina ou um campo ensolarado podem parecer apavorantes. Inversamente, sentir os músculos e a barriga relaxados (e bem tonificados) pode sinalizar segurança, mesmo quando nosso dia a dia está uma confusão. Para ilustrar esse fato, certa vez ouvi alguém dizer o seguinte depois de uma massagem corporal completa: "O mundo não é um lugar tão ruim, afinal. Sinto-me ótimo". Se, por um lado, uma boa massagem é uma forma fantástica de proporcionar à pessoa uma nova maneira de se sentir bem, por outro, será necessário haver uma mudança mais profunda no contínuo diálogo que se dá na estrada cérebro-intestino para liberar mais do que apenas o congestionamento causado por estresse crônico e trauma.

As intensas reações viscerais associadas à ameaça visam ser agudas e temporárias. Logo que o perigo passa, essas reações (seja inibição da motilidade gástrica pelo sistema nervoso simpático ou violenta superestimulação da motilidade pelo nervo vago primitivo) precisam cessar para que o organismo retorne ao equilíbrio, renovado e fluindo no aqui e agora. Quando o equilíbrio não é restaurado, a pessoa permanece em angústia aguda e, futuramente, crônica.

Para evitar o trauma, assim como para revertê-lo depois que ele já aconteceu, as pessoas precisam ter consciência de suas sensações viscerais★★. Além disso, nossas sensações viscerais são vitais para a orquestração de sentimentos positivos de vitalidade e

---

★   Os terapeutas podem ficar desconcertados ao perceber que certos pacientes os veem como uma ameaça ou então como herói ou vilão.

★★ Muitos textos médicos ainda ensinam que nenhuma sensação ou sentimento provém das vísceras. A única coisa que sentimos nas vísceras, eles dizem, é dor – e, mesmo assim, só quando a dor acomete áreas como a região lombar.

para a condução da vida. Elas também são a fonte de grande parte de nossa intuição. Como podemos aprender com as práticas xamânicas e espirituais assimiladas por milhares de anos no mundo inteiro, sentimentos de bem-estar são incorporados diretamente como sensações viscerais. Quando ignoramos nossos "instintos viscerais", pagamos um alto preço, ou pior, colocamo-nos em grave risco.

Em estados de imobilização e desligamento, as sensações em nossas vísceras são tão apavorantes que de costume as bloqueamos da consciência. Mas essa estratégia de "ausência" na melhor das hipóteses só mantém o *status quo*, fazendo que cérebro e corpo permaneçam irremediavelmente presos em um engarrafamento de informações. Em seguida apresento outra estratégia simples para desfazer o nó cérebro/intestino.

Um som eficiente: "vuu"

> A primeira sede de nossa consciência primitiva está no plexo solar,
> o grande centro nervoso localizado atrás do estômago.
> É a partir desse centro que, em primeiro lugar,
> estamos dinamicamente conscientes.
>
> D. H. Lawrence, *A psicanálise e o inconsciente*

Assim como inúmeras outras pessoas, já experimentei diversas práticas de canto e de "vocalização" antigas que facilitam o processo de cura e ajudam a abrir as "portas da percepção". Em cerimônias religiosas e espirituais em todas as culturas, cantar e entoar cânticos são práticas usadas para "aliviar a carga" da existência terrena. Quando nos abrimos para cantar em tons profundos, ressoantes, vindos da parte inferior do abdome, também abrimos o peito (coração e pulmões), a boca e a garganta, estimulando de forma prazerosa os diversos ramos serpenteantes do nervo vago*.

Alguns cantos tibetanos vêm sendo usados com sucesso há milhares de anos. Em minha prática, utilizo um som emprestado (com algumas modificações) de alguns desses cantos. Esse som abre, expande e faz vibrar as vísceras de uma forma que dá novos sinais a sistemas nervosos desligados ou hiperestimulados. A prática é bastante simples: emita um som "vuuu..." prolongado, concentrando-se nas vibrações estimuladas na barriga enquanto expira todo o ar.

Quando apresento a meus pacientes o som "vuu", em geral peço que imaginem o som grave de uma sirene que atravessa um nevoeiro denso e escuro avisando às embarcações que elas estão se aproximando da terra firme e guiando-os para casa com segurança. Essa imagem atua em diferentes níveis. Primeiro, a imagem do nevoeiro representa a névoa do entorpecimento e da dissociação. A sirene representa o farol que guia a embarcação

---

*   Recomendo o maravilhoso filme sueco *As it is in Heaven* [Como é no Paraíso] (2004).

(alma) perdida de volta para um porto seguro, para casa na respiração e na barriga. Essa imagem também inspira o paciente a assumir o papel de herói que protege marinheiros e passageiros de um perigo iminente, além de lhe permitir não ser tão sério e, assim, poder brincar. O mais importante são os efeitos fisiológicos da imagem. As vibrações sonoras de "vuu" avivam sensações das vísceras, ao passo que a expiração completa produz o perfeito equilíbrio de oxigênio e dióxido de carbono[19].

Antes de começar o exercício, encontre um lugar confortável onde sentar. Agora, inspire lentamente, faça uma pequena pausa e, em seguida, ao expirar, suavemente emita o som "vuu", sustentando-o durante toda a expiração. Faça o som vibrar como se estivesse vindo da sua barriga. Quando tiver expirado todo o ar, faça uma breve pausa e *permita* que a próxima inspiração encha sua barriga e seu peito devagar. Quando sentir que a inspiração já está completa, faça outra pausa e novamente emita o som "vuu" na expiração até que *ela* pareça completa. É importante deixar que o som e o ar *saiam totalmente*, em seguida fazer uma pausa e *esperar* que a próxima inspiração aconteça *por conta própria*, quando *ela* estiver pronta para acontecer. Repita esse exercício várias vezes e depois descanse. Em seguida, concentre-se em seu corpo, principalmente no abdome, a cavidade interna que abriga seus órgãos.

Essa "vocalização", com ênfase tanto na espera quanto na permissão, tem múltiplas funções. Primeiro, direcionar o som para a barriga provoca um tipo especial de sensação enquanto mantém o ego observador *"online"*. As pessoas costumam relatar diversos tipos de vibração e formigamento, assim como mudanças de temperatura – normalmente de frio (ou quente) para fresco e morno. Essas sensações são em geral agradáveis (com alguma prática, ao menos). O mais importante é que elas *contradizem* as sensações associadas ao estado de imobilidade que nos causam agonia, náusea, torpor, que nos fazem sentir revirados por dentro e sem vigor. É bem provável que a mudança nas mensagens *aferentes* (dos órgãos para o cérebro) possibilite que 90% do nervo vago sensório (ascendente) influencie de forma vigorosa os 10% que vão do cérebro para os órgãos a fim de restaurar o equilíbrio*. Porges concorda com esse sistema regulador fundamental: "O *feedback* aferente das vísceras fornece um mediador essencial da acessibilidade dos circuitos pró-sociais associados aos comportamentos de interação social".[20]

As saudáveis sensações suscitadas pela combinação de respiração e das reverberações de som permitem que a pessoa entre em contato com uma segurança e uma confiança internas e com certo senso de orientação no aqui e agora. Elas também facilitam um grau de contato frente a frente, olho no olho, voz a ouvido, eu-tu, e assim possibilitam que o paciente negocie uma pequena abertura para o "sistema de interação social". Este, então, ajuda-o a desenvolver forte resiliência por meio de ciclos cada vez

---

*   Veja a próxima seção para uma explicação mais detalhada de como o *feedback* influencia a regulação vital.

mais amplos de ativação simpática (carga) e descarga e, com isso, a aprofundar a regulação e o relaxamento. Charles Darwin, posso imaginar satisfeito, teria aprovado a aplicação clínica do "vuu" em sua sagaz, anatômica e fisiológica observação de 1872.

Há ainda outro exercício que pode propiciar aos pacientes uma forma de lidar com os angustiantes sintomas de ativação e regulá-los. Essa técnica de "autoajuda" foi extraída de um sistema de "fluxos de energia" chamado *Jin Shin Jyutsu*★. As Figuras 6.5a a 6.5d demonstram uma sequência simples de *Jin Shin* que serve para ajudar os pacientes a aprender a regular a ativação e aprofundar o relaxamento[21]. Mais uma vez, sugiro que os terapeutas primeiro experimentem esses exercícios em si mesmos antes de ensiná-los aos pacientes. Incentive-os a praticá-los em casa, primeiro quando estiverem calmos e depois quando estiverem angustiados. Cada posição pode ser mantida por dois a dez minutos. O paciente deve buscar uma sensação de fluxo de energia ou de relaxamento.

Fluxos de energia *Jin Shin Jyutsu*

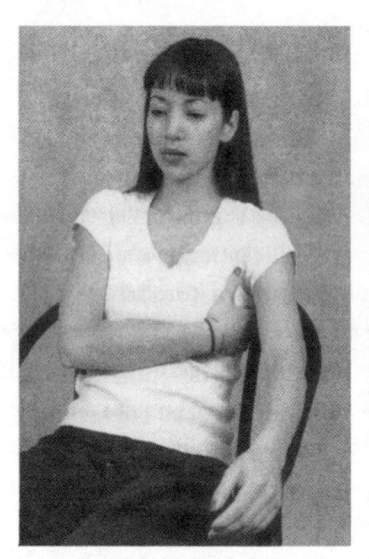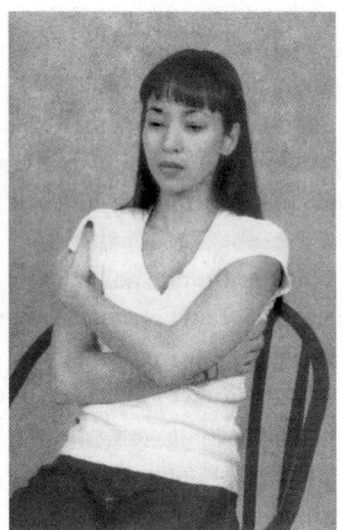

Figuras 6.5a e 6.5b As figuras mostram as posições do braço/da mão para conter a ativação e promover a autocompaixão.

★ O *Jin Shin Jyutsu*®, antigo sistema de cura para "harmonização da energia vital no corpo", foi transmitido de geração a geração pelo aprendizado. A arte caiu no esquecimento até que, no início do século XX, foi espetacularmente resgatada pelo mestre Jiro Murai no Japão e, em seguida, trazida para os Estados Unidos por Mary Burmeister. Em 1979, tive o privilégio de conhecer essa octogenária cheia de vida em Scottsdale, Arizona, onde ela continuou a praticar e a ensinar por muitos anos.

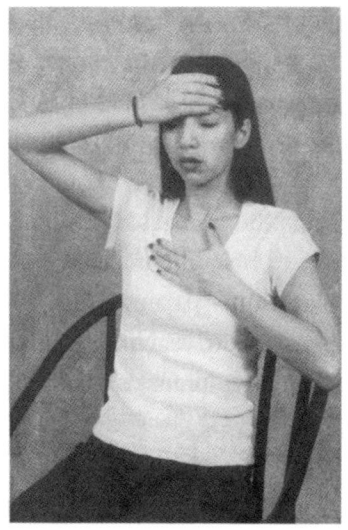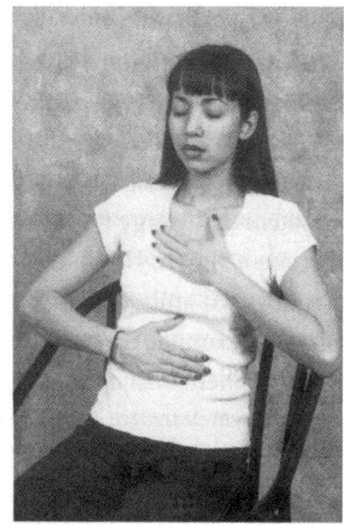

Figuras 6.5c e 6.5d Vemos aqui as posições do braço/da mão que ajudam a estabelecer fluxos de energia entre a parte superior e a parte inferior do corpo. Esses exercícios promovem o relaxamento.

Comentários sobre feedback e regulação vital

Em 1932, Sir Charles Sherrington recebeu o Prêmio Nobel de Fisiologia ou Medicina ao demonstrar que o sistema nervoso é constituído de uma combinação de células nervosas excitatórias e inibitórias. É o equilíbrio desses dois sistemas neurais que nos permite mover os membros de forma fluida, coordenada e precisa. Sem a inibição, nossos movimentos seriam de todo espásticos e descoordenados. Embora o trabalho de Sherrington tenha sido essencialmente sobre o sistema sensório-motor (no nível da medula espinal), o equilíbrio dos sistemas excitatórios exercido pelos inibitórios ocorre em todo o sistema nervoso e é considerado um de seus princípios fundamentais. Essa organização é a arquitetura básica de *autorregulação*. Vamos dar uma olhada em uma analogia da vida cotidiana.

Em sua forma mais simples (mecanoelétrica), regulação é o que permite que a temperatura de nossa casa seja mantida dentro de uma faixa confortável, seja qual for a temperatura do lado de fora. Então digamos que em um dia de inverno gostaríamos de manter a temperatura dentro de casa em agradáveis 21° C. Para isso, colocamos o termostato na temperatura desejada. Com isso, o sistema de calefação é acionado. Entretanto, ele não fica ligado o tempo todo. Se ficasse, a temperatura continuaria a subir, e teríamos de abrir as janelas para diminuir o calor. Mas aí, quando a temperatura baixasse, teríamos de fechar as janelas novamente. O motivo pelo qual não precisamos fazer isso tudo é que a temperatura é controlada por um *ciclo de feedback negativo*. Como o sistema inibitório de Sherrington, a temperatura sobe até, digamos, 22 graus. Então, o sistema de calefação se desliga e permanece desligado até a temperatura cair a 20 graus, quando o sistema é de novo acionado. Isso traz a temperatura de volta aos 22 graus, o que nos dá uma média de 21 graus. Com a ajuda de um agasalho leve de algodão, obtemos um ambiente relativamente confortável. Se, por outro lado, o sistema de calefação *aumentasse* quando a temperatura subisse, teríamos uma situação bastante desconfortável. Não só precisaríamos tirar o agasalho, como logo estaríamos andando nus pela casa. No primeiro exemplo, temos uma temperatura harmoniosamente controlada, mediada por um sistema de *feedback* negativo (com consequências positivas). No segundo, temos um *ciclo de feedback positivo* com consequências negativas; nossa casa se transforma em uma sauna.

Na angústia e no trauma, acredito que um *ciclo de feedback positivo* com *consequências extremamente negativas* esteja estabelecido. De fato, a maioria de nós reconhece que as emoções negativas fundamentais logo se transformam em ciclos de *feedback* positivo de fuga que se autofortalecem. Medo e raiva podem rapidamente explodir em pavor e fúria. Aqui o trauma é a ouroboros, a serpente que engole a própria cauda, recriando-se eternamente.

Na enervação recíproca descoberta por Sherrington, o sistema nervoso opera sobretudo como um sistema de *feedback* negativo muito parecido – mas infinitamente mais complicado – com o termostato de uma casa. A autorregulação do complexo sistema nervoso exibe o que chamamos de *propriedades emergentes*, que normalmente são um tanto imprevisíveis e ricas em nuanças. Elas costumam levar a novas e criativas soluções e são muito apreciadas quando acontecem na vida e na psicoterapia. Então, enquanto o sistema nervoso opera de acordo com o princípio da autorregulação, a psique opera de acordo com as propriedades emergentes da *autorregulação criativa*. Podemos dizer que, enquanto o sistema nervoso se autorregula, a psique se ocupa dessas propriedades emergentes, ou seja, da autorregulação criativa. A relação entre as vísceras e o cérebro baseia-se num complexo sistema autorregulador. A riqueza das propriedades emergentes criativas permite que essas técnicas de "vocalização" e de respiração (como o som "vuu") deem início a mudanças por todo o sistema nervoso. Em uma situação de ameaça mortal da qual não se pode escapar, o tronco cerebral, ou cérebro reptiliano, envia sinais intensos para as vísceras, fazendo que algumas entrem em hiperatividade (como acontece com o sistema gastrintestinal) e outras se contraiam e se fechem, como acontece com os bronquíolos dos pulmões ou o batimento do coração. No primeiro caso (hiperatividade), temos sintomas como frio no estômago, nós no intestino ou diarreia ruidosa e incontrolável. Nos pulmões, temos sensações de aperto e sufocação que, quando crônicas, podem levar aos sintomas da asma. Da mesma maneira, o efeito do vago primitivo no coração é diminuir o batimento a um nível tão baixo que pode de fato levar à morte (vodu).[22] Como essas sensações são apavorantes, elas mesmas podem se tornar a fonte de ameaça. Então, em vez de vir de fora, a ameaça agora emana das profundezas de nossas entranhas, pulmões, coração e outros órgãos, podendo causar exatamente o mesmo efeito sobre as vísceras do que aquele causado pela ameaça original. Essa situação é o infeliz arranjo que propicia um ciclo de *feedback* positivo com consequências negativas desastrosas. Além disso, como as pessoas traumatizadas estão vivenciando sinais (intensos) de ameaça, elas *projetam* esse turbilhão interno para fora e assim veem o mundo como o responsável por sua angústia interna – e então se retiram da verdadeira fonte do problema e de sua solução potencial. Essa dinâmica também destrói tanto o corpo quanto os relacionamentos.

O som "vuu" – ao focar, em primeiro lugar, a conscientização no local interno do verdadeiro problema – permite que a pessoa comece a transformar sua vivência, que passa de terrível para agradável. Assim, a situação que era de ciclo de *feedback* positivo (com consequências negativas) passa a ser de ciclo de *feedback* negativo, que ajuda a restaurar o equilíbrio homeostático, a estabilidade e, portanto, as sensações de bem-estar. Essa mudança, ainda que breve, abre uma oportunidade para que o paciente sinta o calor da relação terapêutica que lhe dá apoio e, por sua vez, também proporciona um amortecedor contra a torrente de hiperativação (simpática) que vem logo a seguir. Assim, o sistema autorregulador (ciclo de *feedback* negativo) diminui a ativação, possibilitando sensações muito mais profundas, estáveis e duradouras de bem-estar, assim como um sistema nervoso e uma psique mais resilientes.

7 MAPEANDO O CORPO, CONSERTANDO A MENTE: SIBAM

> O corpo é o mapa da mente.
>
> J. D. Landis, *Solitude*

O corpo como instrumento do self

As sensações físicas são o verdadeiro alicerce da consciência humana. Como criaturas biológicas que somos, nosso corpo é concebido para reagir em um mundo que está em contínua mutação, é desafiador e muitas vezes perigoso. Um recém-nascido precisa aos poucos aprender a discernir o significado das sensações que seu corpo experimenta. Os bebês aprendem a respeito de seu self corpo/mente pela ação e interação com seus pais e com o ambiente que os cerca. As crianças pequenas vivem em um oceano de sensações. Por sorte, a maioria dos pais aprende o código de seu bebê relativamente rápido. Eles sabem quando o filho está sinalizando as diversas e inconfundíveis sensações de fome, dor, raiva e cansaço porque os bebês instintivamente comunicam esses estados internos, induzindo seus cuidadores a lhes proporcionar alívio. É uma questão de sobrevivência. Mais tarde, entretanto, essa habilidade evolutiva servirá a mais que uma função de vida ou morte. As sensações de fato formam os alicerces para a maturação gradual da criança na direção de uma autonomia e de uma independência autênticas.

À medida que crescemos, somos definidos pela forma como nosso corpo interage com o ambiente que nos cerca. O que fazemos fisicamente – se sentimos prazer ou dor, vivenciamos sucessos ou fracassos – é registrado pelo corpo e fica gravado na mente. Nosso conhecimento do mundo, conforme interagimos com ele, vem da totalidade de nossas sensações, tanto externas quanto internas. Sir Charles Sherrington, ganhador do Prêmio Nobel de Fisiologia ou Medicina de 1932, disse que "o ato motor é o berço da mente". Cinquenta anos depois, outro ganhador do mesmo prêmio, Roger Sperry, elaborou a icônica premissa de Sherrington:

À medida que um organismo percebe determinado objeto, ele está preparado para dar uma resposta a ele [...] A presença ou ausência de potencialidades de reação adaptativa, prontas para se descarregar em padrões motores, é o que faz diferença entre perceber e não perceber.[1]

Em uma série de experiências estimuladas pelo "Princípio Sperry", Richard Held e Alan Hein pediram que adultos usassem óculos especiais que faziam que tudo parecesse estar de cabeça para baixo[2]. Depois de algum tempo (normalmente uma ou duas semanas), o cérebro dos participantes da pesquisa que estavam livres para se movimentar ativamente, tocando e manipulando o mundo a seu redor, se adaptou de tal forma que eles, de fato, viam o mundo de cabeça para cima novamente. Por outro lado, os pesquisados que não puderam se movimentar e explorar não obtiveram uma normalização visual. Held também fez experiências que ilustraram o significado das respostas motoras em termos de desenvolvimento[3]. Gatos recém-nascidos foram acomodados em um aparato móvel e colocados em um cercado circular. Um grupo de gatinhos andava e puxava o aparato junto com eles por todo o cercado, enquanto os outros gatos eram puxados passivamente. Os dois grupos viam exatamente as mesmas coisas ao se movimentar pelo cercado. Os gatinhos que foram puxados passivamente e não exploraram o entorno de forma ativa mais tarde não se demonstraram capazes de usar a visão para guiar seus movimentos. Eles não conseguiam posicionar as patas de forma adequada ou se afastar de um lugar de onde poderiam cair. Esse déficit foi logo revertido quando puderam se movimentar ativamente, explorando o mundo a seu redor.

Finalmente, nesse desfile de ganhadores do Prêmio Nobel, Gerald Edelman, biólogo americano que ganhou o prêmio em 1972 por seu trabalho sobre imunologia, propôs uma teoria que denominou de Darwinismo Neural[4]. Essa complexa teoria reconhece a relação intrínseca da atividade motora, das nossas explorações passadas e presentes do mundo que nos cerca, como o suporte da experiência e da memória. Coletivamente, esses ganhadores do Nobel veem a "mentalidade" (inclusive nossa complexa estrutura de elaboração de significado) como resultante da sintonia fina e da categorização de nossas ações, sensações, sentimentos e percepções. Virando do avesso antigas teorias, agora temos consciência de que, em lugar de ser os mandachuvas, os comandantes hierárquicos todo-poderosos, os pensamentos são uma complexa elaboração *do que fazemos e de como nos sentimos*.

Pode-se dizer que o pensamento de fato funciona como uma "explicação" de nós mesmos: um lembrete do que estamos fazendo e sentindo. Pensar e simbolizar ajuda-nos a criar categorias de acontecimentos, pessoas ou lugares, por exemplo, aqueles que são "seguros" ou "perigosos". A evolução de pensamentos, símbolos e comunicação verbal, *que derivam das sensações*, deu a nossos primeiros ancestrais uma vantagem crucial, permitindo que compartilhassem êxitos e fracassos e os passassem adiante. Como eram caçadores e precisavam ir em busca de alimento, para que pudessem sobreviver era necessário que estivessem *completamente dentro* do corpo, assim como os bebês. Uma ruminação mental excessiva certamente implicaria morte súbita ou morte lenta por inanição. Entretanto, ao longo de milênios, a inteligência inata do corpo foi abandonada e substituída pela exclusividade da racionalidade, da simbolização e da linguagem. O corpo passou a existir única e exclusivamente (como disse brincando um personagem de um cartum de Jules Feiffer) "para transportar nossa cabeça de um lugar para outro... Se não fosse isso, ele não serviria para nada". Ao contrário, a consciência de fato se revela por intermédio do desenvolvimento da consciência corporal, do ato de aprender a entender as nuanças e os significados de nossas sensações físicas internas, e também de nossos sentimentos.

O trauma e o corpo/mente

Em circunstâncias normais, as sensações físicas são sinais para ação: para lutar ou fugir quando ameaçados, correr atrás de um peru selvagem ou fazer um sanduíche quando estamos com fome, ir ao banheiro quando precisamos, fazer amor quando excitados de paixão, dormir quando estamos cansados, sair cantando quando sentimos vontade ou firmar os pés e elevar a voz com raiva e assertividade quando nossas fronteiras são violadas. Em todas essas situações, *o corpo dá início e a mente dá sequência.*

Ter uma relação de intimidade com nossas sensações físicas e compreendê-las é fundamental, pois, ao sinalizar ação, elas nos guiam pelas experiências, vivências e nuanças da vida. Quando alguém sofre um trauma, entretanto, suas sensações podem se tornar sinais não para ação efetiva, mas, em vez disso, para paralisia de medo, desamparo ou fúria mal direcionada. Quando alguns dos sinais corporais de uma pessoa se tornam prenúncio de medo, desamparo, fúria impotente e derrota, ela se esquiva desses sinais a um altíssimo custo mental, emocional e físico. Quando tenta se fechar, desligando-se das sensações que provocam sofrimento, a pessoa paga o preço de perder a capacidade de apreciar as sutis mudanças físicas que denotam conforto, satisfação ou sinal de perigo claro e imediato. Lamentavelmente, em consequência disso, ela também se desliga da capacidade de sentir prazer, de armazenar significados relevantes e acessar reflexos de autoproteção. Não dá para ter as duas coisas; quando os sentimentos de pavor são mantidos a distância, os sentimentos de alegria e prazer os acompanham.

A boa notícia é que os seres humanos costumam ser flexíveis e resilientes: em geral somos capazes de aprender com as diversas experiências da vida e incorporá-las. Essas experiências, sejam elas edificantes ou desanimadoras, circulam com facilidade pelo nosso fluxo de consciência corpo/mente contanto que não estejamos cronicamente super ou subativados. O corpo/mente continua fluindo através de novos encontros com a vitalidade, voltando alegremente para o curso das coisas a não ser que haja uma ruptura significativa. Nesse caso, a pessoa é arremessada para fora desse curso normal – seja a partir de um episódio único, como um desastre, um acidente, uma cirurgia ou um estupro, ou de algo que lhe causa estresse crônico, como algum tipo de abuso ou uma tensão contínua no casamento. Quando tais rupturas não conseguem ser totalmente integradas, os componentes dessa experiência ficam fragmentados em sensações, imagens e emoções isoladas. Esse tipo de desmembramento acontece quando não conseguimos nos defender, digerir ou lidar com a enormidade, a intensidade, a súbita aparição ou a duração do que aconteceu. A vulnerabilidade pessoal, como a idade, a genética e o sexo, também é responsável por essa implosão psíquica. O resultado dessa incapacidade do corpo/mente de incorporar é o trauma ou, no mínimo, desorientação, perda de autonomia e/ou perda de direção.

Encurraladas entre sentir demais (sobrepujadas ou inundadas) ou sentir de menos (desligadas e entorpecidas) e incapazes de confiar em suas sensações, as pessoas traumatizadas podem perder o rumo. Elas não mais "se sentem elas mesmas"; perda de sensação é igual a perda de sentimento do self. A fim de substituir os sentimentos genuínos, as vítimas de trauma podem ir em busca de experiências que as mantenham fora de alcance – como excitação sexual ou entrega a compulsões, vícios e variadas distrações que evitam encarar uma vida interna que agora é sombria e ameaçadora. Nessa situação, o indivíduo não consegue constatar a natureza *transitória* do desespero, do pavor, da fúria e do desamparo nem perceber que o corpo foi concebido para, em ciclos, entrar e sair desses extremos*.

Ajudar os pacientes a cultivar e regular a capacidade de tolerar sensações extremas – mediante autoconsciência reflexiva e apoio à autoaceitação – faz que eles consigam modular sensações e sentimentos desconfortáveis. Agora eles podem tocar nessas sensações e emoções intensas por períodos mais longos à medida que aprendem como controlar sua ativação. Uma vez que o paciente vivencia o "entrar e voltar para fora" sem desmoronar, sua janela de tolerância vai se consolidando. Isso acontece quando se alcança uma interação sutil entre sensações, sentimentos, percepções e pensamentos. Acredito que *as pessoas que são mais resilientes, e encontram mais paz na vida, aprenderam a tolerar as sensações extremas adquirindo a capacidade de ter autoconsciência reflexiva*. Embora esse costume se desenvolva quando somos muito jovens, podemos aprendê-lo em qualquer momento da vida, felizmente.

---

* Lembre-se do Passo 3 (pendulação e contenção) do Capítulo 5.

As crianças aos poucos aprendem a interpretar as mensagens que o corpo lhes envia. De fato, é ao aprender a coordenar movimentos (comportamentos) e sensações em um todo coerente que a criança aprende quem é. Ao se lembrar de ações que provaram ser eficientes, e descartando as ineficazes, as crianças aprendem a prever qual será a resposta mais adequada e como determinar o tempo para sua execução de forma que obtenha eficiência máxima. Dessa maneira, elas vivenciam autonomia, satisfação e prazer. Quando uma criança é dominada pelo trauma ou se frustra devido à negligência, essa sequência de desenvolvimento não acontece ou, se já estiver desenvolvida, se rompe; e as emoções negativas passam a dominar sua existência.

Depois de sofrer um trauma, a relação de uma criança com seu corpo em geral se torna informe, caótica e massacrante; a criança perde a sensação de sua estrutura interna e das nuanças decorrentes dela. Quando o corpo se paralisa, o cérebro e a mente "em choque" ficam sufocados, desorganizados e fragmentados; eles não conseguem absorver a totalidade da experiência e aprender com ela. Essas crianças, que ficaram "presas" em algum ponto do curso de uma ação que um dia teve um significado e um propósito, se entregam a padrões de comportamento normalmente ineficientes e em geral compulsivos – o que acarreta sintomas como transtorno de hiperatividade e déficit de atenção ou transtorno obsessivo-compulsivo. Os esforços fragmentados e descoordenados da criança não são registrados como lembranças normais, explícitas e narrativas; ao contrário, são codificados no corpo como memórias de procedimento implícitas que incluem desconforto, constrição, angústia, constrangimento, rigidez, flacidez e falta de energia. Tais lembranças são codificadas não primeiramente no neocórtex, mas no sistema límbico e no tronco cerebral. Por isso, os comportamentos e as lembranças não podem ser modificados simplesmente mudando os pensamentos da pessoa. Ela também precisa trabalhar com sensações e sentimentos – com a totalidade da experiência.

O modelo SIBAM

Os seres humanos em geral e os terapeutas em particular fazem contato através de um tipo de "ressonância corporal". Como descrevi no Capítulo 4, nós, humanos, somos programados para experimentar sensações semelhantes àquelas das pessoas que estão próximas de nós[5]. Imagine-se em uma sala cheia de teóricos da conspiração ansiosos e compare essa cena com estar rodeado de monges felizes em meditação.

A ressonância forma a base da sintonia empática necessária para a construção de relacionamentos íntimos[6]. Ao tratar pessoas traumatizadas, o terapeuta primeiro precisará cultivar um relacionamento profundo e duradouro com o próprio corpo. Somente quando a capacidade de incorporação do terapeuta está intacta e engajada ele poderá orientar o paciente e dar autonomia a ele. De forma semelhante, refinando sua capacidade *de observar os comportamentos sutis alheios*, o terapeuta poderá dar a seus pacientes o *feedback* que os ajudará a se conscientizar de suas sensações e de seus sentimentos. Juntas, essas duas ferramentas – *ressonância somática* e *observação sutil* – têm imensa força e trazem benefícios incalculáveis. Nas palavras do analista Leston Havens, "talvez a evidência mais impressionante de empatia bem-sucedida seja o fato de sentirmos no nosso corpo sensações que o paciente descreveu em seu próprio corpo"[7].

Durante os anos 1970, elaborei um modelo que me permitiu "rastrear" os processos por meio dos quais meus pacientes processavam experiências. Esse modelo, que chamo de SIBAM*, baseia-se na relação íntima entre corpo e mente. O modelo examina os cinco canais a seguir.

Sensação
Imagem
Comportamento
Afeto
Significado

O modelo SIBAM está em clara oposição à estrutura hierárquica instituída, codificada como *cogito ergo sum* ou "penso, logo existo", que é a premissa fundamental das terapias cognitivo-comportamentais padrão. Ao contrário, meu modelo de cinco elementos é a essência do processamento sensório-motor, "de baixo para cima", que tem como objetivo conduzir o paciente ao longo dos diferentes sistemas cerebrais e de "linguagem", do mais primitivo para o mais complexo; das sensações físicas para os sentimentos, as percepções e, finalmente, os pensamentos. A sensação, a imagem, o afeto e o significado são rastreados pelo paciente, enquanto o comportamento é observado diretamente pelo terapeuta. Essa abordagem possibilita um rastreamento íntimo e profundo das múltiplas camadas e texturas da totalidade da experiência.

O canal da Sensação

Aqui me refiro às *sensações físicas que emergem de dentro do corpo*, dos receptores que se encontram no interior do nosso organismo. Essas sensações também são conhecidas

---

* No original, *sensation, image, behavior, affect* e *meaning* formam a sigla SIBAM. [N. T.]

na literatura como *interoceptivas*. Elas ascendem pelos impulsos nervosos provenientes do interior do corpo para o tálamo no tronco cerebral superior, de onde são transferidas para muitas, se não para a maioria, das regiões do cérebro. Quatro subsistemas, ou categorias, constituem o canal da sensação em ordem crescente de profundidade: os receptores cinestésicos, os proprioceptivos, os vestibulares e os viscerais.

Os receptores cinestésicos

O primeiro subsistema dentro do canal da sensação é a cinestesia. O sentido cinestésico sinaliza o estado de tensão em nossos músculos* e retransmite essa informação para o cérebro. Se você se sente "incomodado" e/ou "tenso", é porque está recebendo um excesso de impulsos nervosos provenientes dos músculos dos ombros e de outras áreas – tais como pescoço, mandíbulas ou pelve – e também de uma mente demasiadamente ativa.

Os receptores proprioceptivos

O segundo subsistema, chamado de *propriocepção*, nos fornece informações de *posicionamento* das articulações. Juntas, a cinestesia e a propriocepção nos dizem *onde* estamos localizados no espaço, assim como qual é a velocidade de qualquer parte do corpo. Uma pessoa pode, por exemplo, reger uma orquestra de olhos fechados e depois, ao fim da sinfonia, colocar a ponta do dedo exatamente na ponta do nariz sem precisar olhar – um feito extraordinário, porém possível, que alia sensação e coordenação.

Os receptores vestibulares

O subsistema vestibular provém de cílios microscópicos localizados dentro dos canais semicirculares do ouvido interno. Dois desses canais formam um ângulo reto entre si. Quando nos movemos (aceleramos ou desaceleramos em qualquer direção), um fluido nesses canais "jorra" por cima dos cílios, fazendo-os vergar. Cada cílio está ligado a um receptor, e esses receptores então enviam impulsos aferentes para o tronco cerebral. Informações desse sentido nos indicam nossa posição no que diz respeito tanto à gravidade quanto a qualquer mudança de velocidade (isto é, aceleração e desaceleração).

---

* Ele faz isso especificamente a partir dos chamados "receptores de estiramento" – fibras especializadas existentes nos músculos denominadas fibras intrafusais.

Os receptores viscerais

O quarto subsistema, que nos dá o nível mais profundo de interocepção, provém de nossas vísceras e vasos sanguíneos. No Capítulo 6, descrevi o nervo vago, que conecta o tronco cerebral à maioria dos órgãos internos. No que se refere à quantidade de neurônios, esse enorme nervo só perde para a medula espinal. Mais de *90% dessas fibras nervosas são aferentes*: ou seja, a principal função do nervo vago é retransmitir informações *das vísceras para o cérebro*. Portanto, os coloquialismos "instinto visceral", "sentimentos viscerais" e mesmo "sabedoria visceral"* têm uma sólida base anatômica e fisiológica. As sensações viscerais também se originam de receptores existentes nos vasos sanguíneos – como bem o sabem aqueles que sofrem de enxaqueca quando a súbita dilatação de vasos sanguíneos (depois de forte constrição) causa dores excruciantes. Entretanto, também estamos recebendo todo tipo de informação de nossos vasos sanguíneos relacionadas ao entorno. Sentimo-nos relaxados e abertos quando vasos sanguíneos e vísceras pulsam suavemente como os movimentos de uma água-viva, fazendo aflorar sensações de aconchego e bem-estar por todo o corpo. Quando os vasos e as vísceras estão contraídos, sentimo-nos frios e ansiosos.

O canal da Imagem

Enquanto a *imagem* normalmente se refere à representação visual, eu a utilizo de maneira mais ampla para me referir a *todos* os tipos de impressão sensorial *externa*, que originalmente provêm de *estímulos que emergem de fora do corpo* e também incorporamos dentro do cérebro como memória sensorial. Esses sentidos externos ("especiais") são a visão, o paladar, o olfato, a audição e o tato.** Ao contrário da linguagem corrente, utilizo a mesma palavra – *imagem* – para categorizar todos esses sentidos externos. Na verdade, o *I* do modelo SIBAM poderia referir-se, igualmente, a qualquer uma das impressões geradas externamente (visual, auditiva, tátil, olfativa etc.). Por exemplo, se uma pessoa é tocada por outra, ela vivenciará tanto a impressão *externa* de ser tocada quanto a sensação *interna* (interoceptiva) de sua resposta a esse toque. Então, se somos tocados de forma errada, será necessário separar a impressão tátil real da nossa resposta

---

*   No original, *gut instinct, gut feelings* e *gut wisdom*. Essas expressões, principalmente as duas primeiras, são de uso muito frequente em inglês. [N. T.]

**   Os sentidos da audição e do tato são, na verdade, semelhantes. No ouvido interno há uma membrana chamada basilar. As ondas sonoras fazem-na vibrar, estimulando os cílios receptores que enviam impulsos para o cérebro. Os pelos existentes na pele funcionam de forma semelhante. De fato, pessoas surdas têm algum senso de audição através da pele.

interna a esse estímulo em cada nova situação para nos libertarmos da reação reflexiva de experiências anteriores.

A impressão visual ou imagem é a forma primordial que os seres humanos modernos utilizam para acessar e armazenar informações sensoriais externas, a menos que sejam deficientes visuais. A maior parte de nosso cérebro sensorial dedica-se à visão. Existem, entretanto, outras razões terapêuticas que me levam a incluir todos os sentidos externos no canal da imagem. No momento em que um trauma acontece, todos os sentidos da pessoa automaticamente concentram a atenção no aspecto mais evidente da ameaça. Esse aspecto costuma ser uma imagem visual, embora também possa ser um som, um toque, gosto ou cheiro. Muitas vezes é uma combinação de vários ou, até mesmo, todas as impressões sensoriais ao mesmo tempo. Por exemplo, uma mulher molestada pelo tio alcoólatra pode entrar em pânico ao ver um homem que se pareça vagamente com ele ou cujo hálito cheire a álcool, ou ainda que ande com passos pesados e ruidosos. Esses instantâneos fragmentários passam a representar o trauma. Eles se tornam, em outras palavras, a imagem intrusa ou imprint [marca indelével]. No meu caso, a imagem da janela estilhaçada e os olhos da motorista adolescente estavam sempre invadindo minha consciência e me inundando de medo e pavor.

Ao retrabalhar tais imagens sensoriais inculcadas, é necessário haver um processo de difusão da carga de adrenalina do "instantâneo comprimido do trauma" para desacoplar associações que são sintomáticas. Uma importante técnica terapêutica "expande e neutraliza" essa fixação e ajuda a pessoa a recuperar a experiência multissensorial que ela pode ter tido antes da ameaça que causou a fragmentação. A descrição a seguir ilustra esse princípio de expansão da "abertura visual".

Imagine que em uma manhã de verão, bem cedo, você está caminhando por uma montanha. Há um riacho sinuoso ao longo da trilha. Uma brisa suave sopra, fazendo que as flores multicoloridas pareçam dançar. Você é tocado pela visão de gotas de orvalho pousadas em uma folha de grama. O sol esquenta sua pele e o aroma das flores é inebriante. Você está absorvendo tudo isso. Então, inesperadamente, uma cobra enorme aparece no caminho. Você para e prende a respiração. Tudo que você sentiu um minuto atrás desaparece... ou não? Na verdade, não. O que acontece é que sua percepção se contrai para se concentrar exclusivamente na fonte da ameaça. Quase todo o restante se retrai e fica em segundo plano, deslocando-se para as fendas ocultas da sua mente para que você não se distraia daquilo que precisa identificar e fazer: manter a atenção única e exclusivamente focada na cobra e se afastar devagar. Depois que se sentir novamente em segurança, você poderá retornar à experiência sensorial plena daquela manhã. Quando uma pessoa traumatizada consegue expandir suas impressões sensoriais, a hiperativação associada começa a diminuir, permitindo que esse campo de percepção ampliado retorne ao estado de pré-ameaça, e assim aumente a capacidade de autorregulação.

Antes de meu acidente, como descrevi no Capítulo 1, eu estava absorvendo o cenário ao meu redor: as cores, os sons, os aromas e o calor prazeroso daquele dia perfeito. No instante em que fui atingido, essas imagens agradáveis se apagaram. Minha atenção voltou-se totalmente para a imagem do "predador"; a teia de aranha da janela estilhaçada, a grade bege da frente do carro e o rosto apavorado da adolescente de olhos arregalados. Por sorte, em meus primeiros socorros autoadministrados, consegui voltar para o começo daquele dia perfeito, com as visões, os sons e os aromas sensoriais dos preciosos momentos que antecederam o impacto.

O canal do Comportamento

O comportamento é o único canal que o terapeuta pode observar de forma direta; todos os outros são relatados *pelo* paciente. Embora o terapeuta possa fazer muitas suposições a respeito da vida interior de um paciente a partir da ressonância com seus próprios sentimentos e sensações, tais inferências não podem substituir a ação do paciente de também acessar e expressar os próprios sentimentos, sensações e imagens para o terapeuta*. O terapeuta pode *inferir* os estados internos de um paciente com base na leitura de sua linguagem corporal, na linguagem sem palavras de suas ações/inações ou nos padrões de tensão. Por exemplo, o terapeuta, ao notar determinado comportamento corporal, pode direcionar o paciente para que se concentre naquilo que ele pode estar sentindo no corpo (Sensação). Se, digamos, o terapeuta observar que o paciente elevou sutilmente o ombro esquerdo (Comportamento), poderá chamar a atenção do paciente para esse ajuste postural e permitir que ele entre em contato com as sensações do padrão de tensão assimétrica. Da mesma forma, o paciente pode ser estimulado a acessar outros canais de experiência (Imagem, Afeto ou Significado) durante esse comportamento postural. Isso será esclarecido nos casos relatados no próximo capítulo.

O comportamento acontece em diferentes níveis de consciência, que vão dos movimentos voluntários mais conscientes aos padrões involuntários mais inconscientes. Esses níveis assemelham-se às gradações de consciência que descrevi na categoria da

---

* É necessário que o terapeuta tenha muita experiência para distinguir as "próprias" sensações daquelas que está "adquirindo" de seus pacientes. Os psicanalistas às vezes chamam isso de *identificação projetiva*.

Sensação. Agora examinaremos brevemente os comportamentos que ocorrem nos seguintes subsistemas: gestos, emoção e postura, assim como comportamentos autônomos, viscerais e arquetípicos.

Gestos

Os comportamentos mais conscientes são os voluntários: ou seja, os gestos abertos que costumamos fazer com as mãos e os braços quando estamos tentando nos comunicar. Esses movimentos são o nível *mais superficial* de comportamento. Em geral usamos gestos voluntários para transmitir estados "pseudossensíveis" aos outros. Já vimos todos os políticos deliberadamente exagerar seus gestos por uma questão de ênfase e efeito. Se sabemos qual é a realidade, podemos de pronto discernir a desconexão ou incongruência fundamental entre a *tentativa* de transmitir aquilo que a pessoa foi treinada para expressar (por exemplo, abrir os braços para o público ou colocar a mão no coração) e aquilo que ela está realmente sentindo. Ao mesmo tempo, até os gestos volitivos podem transmitir sentimentos, tanto para os outros quanto para nós mesmos.

Por exemplo, podemos interpretar a comunicação não verbal de um punho fechado como uma agressão crescente que se torna uma ameaça ou como a demarcação clara de fronteiras e dominação do medo. Seguem alguns gestos comuns para você experimentar: esfregue a testa com a mão e perceba a sensação. Agora acaricie a nuca. O que esses dois gestos transmitem a você? Eles fazem você se sentir mais ou menos seguro? E quando você está torcendo as mãos em comparação com quando as une só tocando a ponta dos dedos? Que diferenças você percebe?

Emoção

As expressões faciais estão no nível seguinte de comportamento e são geralmente consideradas involuntárias. Foram essas microexpressões que o célebre Paul Ekman[8] estudou em sua pesquisa pioneira, que se estendeu por mais de quatro décadas. Com prática e paciência, uma pessoa pode desenvolver as habilidades necessárias para observar essas mudanças muito breves (não raro em uma fração de segundo) de tensão muscular por todo o rosto*. Os *padrões específicos* dessas contrações musculares expressam todo o repertório de nuances emocionais para a própria pessoa e para os outros**. Dar *feedback* aos pacientes a respeito de suas expressões faciais pode ajudá-los a entrar

---

*   Outra forma de aprender a fazer isso é assistindo à série de TV *Lie to me*.

**   Essa é a base do método de interpretação para atores desenvolvido por Constantin Stanislavsky.

em contato com emoções que passem parcial ou totalmente despercebidas para eles mesmos.

Postura

O terceiro nível de percepção menos consciente na categoria de comportamento é a *postura*. Aqui não estou me referindo aos grosseiros ajustes posturais voluntários como os exigidos por pais ou professores, tais como "senta direito", "levanta a cabeça" ou "bota os ombros para trás", que se referem a movimentos voluntários. Esses pertencem à categoria de gestos voluntários. Sir Charles Sherrington, o avô da neurofisiologia moderna, afirma que "muito da reação reflexa expressa pela musculatura esquelética não é móvel, mas postural, e tem como resultado não um movimento, mas a manutenção constante de uma atitude"[9]. Eu acrescentaria que *posturas são as plataformas a partir das quais o movimento intrínseco se inicia*. Nas palavras de Arnold Gesell, aluno de Sherrington, "o equipamento motor necessário para o comportamento se estabelece muito antes do próprio comportamento". Ao enfatizar a importância da postura na geração de novos comportamentos, sensações, sentimentos e significados, Gesell acrescentou: "Devemos buscar a embriogênese da mente nos primórdios dos comportamentos posturais"[10].

Embora relativamente poucos terapeutas tenham cultivado a leitura precisa de posturas, ainda estão sendo afetados por elas. Todos nós subconscientemente espelhamos as posturas alheias e as registramos *como sensações em nosso corpo*. Isso provavelmente acontece por meio do funcionamento de neurônios-espelho e da ressonância postural. Como as mudanças posturais espontâneas em geral são sutis, é necessária muita prática para observá-las. A ressonância é particularmente forte com relação a posturas baseadas na sobrevivência tal como as variedades cheias de nuanças associadas aos pré-movimentos e movimentos de luta, fuga, congelamento/medo e colapso.

Se uma postura é rígida ou desorganizada, podemos supor que era uma *preparação* para alguma ação específica, uma ação que foi impedida de acontecer e a qual os músculos ainda estão programados para completar. Se essa trajetória sensório-motora adormecida não tivesse sido impedida, provavelmente teria tido um resultado muito mais favorável – como ainda pode acontecer de forma retroativa. Ao relatar meu acidente, descrevi as coisas das quais tinha consciência no meu corpo enquanto estava deitado impotente na ambulância. Foi primeiro a partir de uma sutil sensação de contorção na coluna que senti meu braço iniciar um movimento para cima a fim de proteger minha cabeça de forma que não se chocasse contra o para-brisa e, consequentemente, contra a rua.

A observação de posturas espontâneas (intrínsecas) proporciona ao terapeuta uma importantíssima janela com vista para dentro do estado do sistema nervoso e da psique do paciente. O corpo é benevolente ao nos mostrar quando estamos nos preparando para agir e precisamente para qual incipiente ação pré-movimento ele está sendo preparado. Na maioria das vezes, nós, como observadores atentos, vemos diante de nossos olhos o desenrolar de uma orquestração corporal que nem o terapeuta nem o paciente poderiam jamais prever de forma racional. O terapeuta começa notando posturas que demonstram rigidez, retração, preparação para fugir, contorcer-se e desmoronar, assim como posturas de abertura e expansão. Penso na inesquecível naturalidade postural de uma pessoa como Nelson Mandela que, apesar da magnitude de seu trauma e de sua idade avançada, mantém uma postura natural e graciosa. Diversas pessoas também descreveram sentir-se profundamente relaxadas e abertas na presença do Dalai-Lama. O terapeuta hábil tanto vê quanto sente o oposto dessa graça em um paciente cuja coluna se enrijece, para proteger-se de um suposto ataque, ou desmorona, perde o vigor (às vezes de forma quase imperceptível), quando vivencia sensações e emoções difíceis. Da mesma forma, os terapeutas (e mães, pais e amigos) também conseguem observar e refletir estados momentâneos de graça e bem-estar nos outros.

Sinais autônomos (cardiovasculares e respiratórios)

Entre os comportamentos autônomos visíveis estão sinais respiratórios e cardiovasculares. Respiração rápida, superficial e/ou peitoral indica ativação simpática. Respiração muito superficial (quase imperceptível) normalmente indica imobilidade, desligamento e dissociação. Respiração plena e livre com expiração completa e uma delicada pausa antes da próxima inspiração indica relaxamento e estabilização no equilíbrio. Pode-se facilmente distinguir esse tipo de respiração espontânea e restauradora daquela de uma pessoa que está "tentando" respirar fundo. Com frequência, esse tipo de respiração profunda forçada e voluntária pode, na verdade, aumentar o desequilíbrio do sistema nervoso e, na melhor das hipóteses, traz apenas um alívio temporário[11.]

A seguir, há os sinais do sistema cardiovascular, entre eles a frequência cardíaca e o tônus dos músculos lisos que revestem certos vasos sanguíneos. A frequência cardíaca pode, como eu disse antes, ser monitorada pela observação do pulsar da carótida, visível na forma de uma pulsação no pescoço. Com um pouco de prática, o terapeuta é capaz de discernir aumentos e diminuições de frequência, assim como estimar sua magnitude. Também é possível estimar mudanças na pressão sanguínea com base na força ou na fraqueza da pulsação.

O terapeuta pode identificar o tônus dos vasos sanguíneos observando alterações na cor da pele, embora essa observação requeira um nível apurado de percepção. No caso de um tônus muito elevado (vasoconstrição), os dedos frios do paciente terão, por exemplo, uma tonalidade esbranquiçada/azulada, o que reflete – junto com a frequência cardíaca elevada – hiperativação simpática. Por outro lado, quando os vasos sanguíneos estão relaxados e dilatados, ou abertos, os dedos têm uma coloração rosada intensa. Outra variação se dá quando os vasos capilares se dilatam abruptamente, causando um súbito rubor, que pode ser notado em especial no rosto e no pescoço. Além disso, o observador pode, às vezes, sentir de fato uma onda de calor emanar do corpo do paciente*.

O sinal seguinte a ser observado é o tamanho das pupilas. Pupilas muito dilatadas estão associadas à ativação simpática elevada, ao passo que pupilas muito pequenas podem indicar imobilidade e dissociação. Pupilas do tamanho da ponta de um alfinete também podem revelar uso de drogas – em geral de opiáceos. É interessante lembrar que esses opiáceos também são liberados pelo próprio sistema corporal interno de alívio da dor[12] e são parte integral do sistema de imobilidade e dissociação[13].

Comportamento visceral

O comportamento visceral se refere à motilidade do trato gastrintestinal, cujos movimentos podem efetivamente ser "observados" pelos sons que emite. A maravilhosa palavra onomatopaica para esses rumores e estrondos é *borborigmo*. Um sistema completo de terapia corporal baseia-se na escuta de um espectro desses sons viscerais com a utilização de um estetoscópio eletrônico (fetal) enquanto diferentes partes do corpo são tocadas e suavemente manipuladas[14].

O terapeuta que seja capaz de rastrear todos os indicadores de comportamento discutidos aqui terá acesso a informações importantes que o ajudarão a escolher, de forma eficaz, o momento mais adequado para diversas intervenções. Ele saberá, por exemplo, que mãos frias geralmente indicam medo e estresse, enquanto mãos quentinhas significam relaxamento. Uma pele ruborizada pode refletir emoções tais como raiva intensa, vergonha e constrangimento. O que não é de conhecimento geral é que a pele ruborizada também pode sinalizar uma forte liberação de energia e um movimento na direção de maior vitalidade. Assim como acontece com todas essas observações, a sequência deve ser compreendida junto com o *contexto*: nenhum indicador se basta sozinho. E, é claro, o conteúdo que o paciente está processando no momento também deve ser levado em consideração. Dessa forma, o terapeuta poderá habilmente mapear uma topografia precisa relacionando aquilo que está observando (Comportamento) ao que o

---

* Não tenho certeza do quanto isso se deve realmente à radiação de calor e quanto é resultado de ressonância somática.

paciente está vivenciando (Sensação). Em geral, há uma correspondência entre o nível de sensação e o comportamento; ou seja, quando o terapeuta dá um *feedback* ao paciente a respeito de uma mudança no sistema nervoso autônomo deste – como frequência cardíaca ou cor da pele (Comportamento) –, o paciente poderá ser instigado a explorar sensações autônomas, tais como o nível de ativação simpática/cardiopulmonar.

Comportamentos arquetípicos

Por último, mas não menos importante, há o subsistema de comportamentos arquetípicos provenientes do "inconsciente coletivo" profundo. Ao rastrear as mudanças posturais das pessoas, comecei a perceber gestos sutis de mãos e braços que eram claramente diferentes dos gestos voluntários. Esses gestos em geral surgiam em momentos de movimento terapêutico significativo e muitas vezes indicavam recursos agradavelmente inesperados e mudanças rumo ao fluxo e à inteireza. Além disso, fiquei fascinado com a semelhança entre esses gestos involuntários e aqueles das danças sagradas que eu havia visto em várias apresentações culturais realizadas no Zellerbach Hall, na Universidade da Califórnia, em Berkeley. Esses movimentos de mãos/dedos/braços, chamados *mudras*, abarcam e incluem tudo, passando por todo o espectro das experiências humanas e atravessando o mundo inteiro. Especialmente na Ásia, a maneira como as mãos e os dedos são posicionados transmite significados muito profundos e universais, significados esses que estão relacionados a mais do que apenas o dançarino ou um membro da plateia*. Quando o terapeuta observar esses mudras espontâneos, fará uma pausa, dispondo do tempo necessário para trazer a atenção do paciente para eles, e o paciente poderá então usar essa informação para explorar a sensação "interior" de sua postura "exterior". Não será surpresa nenhuma se, nesse momento, o paciente entrar em contato com um tesouro de poderosos recursos de conexão, empoderamento, fluxo, bem-estar e inteireza. Acredito que esses movimentos arquetípicos surjam em momentos únicos, quando o instintivo está perfeitamente unido, sem costuras ou remendos, à nossa percepção consciente – quando o tronco cerebral primitivo e as funções neocorticais mais elevadas se integram.

Em suma, o comportamento é a única categoria que o terapeuta pode perceber *diretamente*. Quando o paciente toma consciência – de início apenas de forma marginal

---

*　O lendário ator da Ópera de Pequim Mei Lanfang utilizava centenas de gestos específicos de mão para transmitir diversos aspectos emocionais não verbais ou subtextuais de cada personagem que representasse.

– dos próprios comportamentos, ele pode incorporar essas percepções a seu papel de observador, e lembrar a si mesmo de notar as sensações associadas a esses comportamentos. Quando vinculada a pensamentos, essa é uma ótima ferramenta para eliminar compulsões e vícios.

O canal do Afeto

Os dois subtipos no quarto canal são as emoções categóricas e o *felt sense**, ou os contornos dos sentimentos baseados nas sensações.

Emoções

As emoções incluem as emoções categóricas descritas por Darwin e aperfeiçoadas em profundos estudos desenvolvidos em laboratório por Paul Ekman. Entre essas emoções estão medo, raiva, tristeza, alegria e repulsa. Mais uma vez, esses são sentimentos que o paciente vivencia internamente e o terapeuta pode deduzir com base em seu rosto e em sua postura, mesmo quando o próprio paciente não tem consciência deles.

Contornos dos sentimentos

Outro nível de afeto – o registro de contornos dos sentimentos – é, talvez, ainda mais importante para a qualidade e a condução da vida que as emoções categóricas. Eugene Gendlin estudou amplamente esses afetos mais suaves e os descreveu cunhando o termo *felt sense*[15] (ver nota nesta página). Quando vemos o orvalho em uma folha de grama à luz da manhã ou visitamos um museu e nos deleitamos com uma bela pintura, normalmente não estamos vivenciando uma emoção categórica. E quando encontramos um grande amigo que não víamos há meses provavelmente não sentimos medo, pesar, repulsa ou mesmo júbilo. Os contornos são os sentimentos baseados nas sensações de atração e evitação, de "bem-estar" e "mal-estar". Vivenciamos essas nuanças inúmeras vezes ao longo do dia. Ao passo que não é difícil imaginar um dia sem que se

---

*   O termo *fet sense* foi criado por Eugene Gendlin (ver nota 15). Em suas palavras, "o *fet sense* não é uma experiência mental, mas física. É a consciência corporal de um acontecimento, ação ou pessoa. *Felt sense* não é emoção nem surge do nada na forma de pensamentos ou palavras, sendo por isso difícil de descrever. É uma aura interna que compreende tudo que sentimos sobre dado assunto em determinado momento. Compreende e nos transmite tudo de uma só vez, em vez de detalhar".

perceba nenhuma das emoções categóricas, tente visualizar um dia inteiro sem nenhum dos afetos de *felt sense*. Em um dia assim, você estaria tão perdido quanto um navio no oceano sem leme nem rumo. Esses contornos nos guiam ao longo do dia, dando-nos orientação e direção na vida.

O canal do Significado

Significados são os rótulos que colocamos na totalidade da experiência – ou seja, aos elementos combinados de Sensação, Imagem, Comportamento e Afeto. Significados são como marcadores descritivos que usamos para acessar rapidamente todo o espectro da experiência interna a fim de que possamos transmiti-las aos outros e a nós mesmos. Todos temos crenças fixas, ou significados, que consideramos verdades inequívocas. Quando uma pessoa sofre um trauma, suas crenças se tornam excessivamente estreitas e restritivas. Alguns exemplos desses mantras cristalizados são: "Não podemos confiar nas pessoas"; "O mundo é um lugar perigoso"; "Eu nunca vou ganhar dinheiro suficiente para me sustentar"; "Eu não sou digno de ser amado". Essas crenças estão em geral vinculadas a medos primitivos e são, não raro, negativas e limitadoras.

Por mais incrível que isso possa parecer, provavelmente somos programados para ter crenças negativas por uma questão de sobrevivência. Por exemplo, se você estiver andando em um lugar e deparar com um urso, provavelmente vai adquirir o significado de que "esse é um lugar perigoso" e "não seguir por ali na próxima vez". Infelizmente, quando alguém sofre um trauma ou foi profundamente condicionado pelo medo quando era criança e impressionável, esses significados se tornam difusos e rigidamente fixados. Mais tarde, em vez de uma pessoa que acessa livremente todo o espectro de sensações e sentimentos que vão surgindo, tiram-se conclusões baseadas em significados que nasceram de traumas passados ou de antigos condicionamentos. Chamo esse tipo de pré-julgamento de *cognição prematura*.

Utilizando o modelo SIBAM, o terapeuta poderá ajudar o paciente a trabalhar passando pelos quatro primeiros canais de consciência a fim de alcançar *novos* significados. Quando a cognição fica suspensa pelo tempo necessário, é possível mover-se por esses diferentes canais (e subsistemas) de sensação, imagem, comportamento e afeto e, por meio deles, vivenciar a fluidez. Então, é provável que significados *completamente novos* emerjam desse tecido da consciência corpo/mente que começa a se desenrolar. Para exemplificar, uma paciente pode ter, a princípio, crenças fixas específicas, como "meu marido não está se comportando adequadamente" ou "eu não sou digna de ser amada". O terapeuta, em vez de tentar dissuadir o paciente dessa crença, pode encorajá-lo a examinar os locais físicos desses pensamentos, a perceber que áreas estão tensas, quais estão abertas e espaçosas, e a localizar qualquer sentimento de colapso. Talvez seja ainda mais importante pedir que o paciente perceba um vazio de sentimento. Um exemplo comum (principalmente com aqueles que sofreram trauma sexual) é a sensação de não sentir em absoluto a pelve, ou de a pelve estar desconectada do tronco ou das pernas. Um paciente a quem se pede que examine minuciosamente o corpo, da cabeça aos pés, pode relatar uma estranha falta de sensações pélvicas. Obviamente, tal ausência dará ao terapeuta uma ideia daquilo que o paciente está evitando.

Trabalhando com os cinco elementos do SIBAM

O modelo SIBAM abarca os aspectos neurofisiológico, comportamental e somático da experiência de um indivíduo, seja ela traumática ou benéfica. Quando o resultado é bem-sucedido, ou acontece uma experiência corretiva durante a terapia, os elementos do SIBAM geram uma resposta fluida, contínua e coerente adequada à situação imediata. Quando as pessoas sofrem de traumas não resolvidos, há uma continuidade desses vários aspectos da associação e da dissociação traumáticas, que se transformam em padrões fixos e agora desajustados e são distorções da realidade atual.

Um exemplo dessa fixidez é o seguinte: uma mulher adora a natureza, os parques, campos e montes cobertos de grama; entretanto, cada vez que sente cheiro de grama recém-cortada, ela tem náuseas, fica ansiosa e tonta. Sua crença (M – [Significado]) é de que a grama é algo que deve ser evitado. A imagem olfativa e visual (I) está associada, ou acoplada, a sensações de náusea e tontura (S) provenientes de dois de seus sistemas, o vestibular e o visceral. Esse ciclo de *feedback* positivo com consequências negativas é um enigma. Parte do acontecimento está dissociada de sua consciência: ela não tem ideia de por que isso acontece; sabe apenas que tem grande aversão (M [Significado]) à grama. Quando essa mulher explora suas sensações e imagens, vendo e sentindo o cheiro de grama cortada em sua mente, dedica algum tempo a explorar suas sensações corporais em detalhe. Ao fazer isso, ela tem uma sensação nova de estar sendo rodada no ar, presa pelos pulsos e pernas. Em seguida, lhe vem uma imagem tátil de seu irmão brutamontes fazendo aviãozinho com ela, girando-a no ar, quando ela tinha 4 ou 5 anos, no jardim de sua casa.

Ela sente medo (antigo A), mas enquanto treme e respira se dá conta de que não está mais em perigo. Ela agora se orienta (B [Comportamento]) olhando em volta, observando o consultório calmo e tranquilo e virando a cabeça na direção do rosto franco de seu terapeuta. Sentindo-se intacta nessa recém-descoberta segurança, ela se acalma um pouco. Vivencia uma respiração espontânea (novo B [Comportamento]), sentindo-se agora segura em sua barriga (nova S). Então, ela percebe alguma tensão nos pulsos (antiga S) e o impulso de livrá-los (nova S). Agora, ela sente uma onda de raiva (novo A) crescendo dentro de si quando grita "Para!" usando os músculos motores de suas pregas vocais (novo B [Comportamento]). Ela se acalma novamente e sente (nova I) o prazer tátil de estar deitada na grama recém-cortada, macia, no agradável calor do sol de primavera. A grama fresca não está mais associada a sensações desagradáveis (antigo M [Significado]); a grama verde, recém-cuidada é boa, os parques são lugares maravilhosos e "tudo está bem" (novo M [Significado]). Ela não sente mais náusea ou ansiedade nessa situação.

Esse exemplo simples nos mostra como os elementos desse modelo biológico se encaixam para criar uma teia de fixidez ou fluidez. Na natureza, quando experimentamos uma sensação interna, é comum que uma imagem apareça simultânea ou imediatamente. Se uma imagem perturba um paciente, talvez ela seja acompanhada de uma sensação da qual ele não tem consciência. Quando, com a orientação do terapeuta, o paciente se conscientiza dos dois elementos, surge em seguida um comportamento, um afeto ou um novo significado.

Uma vez entendido o processo, e desde que não se interfira nele, a biologia trabalha para fazê-lo prosseguir. O tronco cerebral baseado na sensação tem a função de produzir a homeostase e, consequentemente, trazer o bem-estar de volta ao corpo. Portanto, ele advém *naturalmente* quando o comportamento corporal do paciente se torna consciente na segurança do momento presente, e os movimentos frustrados, que foram impedidos de acontecer, chegam a uma solução intrínseca ou a uma vivência corretiva – como aconteceu comigo, Nancy e a mulher do exemplo acima. Essa solução leva a uma descarga de energia que resulta em um novo, renovado afeto (A) que traz consigo opções e significados novos em folha. Se o paciente não tiver consciência do comportamento ou da sensação, a imagem fixada geralmente levará a afetos fixados e/ou pensamentos que já o perturbavam. Quando um comportamento fixado não se completa de maneira nova, o resultado é um afeto habitual ou (sobre)acoplado. Ajudar os pacientes a acompanhar seus impulsos sensório-motores até sua conclusão, à medida que saem do congelamento, é a chave que vai abrir as portas da prisão limitadora do transtorno de estresse pós-traumático, pois o comportamento reflete respostas de orientação preparatória, protetora e defensiva.

A tarefa do terapeuta como o profissional que cura é notar quais elementos do SIBAM do paciente são padrões antigos, condicionados, ineficazes, e quais simplesmente não estão presentes porque escondidos de forma inconsciente. Quando conseguimos ler esse mapa, fornecemos as ferramentas somáticas para libertar o paciente do emaranhado dessas associações fisiológicas oriundas do passado que se formaram por hábito. Assim, as pessoas, felizmente, se reintegram a uma forma saudável, flexível e dinâmica de se relacionar com todas as novas experiências que a vida traz.

PARTE II

O CORPO COMO CONTADOR DE HISTÓRIAS: EMBAIXO DA MENTE

Usamos a mente não para descobrir fatos, mas para escondê-los. Uma das coisas que a cortina esconde melhor é o corpo, o nosso corpo, isto é, todos os pormenores, o seu interior. Como um véu posto sobre a pele para lhe preservar o pudor, a cortina retira da mente em parte os estados internos do corpo, aqueles que constituem o sopro da vida enquanto ele perambula na jornada de todo dia.

António Damásio,
O mistério da consciência

8 NO CONSULTÓRIO

> Para adquirir conhecimento, deve-se estudar, mas,
> para adquirir sabedoria, deve-se observar.
> Marilyn vos Savant

> Pode-se observar muito só olhando.
> Yogi Berra, receptor de beisebol,
> New York Yankees (por volta dos anos 1950)

O terapeuta que conhece os sentimentos do corpo conta com uma visão privilegiada da vida primária da psique e da alma. Por mais que se converse não se consegue superar essa posição vantajosa. Muito antes do advento da psiquiatria, o filósofo francês Pascal observou que "o corpo tem razões que a própria razão desconhece"*. O austríaco Wittgenstein, da mesma tradição, escreveu que "o corpo é a melhor imagem da mente". E, perto da virada do século XIX, o australiano F. M. Alexander fez um longo estudo da postura das pessoas e concluiu: "Quando os psicólogos falam do inconsciente, eles falam é do corpo".

A atual falta de reconhecimento do corpo na psicoterapia levou o analista Masud Kahn[1] a lamentar: "Não topei com nenhum estudo que discuta a contribuição ao nosso saber e conhecimento do paciente dada pelo que vimos em seu corpo, em contraposição com o que vimos apenas no material verbal e nas respostas afetivas na situação analítica".

Os terapeutas adeptos do somatismo dão aos pacientes um *feedback* meticuloso na forma de sugestões para que explorem as sensações corporais que surgirem. Esse *feedback* baseia-se sobretudo na capacidade do terapeuta de observar e acompanhar as alterações posturais, gestuais, faciais (emocionais) e fisiológicas do paciente ao longo de

---

*   Na verdade, a frase de Pascal teria sido "O coração tem razões que a própria razão desconhece".
     [N. E.]

uma sessão para que façam parte da percepção consciente dele próprio. Isso permite ao paciente e ao terapeuta descobrir conflitos e traumas que estejam fora do alcance da razão. Freud mostrou ter captado esse conceito em sua obra inicial ao afirmar que "a mente esqueceu, mas o corpo não, felizmente". Sim, felizmente! Embora Freud pareça ter esquecido essa premissa, seu aluno Wilhelm Reich passou toda a carreira estudando como os conflitos se instalam no corpo. "Quando se trata de consultório", ressaltou ele, "existem apenas dois animais e dois corpos."[2]

Neste capítulo, usarei exemplos dos meus atendimentos para ilustrar os princípios esboçados do Capítulo 5 ao 7. No começo do trabalho nas sessões, o paciente pode não entender o *feedback* do terapeuta a respeito de suas atitudes inconscientes. Porém, à medida que ganha consciência de suas sensações, o paciente consegue usá-las para acessar seus recursos inatos e aprofundar sua capacidade de "se conhecer" por meio das instigações de seu corpo. No primeiro caso (Miriam), apresento a linguagem corporal expressiva mas oculta. Relativamente simples, esse caso demonstra certas aptidões essenciais de observação corporal que os terapeutas podem utilizar com os pacientes para promover o despertar destes e aumentar a integração de seus sentimentos, sensações, percepções e conotações.

Miriam: na linguagem sem palavras do corpo

Miriam entra na sala, senta-se vacilante e cruza os braços com firmeza sobre o peito. Essa postura dá a impressão de uma rígida autoproteção. Claro que há muitos motivos para cruzar os braços: ela poderia estar se reconfortando ou até se aquecendo. É o contexto como um todo que conta a história. Miriam está agitada, balançando sem parar as pernas cruzadas. Seu rosto está visivelmente contraído; os lábios, finos e apertados. Miriam revela que está descontente e ressentida com seu casamento e seu trabalho. Ela se sente "de mau humor muitas vezes" e quase sempre tem o sono interrompido. Quando acorda, em geral é por causa de cãibras na barriga e inquietação nas pernas. Ela descreve essa situação incômoda resmungando: "É como se me chutassem à noite e me acordassem". Seu médico acha que ela pode ter "síndrome das pernas inquietas" ou depressão e lhe receitou um antidepressivo. No entanto, ela primeiro quer tentar "botar as coisas pra fora".

A linguagem corporal de Miriam reflete tanto sua aflição quanto sua "resistência". Essa resistência tem um motivo: é a expressão física de como ela se protege. Em parte, Miriam defende-se como se houvesse um "ataque" externo. Todavia, ela se protege essencialmente dos seus sentimentos e sensações rejeitados. A resistência precisa ser trabalhada com suavidade e de modo indireto. A confrontação frontal costuma ser insensata: é provável que o "ataque" direto à resistência a intensifique ou a desfaça precipitadamente. O rompimento súbito de uma defesa pode provocar opressão, transtorno e uma eventual retraumatização.

A observação da resistência *no plano corporal* permite ao terapeuta monitorar a capacidade progressiva do paciente de se aproximar de suas sensações e sentimentos à medida que corre a sessão e, assim, avaliar a eficácia e a intensidade das diversas intervenções terapêuticas, verbais e não verbais. Quando começa a se sentir mais seguro (por meio de reflexão, ritmo e espelhamento), o paciente percebe que é notado e respeitado; e então, naturalmente, as posições defensivas diminuem paulatinamente. Se, por outro lado, o paciente se esforça bastante para se abrir (por exemplo, revelando muito mais sobre si do que está preparado para fazer física e emocionalmente), seu corpo reflete isso pelo aumento da resistência ou por alterações incongruentes em seu comportamento verbal e não verbal. Porém, quando o terapeuta consegue rastrear a crescente consciência do paciente e auxiliar na descoberta de seus mecanismos somáticos de defesa (sem forçá-los ou se afastar deles), os níveis mais profundos do sistema de comunicação inconsciente do corpo começam a se manifestar, tanto para o terapeuta quanto para o paciente.

Mesmo que de início Miriam não esteja consciente de sua postura protetora habitual de cruzar os braços, trata-se de um gesto relativamente voluntário. À medida que ela se sente mais segura e confiante, essa narrativa sem palavras transforma-se em expressões mais espontâneas, não habituais. Conforme ela conquista acesso a sentimentos incipientes mais profundos, começam a emergir questões mais fundamentais, prontas para ser investigadas.

Miriam continua a falar de suas dificuldades no trabalho e com o marido, Henry. Embora esses sejam os mesmos problemas com que ela se debatia minutos antes, agora há mais ânimo em sua voz. Ela gesticula com os braços, estendendo-os um pouco para a frente. Suas mãos ficam quase em ângulo reto com os pulsos, quase como se estivesse empurrando algo para longe. Faço um movimento parecido com os meus braços, a fim de "espelhar" os movimentos dela e ajudá-la a sentir seus movimentos (renegados) e confiar neles*.

---

* Lembre-se da explanação no Capítulo 4 sobre o estudo de Beatrice Gelder demonstrando que as pessoas atentam para as posturas de preservação dos outros. Essa descoberta tem relação com a pesquisa sobre neurônios-espelho, aqueles que disparam tanto quando um animal age como quando ele observa a mesma ação executada por outro animal. Desse modo, o neurônio espelha o comportamento do outro, como se o próprio observador estivesse realizando o mesmo ato. Esses neurônios foram observados diretamente em primatas e se encontram no córtex pré-motor, na ínsula e no cíngulo, o que indica sua importância na comunicação de estados corporais internos e emoções. A neurocientista Stephanie Preston, o primatologista holandês

Chamo a atenção de Miriam para o fato de ela ter estendido os braços e dobrado os pulsos e sugiro que ela repita esses movimentos lentamente. Peço-lhe que tente se concentrar na *sensação* em seus braços quando ela faz o movimento, para que perceba por dentro a sensação física dele. A princípio ela parece intrigada. Depois de alguns movimentos, ela para, sorri e diz: "Parece que estou empurrando algo para longe... não, é mais como segurar algo longe... Preciso de mais espaço – é isso que eu sinto". Ela movimenta os braços em arco da sua frente para cada um dos lados, criando um leque de movimento livre de 180 graus. Ela expira profunda e espontaneamente: "Não me sinto tão sufocada, e a minha barriga não dói tanto quanto no começo". Ela estende os braços e dobra os pulsos de novo. Dessa vez ela os mantém estendidos por vários segundos, praticamente esticados. "É o mesmo problema... no trabalho e com o meu marido também." Ela então pousa as mãos suavemente sobre as coxas. "É difícil pra mim, não sei por quê, mas... acho que não tenho direito de fazer isso... como se eu não tivesse direito a um espaço só meu."

Pergunto a ela se se trata mais de uma sensação ou de um pensamento. Ela para, dá um risinho e responde: "Ora, acho que é mesmo um pensamento". Aí ela solta uma gargalhada.

Ao entrar em contato com sua expressão corporal não verbal, Miriam consegue penetrar o verniz das suas ruminações a respeito de Henry e do seu trabalho, a fim de investigar livremente a história que seu corpo começa a contar. Com essa consciência cinestésica e proprioceptiva emergente, ela passa a perceber a *atitude neuromuscular* escondida por trás de seus conflitos internos.

Depois de se acalmar com sua experiência corporal, Miriam volta a se agitar. Observo a pulsação em sua carótida e noto um aumento em seu ritmo cardíaco, além da respiração contida, rápida e curta. Peço-lhe que deixe os questionamentos de lado por um instante e concentre-se de novo em seu corpo. Aliviada com a sugestão, ela fecha os olhos.

"Agora me sinto mais firme... como se eu fosse mais eu."

Quando lhe peço que tente identificar *onde* em seu corpo ela sente a firmeza, Miriam diz: "Não sei. Só me sinto assim".

"Não se apresse", proponho. "Não force. Apenas se tranquilize dentro do seu corpo e veja o que você começa a perceber."

Frans de Waal e outros neurocientistas propuseram separadamente que o sistema de neurônios-espelho tem participação fundamental na empatia e que, como o corpo é que é espelhado, os momentos de intimidade são por natureza não verbais. Nos humanos, encontrou-se no córtex pré-motor e no córtex parietal inferior uma atividade cerebral compatível com a dos neurônios-espelho. Veja no Capítulo 4 referências específicas a essa pesquisa.

Miriam fecha os olhos. Parece um pouco confusa e não fala por um ou dois minutos. "É mais nos braços e nas pernas... Parece que têm mais substância... Parecem mais firmes... *Eu* me sinto assim."

Nesse momento, Miriam começa a investigar mais além, dessa vez por conta própria, fechando os olhos sem que eu sugira. Após um ou dois minutos, seu queixo começa a tremer quase imperceptivelmente. Espero para ver se ela vai notar sozinha.

"Sinto-me estranha", diz Miriam, "meio que tremendo por dentro... Não gosto disso... Me faz sentir meio esquisita por dentro... como se eu estivesse perdendo o controle, como se não fosse eu, como se eu não fosse assim."

Eu a reconforto explicando que, de início, as novas sensações quase sempre são incômodas e estranhas, e a encorajo a "deixar acontecer... tentar não rotular nem julgar as sensações por um tempinho". Miriam me diz estar se sentindo pior, mais desconfortável. Identifico isso, mas, com suavidade e firmeza, encorajo-a a "aguentar um pouquinho mais", a voltar a atenção para os braços e as pernas – os lugares do corpo em que ela disse se sentir enraizada pouco tempo antes.

"Ahn, eles não estão tremendo... na verdade parecem mais fortes... meu queixo está tremendo... Minhas pernas estão firmes."

A sobreposição das sensações de força nos braços e nas pernas sustenta a capacidade de Miriam de vivenciar sensações "de tremor" associadas a fraqueza sem ser dominada por elas. Agora a respiração dela está mais profunda, contínua e espontânea. Sua pele tem um brilho rosado quente, indicando que o sistema de interação social começa a funcionar, a despertar.

Peço-lhe que abra os olhos lentamente e olhe ao redor.

"É curioso", diz ela. "As coisas parecem um pouco mais nítidas; as cores estão mais vivas e... acho que mais quentes também. Na verdade, eu me sinto um pouco mais quente, e o tremor está menos... ou não está tão assustador... Parece que agora eu consigo voltar para dentro... Quer que eu faça isso?"

"Isso é com você", respondo, sabendo da importância do fator da escolha. "Mas o que eu sei dizer é que você começa a se tornar capaz de ir ao seu interior e parece menos assustada e menos desamparada."

Ela me olha por um momento, mas desvia o olhar para o chão. Devagar, ergue-o e me encara. Uma lágrima rola por sua face. "Tem razão; não me sinto tão assustada... De certo modo eu me sinto um pouco empolgada... Sim, quero continuar... Dá medo, mas acho que consigo... Só preciso de um pouco de ajuda... a sua ajuda." Mais lágrimas brotam de seus olhos. As palavras se atropelam enquanto ela balbucia: "Pra mim é difícil pedir... É emocionante... Acho que não tenho muita experiência em pedir ajuda".

Essa admissão me deixa saber que o sistema de interação social está ativo e que uma investigação mais profunda é possível. "Fico feliz em poder lhe dar apoio", respondo. Quando lhe pergunto se sabe que tipo de ajuda poderia ser útil, ela responde que quer que eu continue a fazer o que tenho feito. Peço que seja mais precisa.

"Não sei bem", diz ela. "Na verdade, acho que é sentir que você está aqui, que está aqui para mim. Quando você me dá *feedback*, isso me ajuda a ter contato com o que eu sinto... de certo modo, com o que *eu* sou."

"Quando você diz isso" – percebo o rosto dela relaxar –, "parece se soltar mais." Miriam sorri, e eu prossigo: "É diferente de alguns minutos atrás, quando você disse que não tinha experiência em pedir ajuda".

"Sim", concorda ela, "é realmente diferente pedir que você me ajude a aprender a estar disponível para mim mesma... Desse jeito não me sinto menor que você; sinto-me mais igual... Gosto disso... Eu sinto que, se eu não quiser fazer algo que você sugeriu, poderei lhe contar". Sem que eu lhe pedisse, Miriam volta a estender os braços e as mãos e faz um semicírculo com eles na horizontal. "É, estas são as minhas fronteiras. Eu posso traçar os meus limites – isso me faz bem... e eu *posso* dizer a você o que eu necessito."

Nós dois sorrimos. Miriam fecha os olhos e fica serena por vários minutos. Embora possa parecer simplista, o fato de ela ter tido uma experiência real, cinestésica e proprioceptiva de ser capaz de formar e reter fronteiras dá a Miriam uma experiência física significativa que contradiz a sensação dominante de impotência que tem orientado a sua visão do mundo.

Os braços dela, em vez de estarem cruzados defensivamente sobre o peito, agora repousam nas pernas, mostrando uma postura mais aberta e uma disposição de olhar para si.

Miriam continua: "Primeiro voltei a sentir o tremor... Ele ficou mais forte, mas depois diminuiu sozinho". Agora ela começa a se autorregular, passando por ciclos de ativação e desativação. "Senti um calor que surgia na barriga e se espalhava em ondas... Foi muito gostoso... Senti até o calor indo para as mãos e as pernas... mas aí minha barriga deu um nó. Comecei a me sentir enjoada, nauseada, mareada. Percebi que eu estava pensando em Evan, meu primeiro marido. Aliás, vi a imagem dele andando na minha direção. Ele foi morto um mês depois de nos casarmos... Acho que nunca superei isso... Não conseguia acreditar que tinha acontecido... de um jeito que eu ainda não... Sonho muito com ele. É sempre o mesmo sonho. Ele vem até mim; estou abatida. Eu lhe pergunto por que ele me deixou. Ele não responde, mas me dá as costas e vai embora. Acordo com vontade de chorar, com a garganta apertada, mas não quero que Henry saiba. Sinto-me horrível, como se houvesse algo errado comigo... Não quero magoá-lo de jeito nenhum."

"Miriam, vou pedir que repita umas palavras e perceba o que acontece dentro de você quando as disser. Mas lembre-se de que são minhas as palavras. Podem não significar nada para você. Só estou pedindo que tente repeti-las e então perceba como o seu corpo reage. Tente não pensar muito nisso; apenas faça. Tudo bem para você?" Digo isso não porque ela seja correta (ou errada), mas para que a pessoa possa observar o efeito da frase nas sensações corporais e nos sentimentos.

Ela consente. "Sim, tudo bem. Quero fazer alguma coisa com esses sentimentos, esses sonhos, se puder."

"Esta é a frase: 'Não acredito que isso aconteceu. Não acredito que você tenha morrido de verdade'." O objetivo é tornar consciente a experiência corporal direta de negação para poder lidar com ela.

Miriam contém a respiração e fica pálida; o batimento de seu coração cai bastante, de cerca de 80 para 60, indicando que a imobilidade vagal/o sistema de desligamento entrou em ação. "Você está bem, Miriam?", pergunto.

"Sim... mas minha barriga está mareada e retesada... como um punho frio e duro... estou enjoada de novo... está pior desta vez... mas acho que consigo controlar. Vou dizer se for demais."

Procurando reforçar a habilidade progressiva de avaliar sua capacidade de lidar com sensações difíceis, pergunto a ela: "O que lhe dá essa sensação, Miriam, de conseguir controlar isso?"

"Bem, sinto isso principalmente nos braços e nas pernas de novo. Eles ainda parecem fortes, mesmo estando trêmulos." Com os olhos ainda fechados, Miriam começa a tremer visivelmente.

"Tudo bem", digo para encorajá-la. "Só tente ficar com isso. Saiba que, se precisar, é só abrir os olhos. Tudo bem se eu puser o meu pé perto do seu?"*

"Sim, eu gostaria... É, assim está melhor." A intensidade do tremor aumenta, se estabiliza, aumenta e se estabiliza várias vezes. Miriam inspira profundamente e fica quieta. Parece tranquila; a cor das suas mãos e do rosto indica um aumento significativo da temperatura. Gotas de suor brotam em sua testa.

"Como você está agora, Miriam?"

"Estou quente... como se ondas de calor me queimassem... É tão intenso, mais que tudo que senti antes. Talvez uma vez quando eu... estava com... ai, meu Deus!"

"Tudo bem", intercedo, "só fique quieta; deixe isso amainar."

---

* Faço isso para ajudá-la a se sentir ligada a mim enquanto ela se investiga internamente, e também para que se sinta mais estável.

Lágrimas começam a rolar; Miriam chora silenciosamente. "É tão profundo. Eu não conseguia sentir isso antes. Foi demais quando ele morreu. É diferente... consigo sentir a dor no corpo sem ser destruída... Na verdade, a dor na barriga foi embora totalmente... e há um calor nela... uma espécie de calor gostoso." Aí está um exemplo de ligação entre ilhas de segurança (veja o Passo 2 no Capítulo 5). A ligação dos recursos começa com as sensações de força e firmeza nos braços e nas pernas de Miriam quando ela se torna capaz de criar fronteiras. Depois, a experiência de sensações viscerais de calor e expansão lhe dá uma sensação crescente de poder e bondade íntegra. Esse "encadeamento" de recursos permite vivenciar paulatinamente as sensações e os sentimentos de paralisia e desamparo, que formam o núcleo de sua experiência traumática. Quando ela o faz sem se sentir transtornada, o tempo, em certo sentido, desloca-se do passado estático de negação para o presente. Na fase seguinte da sessão, Miriam acessa o "caso inacabado" da raiva, da perda e da culpa. Ao passar da estagnação para a fluidez, ela desperta sua vitalidade sensorial.

Nesse ponto, sugiro a Miriam que se deixe ficar tranquila com seu corpo, como que meditando e aguardando quaisquer sensações, sentimentos, imagens e palavras. Ela fica bem parada, mas não paralisada como pareceu estar anteriormente na sessão. No entanto, algum tempo depois ela volta a se retesar:

"Não vejo uma imagem... Bem, até que vejo, mas é mais como se eu pensasse nele, no meu primeiro marido. E eu me sinto toda tensa."

"Veja", sugiro eu, "tente permanecer com essa tensão um pouco mais e ver o que surge da sensação em seu corpo."

Ela parece ter outra recaída. "Minha barriga está tão tensa que parece que vai explodir."

"E se explodir?", pergunto.

Ela fica em silêncio; depois, vem uma enxurrada de lágrimas. "Não vejo uma imagem dele, mas sinto um aperto na barriga de novo... O que eu devo fazer?"

Proponho a ela que se concentre no retesamento e emita o som de "vu" (veja no Capítulo 6) para ajudá-la a "abrir" a barriga.

"Você está sempre dentro de mim. Não consigo nunca me afastar de você... Por que você está aí? Entendo... Hum", entoa ela, ficando mais curiosa a cada avanço. Após alguns minutos, suas pernas voltam a tremer. O tremor se intensifica e se espalha – dessa vez, com espasmos nos ombros. Surge uma respiração profunda espontânea, e lágrimas lhe escorrem dos olhos.

Miriam estende os braços com hesitação e os recolhe rapidamente. Depois de mais uma inspiração, ela fala como se fosse com seu primeiro marido: "Evan, estou agarrada em você. Você está nas minhas vísceras. Não vou me abrir com Henry... Eu simplesmente continuo agarrada em você". Ela começa a chorar, mas em seguida retoma:

"Acho que estou brava com você. Não acredito que estou dizendo isto, mas estou brava com você porque você se foi. Me deixou sozinha. Detesto que você tenha morrido". Ela aperta as mãos e grita: "Odeio você! Odeio você!... Não me deixe, poxa!... Odeio você!" Ela chora de novo, dessa vez soluçando bastante.

Quando volta a falar, sugiro que ela "deixe as coisas assentarem".

"Sim, acho que você está certo... Estou tentando fugir de alguma coisa." Passa um tempo e Miriam chora baixinho, com as pernas tremendo levemente. "Eu não me abri com Henry. Eu o tenho evitado. Não é de admirar que a gente esteja sempre brigando. E, quando ele tenta transar, eu só quero afastá-lo... Eu me sinto culpada por isso."

Suas mãos voltam a fazer um movimento de empurrar. Aos poucos, o movimento se torna mais leve: as mãos se abrem em posição supina, e ela as traz suavemente para o peito, em um gesto de aceitar e levar para o coração um abraço contingente.

Não digo nada, e Miriam continua: "Eu preciso me proteger... Me senti muito magoada e culpada".

"E como você se sente por dentro agora?", pergunto, para que ela permaneça nesse momento.

"Na verdade, eu me sinto muito bem."

"E como você sabe disso?"

"Principalmente porque sinto muito espaço dentro de mim."

"Onde você sente isso?"

"Na barriga e no peito... Minha cabeça também parece ter mais espaço, mas é principalmente na barriga e no peito, que parecem muito abertos... É como se houvesse uma brisa fresca no meu corpo. Minhas pernas estão muito fortes, e tenho muita... tenho vergonha de dizer... eu sinto um calor e uma comichão na minha... na minha... vagina... É como se eu quisesse muito o Henry." Ela para de falar.

"Fiz o que devia fazer na época", continua ela, "mas é hora de deixar para lá. Eu tinha tanto medo da minha mágoa... mas mais medo ainda da minha raiva. É como se, sentindo o que eu sentia, eu magoasse Henry de algum modo... Não tem um sentido lógico, mas era isso que estava distorcido dentro de mim." E acrescenta: "Mas não preciso mais disso".

Miriam inspira profundamente com facilidade e diz com um sorriso aberto e jovial: "Essa respiração me pegou, me fez cócegas e me fez rir". Ela ri solto, olha pela sala e então, lentamente, para o meu rosto.

Põe as mãos no rosto – primeiro, para escondê-lo de vergonha, mas depois o segura de leve e lhe dá tapinhas de timidez. As lágrimas rolam por sua face.

"Acho que acabei... quero dizer, desta vez", afirma ela. "Sei que há mais coisas, mas eu só quero me sentar no seu quintal, ao lado do rio, por uns minutos, e depois caminhar... Obrigada... Até a semana que vem."

Bonnie: um momento esquecido

A mente esqueceu, mas o corpo não, felizmente.

Sigmund Freud

Bonnie não é agressiva, mas também não é nada fácil, de maneira alguma. A maioria dos seus conhecidos e amigos a considera equilibrada, imparcial e firme. Por isso foi uma surpresa para os colegas – e para ela mesma – quando, sem motivo aparente, Bonnie se tornou cada vez mais submissa e inesperadamente explosiva. Quando seu comportamento começou a prejudicar as relações com os colegas, ela ficou preocupada.

Nas minhas aulas de capacitação em Berkeley, em 1974, Bonnie ergueu a mão quando pedi um voluntário para fazer uma demonstração. Deveria ser uma demonstração que começaria apenas com sintomas ou questões de comportamento, e não com um acontecimento imperioso. Costumo trabalhar sem um elo histórico para evitar que o paciente se esquive da análise "de baixo para cima" e pule prematuramente para um plano abstrato de interpretação. Nem eu nem os colegas de Bonnie conhecíamos sua "história" quando ela preferiu abordar seus sintomas comigo diante do grupo. Ela própria não correlacionou suas mudanças comportamentais com um fato que ocorrera um ano e meio antes, o qual era irrelevante de seu ponto de vista.

Pedi a Bonnie que recordasse um encontro inesperado recente com um colega que justificasse sua repentina mudança de comportamento, e então nós dois percebemos suas reações corporais. Bonnie disse estar com uma sensação de afundamento na barriga. Percebi que seus ombros estavam curvados para a frente e chamei-lhe a atenção para isso. Quando pedi que contasse como se sentia naquela posição, ela respondeu: "Me faz sentir ódio de mim mesma". Bonnie ficou desconcertada com esse acesso repentino de autoaversão. Em vez de analisar *por que* ela se sentia assim, fiz que Bonnie voltasse às sensações em seu corpo★. Após uma pausa, ela revelou: "Meu coração e minha mente estavam correndo a um milhão de quilômetros por hora".

Então ela se sentiu incomodada com o que disse ser uma "sensação quente, de suor, malcheirosa" nas costas, que a deixou nauseada. Bonnie agora parecia mais agitada – seu rosto empalideceu e ela sentiu uma premência de se levantar e sair da sala.

★ Essa é uma diferença importante entre a "terapia verbal" e a terapia corporal. Em vez de tentar ajudar os pacientes a dar novos significados ou *entender* seus problemas, a terapia corporal cria um espaço para que a "história do corpo" se desenrole e se complete. Quando isso ocorre, os novos sentidos e descobertas emergem espontaneamente, gerados pelos próprios pacientes, como parte indissociável desse processo.

Depois de acolhida, Bonnie preferiu ficar e continuar buscando o desconforto, que se intensificou e diminuiu gradativamente. Após esse vaivém, ela se conscientizou de outra sensação: uma tensão na parte de trás do braço e do ombro direito. Quando voltou a atenção para isso, passou a sentir necessidade de jogar o cotovelo para trás. Ofereci uma mão como apoio e resistência para que Bonnie pudesse sentir em segurança a força do seu braço ao empurrá-lo lentamente para trás. Depois de empurrá-lo por vários segundos, seu corpo começou a ter espasmos e tremer assim que ela passou a suar em profusão. Suas pernas também começaram a se movimentar para baixo e para cima, como se estivessem sobre pedais de uma máquina de costura.

À medida que o braço de Bonnie persistia na lenta pressão para trás, o tremor no corpo diminuía, e ela sentiu que suas pernas ganhavam força. Disse que as pernas pareciam "querer e conseguir se mexer". Contou ter notado um forte impulso impelindo-a para a frente. De repente, surgiu um quadro diante de si: um poste de luz e a imagem do casal que a havia "ajudado". "Eu fui embora… Eu fui embora…", lamentou ela com suavidade. Foi então que se lembrou de se amoldar ao tronco do homem, que segurava uma faca contra o pescoço dela. Bonnie prosseguiu: "Fiz isso para que ele pensasse que eu era dele… Depois meu corpo sabia o que fazer, e o fez… Foi o que me permitiu escapar".

Então a história que o corpo dela vinha contando surgiu em palavras: 18 meses antes, Bonnie havia sido vítima de uma tentativa de estupro. Ao voltar para casa depois de visitar uma amiga em outro bairro, um estranho a empurrou para um beco e ameaçou matá-la se ela não cooperasse. De algum modo ela conseguiu se soltar e correu para uma esquina iluminada, onde dois transeuntes gritaram para chamar a polícia, que interrogou Bonnie com educação. Em seguida, ela foi levada para casa por um amigo. Surpreendentemente, não conseguiu recordar como fugiu, mas chorou de tão agradecida que estava por não ter sido ferida. Depois disso sua vida pareceu voltar ao normal, mas, quando se sentia sob pressão ou em conflito, *o corpo dela* ainda reagia como quando havia uma faca em seu pescoço.

Bonnie sentia-se indefesa e passiva ou com pavio curto diante da pressão do dia a dia, sem perceber que isso era uma repetição do breve fingimento de submissão que provavelmente lhe salvou a vida. Sua "submissão" conseguiu enganar o agressor, dando uma oportunidade momentânea para que a energia instintiva de um animal selvagem se impusesse, impulsionando seus braços e pernas numa fuga bem-sucedida. Todavia, tudo acontecera tão rápido que ela não tivera chance de assimilar a experiência. Em um nível primitivo, ela ainda não "sabia" que havia escapado e continuava identificada com a "submissão", não com a estratégia em duas etapas que na verdade lhe salvara a vida. Tanto do ponto de vista motor quanto do emocional, era como se parte dela permanecesse nas garras do agressor.

Depois de processar e completar as ações relativas ao estupro, Bonnie agora dizia sentir uma sensação generalizada de capacidade e poder. Ela voltara a ser "mais o seu [antigo] eu" em lugar do ódio anterior por si mesma. Esse novo eu passou a ser capaz de *sentir fisicamente* a reação motora de dar uma cotovelada no agressor e depois *perceber* a imensa força nas pernas que, na realidade, a levou a um lugar seguro.

Trata-se de um caso em que os sintomas não se mostram por inteiro por 12 ou 18 meses após a experiência traumática. Portanto, não estava claro de imediato que eles fossem sequelas de um acontecimento. Por motivos desconhecidos, não raro os sintomas atrasam seis meses ou até um ano e meio a dois anos. Além disso, eles podem manifestar-se apenas após outra situação inesperada traumática – às vezes, anos depois.

Quantos dos nossos comportamentos e sentimentos habituais escapam à nossa percepção consciente ou são *aceitos* há muito como uma parte nossa, de quem somos, quando na verdade não são? Melhor dizendo, esses comportamentos são reações a acontecimentos há muito esquecidos (ou racionalizados) pela mente, mas lembrados com exatidão pelo corpo. Podemos agradecer a Freud por ter conjeturado corretamente que tanto as marcas indeléveis de experiências horríveis, e o antídoto, quanto o catalisador latente da transformação existem em nosso corpo.

Sharon: 11 de setembro de 2001

> O corpo tem razões que a própria razão desconhece.
>
> Pascal

Por meio do "eu" do corpo

Como fazia toda manhã no trabalho, Sharon estava lendo seus emails. Era um dia fresco e claro de outono, típico de Nova York – o tipo de dia que deixa o sujeito feliz por estar vivo. Sobressaltada com um barulho estrondoso e ensurdecedor, ela se virou e viu as paredes do escritório se moverem seis metros em sua direção. Embora tenha tomado uma atitude em segundo, saltando da cadeira e preparando-se para salvar a própria vida, Sharon foi levada lenta e metodicamente 80 andares abaixo pela escadaria tomada por um cheiro acre, sufocante, de combustível de aviação e destroços queimando. Quando enfim chegou ao mezanino da torre norte do World Trade Center uma hora e 20 minutos depois, a torre sul desmoronou de repente. As ondas de choque levantaram Sharon no ar, lançando-a violentamente em cima de um corpo esmagado e ensanguentado. Um detetive da polícia que não estava trabalhando a descobriu, aturdida e desorientada, sobre o cadáver do homem. O policial a ajudou a sair dos escombros e afastar-se do local, em meio a uma escuridão espessa, de breu. Ela encontrou-se com outros sobreviventes à frente de uma igreja, e juntos todos agradeceram por estar vivos.

Nas semanas seguintes ao milagre de ter sobrevivido, uma densa nuvem a envolveu num entorpecimento insensibilizador. Sharon sentiu-se indiferente de dia, apenas tocando as coisas com pouco envolvimento, objetivo e prazer. Uma semana antes ela adorava música clássica, que agora não mais a interessava: "Não suportava ouvi-la". Desalentada na maior parte do tempo, era acometida periodicamente de ataques de pânico. O sono tornou-se um inimigo; à noite ela acordava com os próprios gritos e o próprio choro. Pela primeira vez na vida, essa executiva sempre muito motivada não conseguia imaginar seu futuro; o pavor tornara-se o princípio orientador da sua vida*.

O pavor de Sharon não se concentrava em nada em particular; estava em todo canto, "por aí" – num mundo que parecia ameaçador, mesmo quando tudo era claramente seguro e previsível. Não a deixava viajar de avião, de metrô, ou frequentar lugares públicos. Ela ficava sempre em guarda, acordada ou dormindo. Sharon me viu numa entrevista na televisão, me encontrou por meio do meu instituto e depois viajou quatro dias e noites, de trem, para me encontrar em Los Angeles, onde eu lecionava. Em 1º de dezembro de 2001, fizemos a sessão resumida a seguir.

Ao entrar no consultório, bem-vestida com um terninho laranja, Sharon encaminha-se direto para uma cadeira e senta, aparentemente sem dar conta de mim. Sinto um incômodo estranho quando, pouco antes de eu me apresentar, ela começa a discorrer com suavidade sobre o horror do acontecimento, como se tivesse ocorrido com outra pessoa**. Se eu não compreendesse o que ela dizia, teria pensado que ela falava de uma festa chata no escritório e não de um confronto pessoal com a morte e a mu-

---

* A ideia de uma vida abreviada, de um desespero indizível, é uma característica central do trauma grave. A pessoa fica estagnada em uma marca terrível do passado e, assim, não consegue imaginar um futuro diferente.

** Trata-se de um efeito da dissociação. É como se Sharon descrevesse o que aconteceu a outra pessoa; é como se ela estivesse fora do próprio corpo, observando, mas sem estar de fato presente. Ela vive o momento do choque, em que a dissociação foi o que lhe permitiu sobreviver ao inimaginável horror e terror. Na versão hollywoodiana de Hitchcock do trauma, a vítima é acometida de uma saraivada de *flashbacks*. Na vida real, porém, a fase de entorpecimento ou desligamento é quase sempre mais significativa e costuma caracterizar um trauma grave e/ou crônico. Essas pessoas são as que se tornam "mortos-vivos".

tilação. Ao escutar sua narrativa emocionalmente desconexa, fico embaraçado, com vontade de me levantar e sair da sala. Estou inquieto com o que se oculta atrás da suavidade dela.

Minha introspecção é interrompida, atraída pela sugestão de um gesto ligeiro, amplo, feito pelos braços e pelas mãos de Sharon enquanto ela fala. É como se ela tentasse alcançar algo para se agarrar. Será que o corpo de Sharon está contando outra história, *uma história* escondida de sua mente? Peço-lhe que deixe de lado a narrativa verbal por um instante e volte a atenção à mensagem nascente que suas mãos nos transmitem. Encorajo-a a insistir nesse caminho repetindo *lentamente* o movimento e mantendo sua concentração na sensação física que ele dá*. Os movimentos lentos e a atenção focada neles levam o paciente a senti-los de um modo especial. Quando os pacientes fazem isso, na maioria das vezes sentem os braços (ou outra parte do corpo) mexer como que por si sós ("é como se o meu braço estivesse me movimentando!"). As pessoas costumam sorrir ou rir porque a sensação do braço mexendo-se sozinho é bastante incomum**.

Perplexa de início, Sharon descreve o gesto como se "segurasse algo". Uma mudança perceptível ocorre em seu corpo: pode-se ver o rosto menos tenso e os ombros menos rígidos. Inesperadamente, uma imagem fugaz do rio Hudson aparece em sua imaginação, a vista cotidiana de sua sala de estar no apartamento em Manhattan, através do rio.

Pulando de volta para a história narrativa, Sharon fica agitada quando me diz que é perseguida, visitada, pelas colunas de fumaça ardente, que ela hoje vê todos os dias dessa mesma janela. Elas evocam os cheiros ácidos horríveis daquele dia; Sharon sente uma queimação nas narinas. Em vez de deixá-la "reviver" à vontade a intrusão do trauma, eu a contenho com firmeza e a convenço a continuar concentrando-se nas sensações dos movimentos de seus braços. Uma imagem espontânea *emerge,* a de barcos percorrendo o rio. Eles lhe transmitem uma sensação reconfortante de perenidade, movimento e fluidez. "Podem-se destruir os edifícios, mas não se pode drenar o Hudson", declara ela com suavidade. Então, em vez de prosseguir nos detalhes horrendos do

---

* Frequentemente as pessoas fazem movimentos exagerados para evitar sentir as sensações inerentes.

** Acredito que isso ocorra porque os movimentos muito lentos ("intrínsecos"), se realizados com atenção, são feitos por meio do sistema eferente gama, que está intimamente ligado ao tronco cerebral – sistema nervoso autônomo e sistema motor extrapiramidal. O movimento voluntário, por outro lado, é controlado pelo sistema motor alfa e é independente do sistema nervoso autônomo. Esses movimentos com mediação do gama tendem a "recompor" o sistema nervoso longe dos extremos da ativação.

acontecimento, ela se surpreende ao descrever (*e sentir*) como estava lindo quando saiu para o trabalho naquela "manhã de outono perfeita".

Esse processo é um exemplo do aumento da "abertura" de uma imagem para o seu estado pré-traumático (conforme descrito no Capítulo 7). Até o momento anterior ao impacto do avião, o dia estava perfeito, cheio de cores vibrantes e aromas suaves. Essas impressões sensoriais ainda existem em algum lugar nas catacumbas da consciência, mas foram sobrepujadas pela fixação traumática. A restauração gradativa de todo o espectro de partes disparatadas de uma imagem é um componente fundamental da resolução do trauma*.

O corpo e as imagens de Sharon começam a contar uma história que contrasta profundamente com aquela que sua fala transmite, quase como que narradas por duas pessoas bem diferentes. Enquanto retém as imagens do Hudson, juntamente com as sensações corporais correlatas, ela se conscientiza de certa sensação de alívio. Agora relembra com inocência que estava animada para ir ao trabalho naquele dia. Sua gesticulação é mais forte e mais definida. A atenção contínua ao sentimento físico dos gestos aprofunda a sensação dela de relaxamento, estimulando uma curiosidade quase alegre. Quando ela olha intrigada para as mãos – primeiro uma, depois a outra –, suspiro de alívio. Essa mudança aparentemente insignificante tem implicações profundas, e a curiosidade alegre é um dos primeiros "antídotos" evidentes do trauma. A investigação curiosa, o prazer e o trauma não podem coexistir no sistema nervoso; do ponto de vista neurológico, eles se contradizem**.

Essa capacidade de vivenciar os sentimentos corporais positivos (de interesse e curiosidade), ao mesmo tempo que mantém contato com os sentimentos de terror e desamparo, permite a Sharon fazer algo de que era incapaz poucos minutos antes. Agora, ela pode começar a se distanciar e "simplesmente" observar essas sensações *físicas* e imagens difíceis, desconfortáveis, sem se deixar vencer por elas***. Em outras palavras, elas ficam encurraladas. Essa consciência dupla induz uma mudança que permite que as sensações sejam sentidas como são: intrinsecamente cheias de energia, vitais e atuais, em vez de fragmentos, gatilhos e precursores de medo e desamparo vindos do passado. Essa diferença sentida possibilita a Sharon rever e assimilar muitos detalhes do

---

* Retomar essas visões positivas e expansivas não é uma fuga, mas parte indissociável da resolução do trauma.

** Isso se parece com o princípio, aceito amplamente, da inibição recíproca descoberto pelo fisiologista Sir Charles Sherrington, ganhador do Prêmio Nobel.

*** Essa é a capacidade inerente de pendular (alternar ritmicamente entre estados de aflição/contração e prazer/expansão; veja o Passo 3, do Capítulo 5). A pendulação é um ingrediente essencial na alquimia da transformação – é o que traz as pessoas para o tempo presente.

terrível acontecimento sem revivê-los. Essa nova "destreza" de rever sem reviver uma experiência traumática é essencial no processo de recuperação e reinteração a que chamo renegociação.

As pessoas precisam desvincular-se das *associações* emocionais e mentais provenientes de sensações físicas puras que elas passam a vivenciar como precursoras de um desastre, as quais, no entanto, não são mais que sensações de vitalidade. O restabelecimento dessas impressões reanimadoras é um dos cernes do tratamento eficaz do trauma. É curioso notar que isso faz parte de práticas curativas ancestrais, como a meditação, o xamanismo e a ioga.

O mergulho

Quando o primeiro avião atingiu o edifício apenas dez andares acima do escritório de Sharon, a explosão desencadeou uma onda de choque de terror pelo corpo dela. A reação imediata das pessoas a acontecimentos aterrorizantes desse tipo é parar, orientar-se e escapar. Isso em geral implica um impulso intenso de correr. Contudo, encurralada a 80 andares do chão com milhares de pessoas, Sharon precisava inibir essa reação básica. Contrariando o intenso impulso de fugir, ela se forçou a ficar "calma" numa fila ordenada escadaria abaixo, junto com dezenas de outros indivíduos aterrorizados – ainda que o seu corpo estivesse "carregado de adrenalina" para correr desabalado. Sem dúvida Sharon sentiu a possibilidade de qualquer um dos outros colegas encurralados entrar em pânico de repente e dar início a uma correria que traria mais risco para todos. Eles, como ela, também tiveram de reprimir o forte impulso primal de correr. Enquanto Sharon conta lentamente os detalhes da fuga, ao mesmo tempo que *sente sua reação corporal, passo a passo*, ela recorda ter deparado com outro momento de puro terror quando encontrou a porta do septuagésimo andar trancada e intransponível.

Em razão do conforto físico que ela sentiu ao ter contato com os gestos espontâneos e amplos e as imagens do rio Hudson, agora confio em que Sharon consegue enfrentar sem percalços parte desse material bastante carregado sem se sentir subjugada e, consequentemente, traumatizada de novo*. Acompanhando sua "história corporal", começam a se formar ilhas de segurança (Passos de 1 a 3, no Capítulo 5) no mar tormentoso do trauma de Sharon. A segurança vivenciada com essas ilhas internas lhe permite lidar com graus crescentes de empolgação e atravessá-los sem sofrimento excessivo.

---

* Para o sistema nervoso, sentir-se subjugado por um acontecimento é na verdade um pouco diferente de ser subjugado por sensações e emoções parecidas geradas internamente.

Com essa avaliação, eu a levo para o momento da explosão e depois a faço localizar onde e *como* aquela marca violenta se manifesta *em seu corpo*. Quando atenta para esse *felt sense*, Sharon se conscientiza de uma sensação generalizada de agitação nas pernas e nos braços e "nós" duros na barriga e na garganta. Ela diz sentir-se paralisada. Aí eu lhe mostro o uso do "vu" para ajudá-la a desfazer e transformar tais sensações de paralisia (veja o Capítulo 6). Quando ela se concentra nessas sensações físicas desconfortáveis (com a ajuda dos sons vibratórios), diminui a tendência para tentar entendê-las ou explicá-las. Com a atenção intensamente focada, eu a distancio da interpretação do que ela está sentindo, porque não quero que o sentido venha de determinada parte da mente. O corpo precisa dizer *primeiro* o que se passa em sua "mente", a fim de emergirem novas percepções no momento presente. (Essa advertência sobre a "cognição prematura" estava em um adesivo de para-choque que vi recentemente: "Realidade: não é o que você pensa!")

Sharon reserva em silêncio um momento para refletir. Ao suspender a compulsão para entender, ela vivencia uma repentina "explosão de energia que vem de dentro da barriga". "Tem cor?", pergunto. "Sim, é vermelha, vermelho vivo, como uma fogueira." Embora visivelmente assustada com tal intensidade, ela não a evita. A sensação dela muda para o que ela considera um forte impulso de correr, concentrado nas pernas e nos braços. No entanto, só de *pensar* em correr ela volta a "travar". Intuo que ela está entre o desejo real e necessário de escapar e sua mente "inconsciente", que associa fugir a ser encurralado. Como na escada, ele teve de *conter* seu forte impulso de fugir e andou devagar – muito embora estivesse diante de um perigo mortal. Esse dilema estava acompanhado do choque de encontrar a porta trancada no septuagésimo andar. Depois, quando acabou chegando ao mezanino, a torre sul desabou e ela foi lançada violentamente no ar. Por fim, houve o puro terror de se ver semiconsciente sobre um cadáver.

Dois cérebros

Sharon sofreu o conflito entre dois centros cerebrais bem diferentes: as mensagens de autopreservação pura, primitiva, do tronco cerebral e do sistema límbico obrigando-a a salvar a própria vida, e as mensagens de inibição e compostura provenientes do córtex frontal. Este lhe dizia que fosse "racional" e andasse com calma na fila ordenada. Em nossa sessão, era crucial *diferenciar* as *expectativas* aterrorizantes de ser encurralada dos *impulsos biológicos de agir e "metabolizar" aquela energia de sobrevivência*. A fim de *desacoplar* os dois, pergunto-lhe se ela consegue concentrar-se na forte "eletricidade" que ela diz sentir no corpo e imaginar-se levando essa eletricidade a algum lugar onde antes ela gostava de correr. Ela se retesa diante desse convite. E diz: "Isso me deixaria ansiosa demais". Então eu a surpreendo perguntando *onde* ela sente essa ansiedade e *qual* sensação lhe dá (veja o epílogo deste texto). Desarmada, Sharon se abre: "Não sei. Ah, meu pescoço e os ombros, e meu peito parece que não consegue respirar... Minhas pernas estão tão duras que... não sei, parece que elas..."

"Elas o quê?", perguntei.

"Parece que elas querem correr", responde Sharon. Depois, um pouco tranquilizada, ela começa a sentir a sensação de correr por um caminho do seu parque preferido. Após alguns minutos, observo um leve tremor nas pernas dela. Pergunto-lhe o que está sentindo, e ela responde: "Eu realmente consegui sentir que corria; eu estava a toda... e não sinto mais aquela ansiedade".

"Tudo bem, Sharon", interfiro, "mas *o que* você sente?"

"Na verdade me sinto bem, aliviada... Eu me sinto com um formigamento e aliviada, a minha respiração está profunda e fácil, e minhas pernas estão quentes e relaxadas." Uma lágrima lhe desce suavemente pela face. Seu rosto e suas mãos têm até um tom rosado.

Esse foi o início da *distinção* que Sharon fez entre o forte impulso *biológico* de escapar e a expectativa mental e emocional de que ela poderia voltar a ser encurralada e subjugada. Ao imaginar – com envolvimento total em sua vivência corporal – a sensação de estar correndo, sem restrição, num lugar seguro, ela conseguiu *completar* a ação bloqueada que estava encerrada em seu corpo*. Não teria tido muito efeito Sharon apenas imaginar que corria. Contudo, a solução terapêutica resultou de primeiramente aproximar-se do local em que ela foi encurralada, revisitar (*remexer*) aquele momento de terror e depois vivenciar a (nova) possibilidade de completar aquela ação motora[3].

Sentir as *sensações* com intensa carga física *exatamente como eram* – não como ela temia ou imaginava – foi o fator fundamental para desacoplar de sua experiência física real os pensamentos catastróficos e as emoções de terror e pânico. Durante esse processo, que durou quase duas horas e foi pontuado por ciclos de tremor e suor leves, ela desenvolveu aos poucos a capacidade de tolerar as sensações até que estas se completassem naturalmente. Acredito existir evidência que confirma a ideia de que essa ação concluída e bem-sucedida "ligou" com sucesso certos circuitos cerebrais cruciais, per-

---

* Até que isso fosse feito, Sharon ainda se sentia paralisada na escadaria. Todos os outros pensamentos giravam em torno dessa ideia profundamente arraigada. Ao ter a (nova) sensação *física* de correr em um grau elevado de empolgação, Sharon contradiz sua experiência anterior, corporal, de congelamento irreparável.

mitindo a Sharon vivenciar a possibilidade de uma ação significativa, eficaz, e não uma ansiedade impotente[4]. Dessa maneira, a ansiedade que a imobilizava transformou-se em uma "onda contínua de energia quente". A enorme energia de "vida ou morte" se metamorfoseara, através de ciclos de descarga com tremores, em sensações de vitalidade e bem-estar.

Depois de sentir esse alívio como uma sensação em seu corpo (a qual contradizia exatamente seu terror paralisante), Sharon reconquistou uma sensação de vitalidade e a realidade *sentida* de que ela sem dúvida havia sobrevivido e sua vida tinha um futuro cheio de possibilidades. Ela não mais se sentia presa ao pavor daquele acontecimento, que começou a se recolher para o passado, que era o seu lugar. E agora ela conseguia ir de metrô até o Lincoln Center para ouvir sua música preferida. Um sentido novo e diferente em sua vida surgiu de uma experiência nova e diferente no plano instintivo do corpo.

Essa foi a história contada pelo corpo de Sharon. Faz lembrar o texto de António Damásio:

> Usamos a mente não para descobrir fatos, mas para escondê-los. Uma das coisas que a cortina esconde melhor é o corpo, o nosso corpo, ou seja, todos os pormenores, o seu interior. Como um véu posto sobre a pele para lhe preservar o pudor, a cortina retira da mente em parte os estados internos do corpo, aqueles que constituem o sopro da vida enquanto ele perambula na jornada de todo dia.[5]

Epílogo

> Os sentimentos e o corpo são como água correndo para a água. Aprendemos a nadar conforme as energias dos sentidos [corporais].
>
> Tarthang Tulku

Durante milênios, por meio de seleção natural e evolução social, os seres humanos foram moldados para conviver com acontecimentos e perdas extremas, passar por eles e processar os sentimentos de desamparo e terror *sem* ficar paralisados e traumatizados. Quando experimentamos sensações e sentimentos difíceis e especialmente horríveis, nossa tendência, no entanto, é retroceder e evitá-los. Mentalmente, nós nos desconectamos ou nos "dissociamos" desses sentimentos. Fisicamente, o corpo se enrijece e prepara-se para enfrentá-los. A mente se acelera tentando explicar e dar sentido a essas sensações estranhas e "ruins". Assim, somos levados a tentar, em estado de alerta, localizar sua origem ameaçadora no mundo exterior. Acreditamos que, se vivenciarmos as sensações, elas nos dominarão para sempre. O medo de sermos consumidos por esses sentimentos "terríveis" faz nos convencermos de que, evitando-os, nós nos sentiremos melhor e, no fim das contas, mais seguros. Existem muitos exemplos disso na vida: evitamos um restaurante ou certas músicas por nos lembrarem de uma antiga pessoa amada ou passamos longe da esquina em que o nosso carro levou uma batida na traseira um ano antes.

Infelizmente, o contrário é verdadeiro. Quando lutamos contra sensações e sentimentos desagradáveis ou dolorosos ou nos escondemos deles, em geral pioramos tudo. Quanto mais os evitamos, maior é o poder que eles exercem sobre o nosso comportamento e nossa sensação de bem-estar. O que não se sente permanece igual ou se intensifica, causando uma torrente de emoções virulentas e corrosivas. Isso nos obriga a fortalecer os métodos de defesa, evitação e controle. O ciclo vicioso criado pelo trauma é assim. Sentimentos relegados, na forma de *sensações físicas bloqueadas*, criam e impelem a crescente sombra da nossa existência. Como vimos no caso de Sharon, quando nos concentramos de modo particular *nas sensações físicas*, em pouco tempo elas se alteram e mudam – e nós também.

Cognição prematura

As crenças equivocadas de Sharon (embora em grande parte subconscientes) são esforços para entender, dar sentido à sua experiência e ajudá-la a justificar *por que* se sente tão mal. Essas "explicações" não farão nada para ajudá-la a superar sua reação ao medo e concluir as ações inibidas que constituem a base da sua resposta ao trauma ininterrupto (o *como*). Nessa etapa, a atividade psíquica só atrapalha a resolução. Por esse motivo eu a levo a resistir à sedução de entender e, ao contrário, envolver-se inteiramente com o que ela está sentindo fisicamente no corpo *nesse momento*. A consequência da "cognição prematura" é tirar a pessoa de sua experiência sensorial antes que esta se conclua e possibilitar o surgimento de novas percepções e novos sentidos.

A sensação de ansiedade não é universal

Se você perguntar a pessoas ansiosas o que estão sentindo, todas talvez *digam* que sentem "ansiedade". Contudo, é provável que as respostas sejam diferentes se elas ouvirem uma pergunta epistemológica: "Como você *sabe* que está sentindo ansiedade?" Uma delas pode dizer: "Sei disso porque uma coisa ruim vai me acontecer". Outra diria que está sentindo um nó na garganta; outra, que o coração está pulando para fora do peito; e outra, que está com dor ou um aperto no estômago. Algumas pessoas ainda se queixam de rigidez no pescoço, nos ombros, nos braços ou nas pernas; outras podem achar que estão prontas para agir, enquanto outras talvez sintam fraqueza nas pernas ou um afundamento no peito. Todas essas respostas, menos a primeira, são sensações *físicas* específicas e diversas. E, se a pessoa que disse que "alguma coisa ruim vai me acontecer" fosse encaminhada para um exame, ela descobriria alguma sensação *somática/física* motivando e definindo aquela ideia. Com um pouco de prática conseguimos mesmo começar a separar as emoções, os pensamentos e as crenças das sensações subjacentes. Ficamos então estupefatos com a nossa capacidade de tolerar e atravessar estados emocionais difíceis, como terror, raiva e desamparo, sem nos deixar levar nem afogar. Se descemos *abaixo* das sensações insuportáveis e remexemos as *sensações físicas*, algo muito profundo ocorre no organismo: surge uma sensação de fluidez, de "estar em casa". Trata-se de uma verdade importantíssima para diversas tradições espirituais antigas, em particular certas vertentes do budismo tibetano[6].

O poder transformador da sensação

Para entender o poder transformador da experiência sensorial direta, é necessário "dissecar" certas emoções, como terror, raiva e desamparo (veja o Capítulo 13). Quando percebemos (consciente e inconscientemente) que estamos em perigo, as *posturas defensivas* específicas necessárias para a nossa proteção são mobilizadas no corpo. Instintivamente nos abaixamos, nos desviamos, nos encolhemos e nos enrijecemos – preparamo-nos para lutar ou escapar; e, quando a fuga parece impossível, congelamos ou nos dobramos em prostração impotente. Todas são *reações corporais inatas*, dotadas de energia máxima para enfrentar situações extremas. Elas permitem que uma mulher de 60 quilos levante um carro para tirar o filho de baixo dele. É a mesma força primitiva que leva uma gazela a disparar a mais de 100 quilômetros por hora para se safar de um guepardo.

Essas energias de sobrevivência estão organizadas no cérebro e se expressam especificamente como estados padronizados de tensão muscular na *prontidão para agir*. Todavia, quando chegamos a esse ponto e, como Sharon, somos impedidos de *completar* a ação – como na luta ou na fuga –, o organismo congela ou sofre um colapso, e a tensão energizada permanece estagnada nos músculos. Por sua vez, essas tensões musculares não utilizadas ou usadas em parte armam uma corrente de impulsos neurais pela medula espinhal acima até o tálamo (uma estação central de transmissão de sensações) e depois a outras partes do cérebro (em particular as amídalas cerebelares), sinalizando a presença persistente de perigo e ameaça. Dito de forma simples, *se os músculos e as vísceras estão prontos para reagir ao perigo, a mente nos dirá que existe motivo para o medo.*

E, se não conseguimos localizar a causa da aflição, continuamos a procurar uma – um bom exemplo disso é a luta de Sharon para entender o que aconteceu. Vemos isso nos veteranos do Vietnã que ficam aterrorizados com o som dos fogos de artifício no 4 de Julho, muito embora eles "saibam" racionalmente que não correm perigo algum. Outros exemplos são os de pessoas que têm medo de dirigir um carro depois de terem sofrido um acidente ou daquelas que temem sair de casa por não saberem de onde vêm esses sinais de perigo. Na verdade, se não conseguimos encontrar uma explicação para o que estamos sentindo, sem dúvida forjaremos uma, ou muitas. Sempre culparemos o cônjuge, os filhos, o patrão, o vizinho (seja o da casa ao lado, seja o país ao lado) ou a velha má sorte. A mente continuará acelerada, buscando obsessivamente as causas no passado e se apavorando com o futuro. Continuaremos tensos e alertas, sentindo medo, terror e desamparo *porque* o corpo continua a avisar o cérebro de que existe perigo. A mente pode "concordar" ou não, mas essas bandeiras vermelhas (vindas de partes não conscientes do cérebro) não desaparecerão até que *o corpo* complete a ação. É assim que somos feitos – trata-se da natureza biológica, predeterminada no cérebro e no corpo.

Essas reações corporais não são metáforas; são posturas literais que revelam a experiência emocional. Por exemplo, rigidez na nuca, nos ombros e no peito, um bolo na barriga e um nó na garganta são fundamentais aos estados de medo. O desamparo é assinalado por um colapso literal do peito e dos ombros, juntamente com uma dobra na altura do diafragma e fraqueza nos joelhos e nas pernas. Todas essas "atitudes posturais" representam possibilidades de ação. Se elas conseguem completar sua ação cheia de sentido, tudo fica bem; se não, elas persistem no teatro do corpo.

Se não se dá às sensações de medo, como aquelas que Sharon sentia, o tempo e a atenção necessários para que atravessem o corpo e se resolvam/dissolvam (como nos tremores e nos espamos), o indivíduo continua sendo dominado pela dor e por outras emoções negativas. O palco está pronto para uma sucessão de sintomas instáveis. A tensão no pescoço, nos ombros e nas costas deve se transformar, com o tempo, na síndrome da fibromialgia. As enxaquecas também são expressões somáticas comuns de estresse não solucionado. O bolo na barriga pode se transmutar em afecções comuns como síndrome do cólon irritável, tensão pré-menstrual grave ou outros problemas gastrintestinais, como cólicas. Essas afecções sugam as fontes de energia do paciente e podem assumir a forma da síndrome da fadiga crônica. Os que sofrem disso são, na maioria das vezes, pacientes com sintomas em cascata que consultam médico após médico em busca de alívio e em geral encontram poucas soluções para o mal que os acomete. O trauma é o grande dissimulado e participante de muitas das afecções e doenças que afligem as vítimas. Talvez se possa argumentar que o trauma não solucionado responde pela maioria das doenças da humanidade hoje em dia.

Renegociação

O conceito de renegociação é inteiramente diferente da "reencenação do trauma" por catarse, ou inundação, tipo comum de terapia de trauma ainda utilizado após "acontecimentos graves" como estupros, catástrofes naturais e terror, como o ataque ao World Trade Center vivido por Sharon em 11 de setembro de 2001. Estudos recentes indicam que essas terapias quase sempre pouco ajudam e até podem reforçar o trauma[7].

Uma das armadilhas de várias terapias de trauma é o seu foco na revivência de recordações traumáticas juntamente com a intensa ab-reação de emoções. Nesses tratamentos que se baseiam na explanação, os pacientes são levados a desenterrar lembranças traumáticas dolorosas e descarregar as emoções associadas a essas recordações, especificamente as de medo, terror, raiva e luto. Tais abordagens catárticas não cumprem as expectativas porque costumam reforçar as sensações de colapso e o sentimento de desamparo.

Adam: sobrevivente do Holocausto

Adam era um empresário bem-sucedido financeiramente de 60 e tantos anos. Tinha mulher e família e era dono de uma empresa multinacional de eletrônicos. Por ser tranquilo e gentil, seus empregados e conhecidos gostavam dele, mas Adam não tinha amigos íntimos. Recentemente nasceu seu primeiro neto. Pelas aparências, a vida havia sido boa. O suicídio de seu filho de 27 anos acabou com esse homem de enorme determinação, embora contido. A morte o fez culpar-se e ter ódio de si mesmo.

"Paulo sempre foi diferente", afirmou Adam com naturalidade, "um menino sensível que se amedrontava com facilidade. Quando tinha perto de 4 anos, ele acordava gritando e chorando no meio da noite não se sabe por quê."

No final da adolescência, Paulo sempre falava em suicídio. "A vida é muito difícil", repetiu ele inúmeras vezes. Adam se assegurou de que seu filho nunca ficasse sozinho nos momentos ruins. Cansou-se desse seu suplício de uma década, mas insistiu no compromisso da vigília. Apesar do exaustivo empenho de Adam para salvar o filho, Paulo, que não conseguia suportar a dor, enforcou-se no banheiro, onde Adam achou o corpo largado, sem vida, do filho. Depois do choque do suicídio de Paulo, Adam sentiu pela primeira vez na vida que não teria condições de prosseguir. Em vez de se sentir arrasado por causa do luto, não sentiu nada – um estado que ele conhecera mesmo antes de perder o filho. Dessa vez, porém, o torpor o deixou tão sem ação que ele não conseguia agir. Para ele, a vida tinha parado.

Após vários meses de inércia paralisante, Adam comprometeu-se a consultar um psiquiatra. Foi convencido por um amigo da família que o aconselhou a tomar algum remédio para esse abatimento. Depois de conhecer seu histórico pessoal, o psiquiatra insinuou que o passado de Adam não o deixava chorar a morte do filho e lhe deu o diagnóstico de "luto complexo". Embora estivesse atônito com a ideia de que sua vida anterior fora "traumática" ou até agravasse seu mal-estar atual, ele concordou em conversar comigo.

Adam nasceu órfão de mãe. Um enfarte fulminante obrigou a uma cesariana de emergência para salvar a vida do único filho. Ela morreu assim que ele nasceu, dois meses antes do previsto. Como seu pai estava servindo o exército russo, Adam foi dado ao irmão do pai e à mulher deste para ser criado. A tia, que deveria cuidar dele, era na verdade cruel, psicótica, e lhe batia vezes sem fim.

Além do tormento desse início difícil, vítima de abandono e maus-tratos, Adam teve uma vida entrecortada de mais privações e desgostos. Aos 4 anos, seu tio e duas meias-irmãs foram deportados e exterminados pelos nazistas. Ele então passou por uma série de famílias cristãs, que tentaram ocultar sua origem judaica. Durante esse período, de acordo com aquelas famílias, ele gritava no meio da noite – do mesmo modo que Paulo faria com a mesma idade.

Aos 9 anos, Adam foi entregue a um grupo de fugitivos que morava na floresta. Ele "adorava ficar lá", porque gostavam dele e pela primeiríssima vez se sentia benquisto. "Aquele ano foi o melhor da minha vida", ele me contou. Embora adorasse sua "família da floresta" e se sentisse protegido por ela, seus acessos noturnos continuaram e aumentaram de intensidade. O choro e os gritos nunca amainaram, a despeito de todas as tentativas de acalmá-lo. Como nunca conseguiam acordá-lo, o barulho de seus acessos expôs a família a sério perigo. Então, tragicamente, antes de seu décimo aniversário, mandaram-no de volta para a aldeia, por onde o órfão perambulou sem destino.

Certa noite, Adam foi levado para a delegacia de polícia e interrogado. Como lhe haviam instruído, ele deu aos nazistas seu nome cristão. A polícia disse que o puniria se mentisse. Em seguida, forçaram-no a tirar a calça na frente de todos. Para esconder a vergonha, o garoto de 9 anos olhou para a parede e deu de cara com um crucifixo. Isso o aterrorizou, pois o fez acreditar que acabaria na cruz se o pegassem mentindo. Levaram Adam para um campo de concentração. "Ser deixado com vida no campo de concentração", disse, "foi um alívio. Ao menos eu estava com outros judeus."

Logo que Adam entrou no campo, um dos prisioneiros da aldeia perguntou-lhe seu nome. Já que estava entre os seus, Adam revelou o nome com que crescera e o nome daqueles que ele acreditava serem seus pais. O homem então exclamou: "Não, não, esse não é o seu sobrenome verdadeiro!" E lhe revelou o nome de seus pais legítimos e como ambos morreram. Adam lembrou-se de ter ficado indescritivelmente aliviado de saber que a mãe cruel que ele conhecera não era sua mãe de verdade.

No campo de concentração, ele viu pessoas serem espancadas, torturadas e assassinadas a tiros. Muitas outras sucumbiram ao suicídio, quase sempre por enforcamento. Durante seu internamento, Adam não teve consolo nem apoio que o ajudasse a enfrentar tal terror e pavor. Para a maioria de nós, a experiência de Adam é inimaginável. Se refletíssemos com toda a sinceridade sobre o efeito que isso teria provocado em nós, ficaríamos profundamente perturbados com esses fatos terríveis. Ainda assim, ao observar Adam na vida que tinha, ele parecia, ao menos na superfície, muito pouco diferente de você e de mim – apenas mais bem-sucedido, pelos padrões atuais.

Órfão desde o nascimento e sobrevivente de atrocidades e de um sofrimento humano o mais impensáveis, Adam suplantou seu tormento. Imigrou para a América do Sul aos 19 anos, na esperança de "fugir do passado". Lá ele se instalou e construiu uma empresa, tornando-se um empreendedor internacional poderoso e bem-sucedido financeiramente. No entanto, quando chegou a mim, esse ser humano extraordinário havia sido reduzido a um farrapo. Estava encurvado e arrastava-se ao entrar na sala. Sua postura e seus movimentos lembraram pacientes que eu vira nas alas de doentes graves em hospitais psiquiátricos. Seus olhos vazios miravam o chão, e ele não parecia notar a minha presença. Eu não tinha a mínima ideia de por onde começar. De um lado, ele estava tão apagado que o que eu dissesse ou fizesse aparentemente não o atingiria. De outro, porém, temi que, se eu conseguisse fazer aflorar seus sentimentos, estes o dominariam de tal forma que ele mergulharia em uma desesperança catatônica insondável. Como entrar em contato com esse homem sem destruí-lo? Senti-me perdido e intimidado pela dimensão e pelo delicado desafio da minha tarefa.

Adam prosseguiu de cor a ladainha que contara ao psiquiatra. Não havia indício de sentimento em sua narrativa: "Tudo isso aconteceu há tanto tempo", acrescentou ele, com um curto suspiro cansado. Ouvi, sentindo-me bastante incomodado com tanto horror exposto sem emoção. Porém, estranhamente, fiquei aliviado de ele não sentir; assim eu também não precisaria fazê-lo. Racionalmente, distanciei-me do sentimento e de Adam. Consegui fazer isso recorrendo a uma análise clínica, perguntando-me que mecanismo ele usara para se apartar dessas experiências hororosas e como conseguiu não acabar perambulando pelas ruas, como fizera quando órfão, ou num hospício.

A fim de iniciar algum contato, perguntei a Adam sobre trabalho, família e amigos – qualquer assunto que servisse para vislumbrar ao menos um indício mínimo de sentimento positivo. Não deu resultado algum. Eu me vi pedindo, de um modo esquisito, que ele contasse o que lhe acontecera nas horas anteriores daquele dia. Aturdido, ele contou que perdeu o voo e alugou correndo um carro para dirigir os 400 quilômetros de Curitiba a São Paulo a fim de me encontrar. Lembrou-se de ter visto no estacionamento da locadora, perto do aeroporto, crianças empinando pipas que elas haviam feito com coisas achadas no lixão*. Captei o primeiro lampejo em seu rosto sempre inexpressivo. Mas aí, com a mesma rapidez, o rosto retomou a monotonia, e o corpo dele curvou-se para a frente, resignado. Querendo que ele não desabasse, pedi-lhe que ficasse em pé, com os joelhos levemente dobrados. Para ficar em pé, os sistemas proprioceptivo e cinestésico precisam ser ativados e coordenados. O efeito disso foi manter acesa a consciência de Adam ativando no sistema nervoso o ramo do estado de alerta. Essa intervenção é o oposto de deixar o paciente entrar em colapso pela ativação da reação de desligamento, perpetuando, assim, os sentimentos mórbidos de vergonha e derrota. Enquanto Adam estava em pé com os joelhos relaxados, orientei-o a "olhar para dentro" e achar algum lugar em seu corpo onde ele pudesse "encontrar a imagem das crianças brincando com a pipa improvisada"**. De início, ele disse sentir-se mais ansioso (devido à superexcitação do sistema simpático), mas, depois de estimulado, Adam conseguiu localizar um pequeno círculo de calor na barriga. Disse-lhe: "Apenas passe a conhecer essa sensação por um instante".

Ele abriu os olhos abruptamente, surpreendendo-se com as próprias palavras: "Isso pode ser perigoso".

"Sim", concordei, "pode. Por isso é importante aprender a sentir – um pouquinho de cada vez. Seu corpo está congelado há muito tempo; vai demorar um pouco para descongelar", acrescentei. Era importante confirmar seu medo legítimo e oferecer-lhe uma imagem (o degelo do congelado) que o ajudasse a atenuar o medo, convidando-o a investigar sua experiência interna.

Adam sentou-se e olhou pela sala. Pedi que descrevesse o que vira***. Isso deu oportunidade para relacionar o calor na barriga ao modo como ele percebeu o mundo externo no momento presente. Ele pareceu perplexo. "Ah, eu não tinha notado as flores – nem a mesa em que elas estão." Quase como a expressão de curiosidade de alguém que sai do coma, o rosto dele mostrou outro breve lampejo de despertar. Ele olhou em volta e percebeu um tapete oriental e uma pintura. "Eles têm cores, cores vivas", disse, inocentemente.

---

* A disposição das crianças pobres empinando pipas alegremente é retratada no filme clássico *Orfeu negro*, uma reinterpretação do mito grego ambientada no Rio de Janeiro.

** Nesse momento, não quis pedir a Adam que tentasse sentir algo (o que só provocaria frustração e fracasso), mas fazê-lo interessar-se em iniciar a exploração (em "encontrar a imagem lá dentro").

*** Faz-se isso para aumentar a percepção e a presença figura e fundo.

"Enquanto você olha aquelas cores, quero que encontre o lugar dentro do seu corpo que consegue senti-las – mesmo que só um pouquinho."*

Adam olhou para mim com uma expressão de perplexidade, talvez à espera de outras instruções. Mas então ele fechou os olhos e mergulhou para dentro. "Está mais quente na barriga, e o círculo está aumentando de tamanho."

Alguns momentos depois, pedi-lhe que ficasse em pé outra vez: "Adam, vou pedir que faça algo que pode parecer estranho... Quero que visualize o quadro das crianças com as pipas... Sinta os pés no chão e como as pernas o sustentam. Agora sinta os *seus* braços enquanto *você* segura o fio da pipa... e imagine-se no campo com as crianças".

Adam respondeu quase com alegria: "Estou sentindo isso nos braços e na barriga... Está mais quente e maior... Consigo ver as cores; são vivas e quentes... Vejo as pipas dançando nas nuvens".

Depois de alguns momentos em silêncio, Adam sentou-se e olhou em volta. "Use quanto tempo quiser, Adam... Apenas sinta o ritmo disso... do lado de dentro e do lado de fora."**

Os olhos dele olharam alternadamente para a mesa com as flores e o quadro na parede. Ele focalizou a mesa e começou a dizer que a cor e os veios da madeira eram quentes... parou... "O calor por dentro é bom." Ele fechou os olhos de novo, sem a minha instrução dessa vez, descansou um pouco, depois abriu os olhos lentamente e se virou para mim, fitando-me sem embaraço algum. Essa foi a primeira vez que o sistema de interação social de Adam (veja o Capítulo 6) foi despertado e ativado.

O corpo de Adam mostrou alguma vitalidade; o rosto caído ganhou um tom colorido, quase vibrante, e a postura encurvada se ergueu e aprumou. Adam era como uma folha nova de bananeira, bem enrolada, que se volta para o sol e tenta alcançá-lo, confiando no seu calor enquanto se desdobra devagar. Ele estava maravilhado com a sala, como se a visse pela primeira vez. Olhou para as mãos e segurou de leve os dedos de uma delas com a outra. Então levou as mãos à parte superior dos braços e segurou os ombros, com os braços cruzados sobre o peito. Era como se estivesse segurando e alimentando a si mesmo. Ele surpreendeu a nós dois ao dizer: "Estou vivo".

Ao perceber que podia começar a sentir, Adam tornou-se, naquele momento, como a criança com orgulho da pipa maravilhosa que ela criou. Esse foi para Adam o início de um aprendizado gradual, rítmico. Agora ele podia começar a sentir seu eu

---

*   É importante pegar um pouco da experiência interna, como essa, e ligá-lo à percepção externa. Trata-se da "figura-fundo" que faz surgir a "experiência do agora".

** A mudança figura-fundo costuma ser um movimento geral para a fluidez e o fluxo.

corporal sem abrir demais em sua alma a porta sombria da violência e do horror. Era capaz de abrir apenas o suficiente para sentir – sentir sem ser aniquilado, sem ser engolido pelo buraco negro do seu passado terrível nem perdido na intensa treva do luto e da imensa culpa por Paulo. De certo modo, em sua consciência corporal, ele descobrira a existência de um chão intermediário. Descobrira um lugar entre estar inteiramente dominado e afogado, de uma parte, e imerso em uma depressão mortificante, de outra.

Em outro dia, Adam escreveu para mim que essa experiência de um chão intermediário tênue mas perene permitiu-lhe experimentar um novo sentido de otimismo. Desse lugar ele era capaz de sentir compaixão por si mesmo por ter sido um órfão no Holocausto. "Foi também aí", disse ele, "que comecei a ser capaz de chorar por meu filho amado e encontrar o prazer e a alegria de estar com a família."

Questões para discussão

Refleti sobre a nossa sessão e o que teria levado Adam de uma depressão esmagadora para o fluxo da vida. Ele conseguiu identificar-se com a animação do menino favelado – uma animação que transcendia o futuro carente da criança. Conseguiu sentir no próprio corpo a inocência, a empolgação e a alegria de uma criança empinando uma pipa improvisada com restos aproveitados do lixo. De certa maneira, Adam pegou coisas do monte de lixo do seu passado devastador e desumano. Agora, porém, em vez de desmoronar sob seu peso, ele engendrou uma solução criativa. Ao se levantar (contradizendo cinestesicamente sua prostração habitual) e estabilizar fisicamente a própria dor, ele mobilizou sua força vital e entrou para o transcendente jogo da pipa. Ele conseguiu sentir-se puxado para cima pela imagem elevada e na direção da possibilidade de liberdade autêntica e diversão espontânea. Metaforicamente, ele voltou a se familiarizar com a alegoria do seu nome. Adam associou-se à inocência do Adão bíblico – antes que o fruto amargo da terrível experiência lhe queimasse a língua com o gosto amargo da desumanidade cruel e maligna do homem. Esse homem antes destruído agora remexia na personificação arraigada e na resistente autocomiseração a ponto de começar a poder lamentar e, assim, iniciar o retorno à vida. Eu não quis expô-lo ao choque de ver seu filho pendurado no banheiro (quanto mais afogá-lo com essa cena). Minha preocupação principal, naquele momento, foi evitar o desligamento do sistema nervoso de Adam, provocado pelo choque, e começar a criar uma base para a resiliência e a autorregulação.

Quero convidá-lo, leitor, a ponderar as considerações a seguir. Teriam sido meras coincidências os episódios dos gritos inconsoláveis de Paulo, que começaram aos 4 anos, e sua decisão de se enforcar? (Lembre-se de que a mulher de Adam disse que o marido também gritava e chorava à noite, do mesmo modo que o filho viria a fazer.)

Ou esses incidentes foram um reaparecimento intergeracional de experiências despercebidas e das emoções relegadas de seu pai? Essas possibilidades estão entre os mistérios do trauma e do espírito humano.

Certos autores que estudam o Holocausto, como Yael Danieli[8] e Robert Lifton[9], fizeram análises inovadoras sobre as vítimas desse massacre horrendo. Ao trabalhar com Adam e poucos outros sobreviventes desse tipo de experiência, confrontei-me pessoalmente não só com o terrível conhecimento da crueldade de que os seres humanos são capazes, mas também com o extraordinário processo pelo qual o corpo é de algum modo capaz de compartimentar os efeitos dessa crueldade e tocar a vida adiante. Ele mantém um controle tênue – isto é, até que algo seja acrescentado à insustentável contenção do fardo. Mesmo assim, a chama lenta do eu profundo pode se reacender como que por milagre, desde que haja a oportunidade certa e um apoio cuidadosamente dosado.

Epílogo

Após a nossa sessão, Adam voltou à sua cidade natal na Polônia em busca de informações a respeito de sua mãe verdadeira, falecida quando ele nasceu. Os nazistas não haviam destruído a lápide, e Adam a substituiu por uma nova porque seu coração "estava muito enternecido por saber da existência" da mãe.

Vince: ombro travado

> O choque entre dois processos contrários, um de excitação e outro de inibição,
> que dificilmente são simultâneos ou têm duração ou intensidade muito
> incomum, ou ambos, provoca a ruptura do equilíbrio.
>
> Ivan Pavlov

Não é incomum, sobretudo para um bombeiro, ter relutância em consultar um psicoterapeuta – um "médico de cabeça". Quanto mais com relação a um problema "obviamente" físico. Vince estava indo a um fisioterapeuta por causa do ombro direito, travado. Essa incapacidade o impedia de executar seu trabalho de bombeiro. O tratamento não ia bem: depois de várias sessões, ele continuava sem conseguir afastar o braço do tronco mais que alguns centímetros. O ortopedista consultado recomendou cirurgia, em que o braço é "manipulado" (puxado violentamente), sob anestesia geral, na tentativa de curá-lo. Uma operação dessas implica uma reabilitação longa e dolorosa e em geral não melhora muito a situação.

Como não parecia haver lesão física, o fisioterapeuta, na esperança de evitar o difícil procedimento, indicou-me a ele. Os sintomas haviam começado alguns meses antes do nosso encontro. Ele trabalhava na garagem e pegou um motor de arranque para o seu carro. Quando o ergueu, sentiu uma "pontada de alguma coisa" no braço. No dia seguinte, o ombro estava duro e dolorido. Com o tempo, a dor ficou mais aguda e o alcance dos movimentos piorou progressivamente, tornando-se crônico. Como era de esperar, Vince atribuiu o "estiramento" do ombro ao trabalho no carro. É parecido com o caso de uma pessoa que se curva para pegar um papel no chão e tem um espasmo nas costas. O senso comum e a observação clínica da maioria dos quiropráticos e massagistas dizem que se tratava de costas predestinadas – "era para acontecer".

Vince está claramente atrapalhado por consultar um "médico de cabeça" e reluta em se entender comigo. Percebendo isso, eu o tranquilizo dizendo que não farei perguntas pessoais e me aterei a ajudá-lo a se livrar dos sintomas. "É", diz ele, "meu corpo está arrebentado mesmo." Peço-lhe que me mostre quanto ele consegue mexer o braço *antes* de começar a doer. Ele o movimenta poucos centímetros e olha para mim: "É mais ou menos isso".

"Certo, agora quero que o movimento do mesmo modo, mas *bem* devagar, assim" – e lhe mostro com o meu braço.

"Hum", diz ele, olhando para o braço. Sem dúvida está surpreso de conseguir levá-lo mais adiante sem dor.

"Desta vez, mais devagar ainda, Vince... Vamos ver o que acontece agora... Quero que você use realmente *toda a atenção*; focalize a mente no seu braço agora." O movimento lento permite que a consciência seja levada para o braço. O movimento rápido, sem concentração, pode recriar um padrão de contenção para se proteger.

Sua mão começa a tremer, e ele olha para mim em busca de aprovação. "Isso, Vince, é assim mesmo. Isso é bom. São os seus músculos começando a se soltar. Tente concentrar-se aí, no braço e no tremor. Deixe o braço se mexer do jeito que ele quiser." O tremor continua por um instante e depois para. Vince começa a suar muito na testa.

Quando ele vai ao extremo do padrão de tensão dos músculos, parte da "energia" retida em seu padrão de defesa muscular começa a ser liberada. Aí se incluem as reações involuntárias do sistema nervoso autônomo, como espasmos, tremor, suor e mudanças de temperatura*. Como essas ações são subcorticais, a pessoa não tem a sensa-

---

*   Acredito que movimentos lentos e conscientes suscitem as funções involuntárias do sistema nervoso, sobretudo o sistema extrapiramidal/eferente gama.

ção de controle sobre as reações. Isso pode incomodar bastante. Minha função aí é a de tutor e parteira, ajudando Vince a se familiarizar com essas sensações "estranhas ao ego", ainda mais porque ele desconhece inteiramente reações involuntárias incontroláveis.

"O que é isso? Por que isso está acontecendo?", pergunta Vince num tom de criança assustada.

"Vince, vou lhe pedir agora que apenas feche os olhos por um minuto e entre em seu corpo. Vou estar bem aqui se precisar de mim." Depois de alguns momentos de silêncio, suas mãos e seu braço começam a se esticar – o braço inteiro, os ombros e as mãos passam a tremer com mais intensidade. "Tudo bem isso estar acontecendo", encorajo. "Deixe-o fazer o que ele necessita e continue sentindo o seu corpo."

"Está frio e em seguida esquenta", afirma ele, enquanto continua estendendo o braço, movimentando-o agora até cerca de 45 graus. Então ele para de repente. Surpreso por conseguir abrir tanto o braço, Vince arregala os olhos. Ao mesmo tempo, parece agitado; seu rosto fica pálido subitamente. Ele reclama de enjoo.

Em vez de recuar, eu o encorajo a ficar consciente das sensações físicas. Ele passa a respirar rapidamente. "Meu Deus, eu sei o que é isso."

"Que bom", interrompo, "mas continuemos com as sensações um pouco mais e depois falamos disso, está bem?"* Vince faz sinal afirmativo e movimenta o braço para a frente e para trás como se estivesse serrando um pedaço de madeira em câmera lenta. Com esse movimento vagaroso, Vince começa a explorar o movimento interno contido e travado por tensão muscular crônica. Ele agora diferencia dois impulsos conflitantes – um diz respeito à extensão e o outro, ao recolhimento, em repulsão. (Observo a repulsão como um padrão particular que envolve a retração do lábio para um lado e a inclinação da cabeça, que se afasta um pouco.) O tremor aumenta e diminui de novo, depois se estabiliza. Lágrimas escorrem dos olhos de Vince. Ele inspira profunda e espontaneamente e então estende todo o braço para a frente. "Não dói nada!" Isso condiz com o que descobri sobre a dor crônica. Em geral existe um padrão de tensão muscular latente que, ao ser desfeito, faz a dor desaparecer.

Vince abre os olhos e me olha. Tendo sem dúvida terminado a análise "de baixo para cima", ele agora consegue formar novos significados e me revela o acontecimento a seguir. Cerca de oito meses antes** ele foi fazer compras com sua mulher. Ao sair do supermercado, ouviu um estrondo. Um carro havia batido no poste do outro lado da

---

* Interrompo a pressa em obter um alívio temporário explicando a sensação em vez de completar a ação paralisada e aceitar a formação de novos significados.

** É frequente um atraso significativo entre o acontecimento traumatizante e o aparecimento dos sintomas.

rua. Ele largou a sacola e correu para o local do acidente. A motorista estava sentada imóvel, em aparente estado de choque. Como o motor do carro estava ligado, ele se esgueirou por sobre o corpo inerte dela a fim de desligar a ignição, procedimento recomendado para evitar um incêndio ou uma explosão. Assim que começou a girar a chave, Vince viu uma criança pequena no banco do passageiro, decapitada pelo *air bag*. E então ele *me contou* por que seu ombro ficara paralisado: "Eu estava bem até ver a criança... Estou acostumado a fazer coisas assim, perigosas... mas, quando vi a garota, uma parte de mim quis puxar meu braço de volta e sair dali... senti vontade de vomitar... e a outra parte continuou ali e fez o que tinha de fazer... Às vezes é muito difícil fazer o que a situação exige". "Sim", concordei, "é difícil, e você e seus colegas continuam a fazer mesmo assim... Obrigado."

"Hum", acrescentou ele ao sair, "acho que tenho de aprender a pensar no meu corpo." Vince aprendera que a mente e o corpo não são entidades separadas – que ele era um ser só. Disse que queria se conhecer mais e voltou para outras três sessões. Aprendeu a lidar melhor com situações estressantes e conflituosas e, desnecessário dizer, não precisou de cirurgia.

Quando precisamos salvar vidas, é enorme a quantidade de agitação e adrenalina que inunda o corpo. Quando Vince tentou salvar a passageira no acidente de carro, ocorreram dois atos de sobrevivência simultâneos mas opostos: um, fazer o possível para salvar a vida dela; outro, afastar-se do horror. Nesse conflito intenso, o sistema nervoso e os músculos de Vince travaram; o ombro ficou paralisado. Ao ser capaz de *"sentir através" dos impulsos conflitantes e distingui-los* – primeiro, estender-se para a frente e depois retrair-se de horror –, a vasta energia de sobrevivência* foi descarregada nas ondas de suor com tremores e náusea, em vez de cada um deles agir contra si próprio.

A vez do dr. Pavlov

Ivan Pavlov, premiado com o Nobel de Fisiologia ou Medicina em 1904 por sua prodigiosa obra sobre reflexo condicionado, foi levado a estudar experimentalmente a crise (traumática) por um acaso. A grande enchente de 1924 em Leningrado provocou a inundação do seu laboratório, localizado em um porão, e a água chegou muito perto da altura em que estavam as gaiolas de seus cães de experimentação. Os cachorros ficaram aterrorizados, mas não se machucaram fisicamente. Quando Pavlov retomou as

---

* Em uma situação diferente, a premência pode ser a de salvar a própria vida ou ficar estático numa trincheira, como ocorre na "névoa da guerra".

experiências, ficou surpreso ao descobrir que os cães tinham perdido os reflexos condicionados que haviam adquirido. Ao mesmo tempo que isso obviamente interessava a Pavlov, outra série de observações mudou o futuro de seu trabalho investigativo. Uma proporção significativa de cães, embora fisicamente ilesos, teve uma crise emocional, comportamental e fisiológica, que implicava encolher-se e tremer no canto das gaiolas, enquanto outros animais antes dóceis passaram a avançar com ferocidade nos tratadores. Além disso, foram observadas mudanças fisiológicas, como batimentos cardíacos acelerados ou reduzidos sob tensão moderada e reações de grande susto a estímulos suaves (como sinais sonoros ou a aproximação de um pesquisador).

A enchente provocou duas tendências conflitantes, como mostra a definição de Pavlov: "O choque de dois processos [intensos] contrários, um de excitação e outro de inibição". Em outro exemplo, o impulso simultâneo de comer e sofrer um forte choque elétrico (quando este ocorre junto com a alimentação) resulta em crise dos animais com fome. Diante da ocorrência de dois impulsos opostos – um de ficar e comer e o outro de fugir de um acontecimento extremamente nocivo –, sem dúvida haverá uma crise.

Em suma, a expressão motora de duas reações instintivas cria um conflito e resulta em paralisação, como na estase do ombro de Vince. Em condições normais, os músculos de extensão atuam reciprocamente com os de flexão. Nos estados traumáticos, porém, os agonistas e os antagonistas atuam um contra o outro, provocando um estado de travamento (imobilização). Isso pode ocasionar sintomas de debilitação em praticamente qualquer parte do corpo. A energia retida em respostas inibidas (frustradas) é tão forte que pode provocar uma tensão muscular extrema, que costuma ter efeitos profundos. Por exemplo, quando alguém salta de um prédio em chamas para uma rede de salvamento bem abaixo, as pernas podem ser fraturadas durante a queda, antes do impacto. Isso ocorre porque tanto os músculos extensores quanto os flexores contraem-se ao mesmo tempo, com uma intensidade brutal. Em guerras ou catástrofes naturais, o impulso instintivo de autopreservação quase sempre conflita com o de proteger um camarada. Na Primeira Guerra Mundial, o predomínio da fadiga de combate foi bastante alto nas trincheiras. Os soldados de infantaria eram literalmente encurralados e bombardeados com explosivos estrondosos semanas a fio. Instintivamente, eles eram "impelidos" a correr como loucos para escapar ou ficar sob fogo e lutar pela preservação do grupo. Aliás, muitos soldados acabaram mortos por correr para escapar sem refletir (ou foram fuzilados por suposta covardia). Nos poucos filmes documentais da Primeira Guerra Mundial com soldados acometidos de fadiga de combate, veem-se as consequências dessa imobilização crônica na tortura, na contorção e na convulsão dos homens. Vemo-nos imaginando quantos soldados adquiriram traumas e sofreram de culpa por terem preferido proteger a si mesmos, largando os feridos à própria sorte. Seja como for, a coragem é um fenômeno muito mais complexo do que em geral se julga.

O trauma pelos olhos de uma criança

Trabalhando por toda a minha vida com adultos, pediram-me às vezes que eu visse os filhos dos meus clientes. Frequentemente fiquei assombrado com o fato de que, com intervenções muito breves, as crianças recuperaram-se daquilo que de outro modo teria sido uma incapacitação para a vida inteira. Essas crianças, desaferradas do jugo do trauma, tornaram-se livres para se desenvolver com confiança, resiliência e alegria. Fui coautor de dois livros sobre o tratamento preventivo e somático do trauma na infância. Um deles volta-se para terapeutas, pessoal médico e professores[10], enquanto o outro ensina aos pais recursos eficazes de auxílio emocional[11].

Nesta seção, apresento a história delicada de três crianças deprimidas: Anna, Alex e Sammy. O relato sobre elas ilustra o princípio de que quanto menos melhor, e fala da capacidade de recuperação inata do espírito humano.

Anna e Alex: piquenique frustrado

Anna, de 8 anos, tem olhos castanhos enormes. Ela poderia ter servido de modelo em uma das pinturas de Margaret Keane com crianças de olhos amendoados. A enfermeira escolar acaba de trazê-la para conversar comigo. Pálida, com a cabeça pendente e mal respirando, parece um filhote de cervo paralisado pelos faróis de um carro. Seu rosto frágil não tem expressão, e seu braço direito pende inerte, como se estivesse prestes a se soltar do ombro.

Há dois dias, Anna foi à praia em um passeio da escola. Ela e uma dezena de coleguinhas brincavam no mar quando uma ressaca repentina os arrastou rápido para o fundo. Anna foi resgatada, mas Mary (uma das mães que se dispôs a acompanhar o passeio) afogou-se depois de salvar corajosamente várias crianças. Mary fazia as vezes de mãe de muitas crianças da vizinhança, Anna inclusive, e a comunidade ficou chocada com a trágica morte dela. Eu pedi à enfermeira escolar que tentasse localizar crianças com sintomas súbitos (por exemplo, dores em geral, dor de cabeça e na barriga e resfriados). Anna havia estado com a enfermeira três vezes naquela manhã, queixando-se de muita dor no braço e no ombro direito.

Um dos equívocos cometidos por quem atende a traumas é tentar fazer as crianças falar sobre o que estão sentindo logo após o acontecimento. Ainda que raramente seja saudável ocultar os sentimentos, aquela prática pode provocar trauma. Nesses momentos de vulnerabilidade, as crianças (e os adultos também) tendem a ficar transtornadas com facilidade. Traumas anteriores podem ressurgir em consequência de um acontecimento insuportável, criando uma situação complexa que envolve, por exemplo, segredos profundos, vergonhas ocultadas, culpa e ódio. Por essa razão, antes de vermos a criança, minha equipe procurou e conseguiu de vários professores (e da enfermeira) da escola de ensino fundamental um pouco do histórico de Anna. Desse modo, obtivemos informações que tanto eram desconhecidas conscientemente da criança quanto poderiam ser perigosas se descobertas, dada a fragilidade do estado dela.

Soubemos que aos 2 anos Anna viu seu pai balear a mãe no ombro e em seguida se suicidar. Um detalhe extra que compunha os sintomas surgiu de uma situação por que ela passou antes do piquenique: ficou furiosa quando Robert, filho de Mary de 16 anos, brigou com o irmão dela de 12 anos. Havia uma grande possibilidade de Anna ter represado o rancor contra Robert antes do afogamento e querer uma revanche naquele momento. Isso suscitou a eventualidade de Anna estar sentindo uma culpa profunda pela morte de Mary – talvez até acreditando (por meio de uma fantasia) que fosse responsável por ela.

Peço à enfermeira que sustente com suavidade o braço machucado, o que poderia ajudar Anna a controlar a "energia do choque" estagnada nele, além de aumentar a consciência interna da criança. Com esse apoio, Anna seria capaz de destravar lentamente (isto é, aos poucos) e acessar os sentimentos e as respostas que ajudassem a trazê-la de volta à vida.

"Como é estar dentro do seu braço, Anna?", perguntei com suavidade.

"Dói demais", responde ela baixinho.

Seus olhos estão abatidos, e eu digo: "Dói muito, é?"

"É."

"Onde dói? Pode me mostrar com o dedo?" Ela aponta um lugar na parte superior do braço e diz: "E dos lados também". Há um leve estremecimento em seu ombro direito, seguido de um suspiro curto. Por um momento, seu rosto abatido ganha um tom rosado.

"Está bem, querida. Com isso melhora um pouco?" – ela faz que sim, e pega mais fôlego. Após esse relaxamento leve, ela se enrijece imediatamente, puxando o braço na direção do corpo para protegê-lo. Eu aproveito o momento.

"Onde sua mãe se machucou?" Ela aponta o mesmo lugar no braço e começa a tremer. Não digo nada. O tremor se intensifica, depois desce pelo braço e sobe para o pescoço. "Anna, deixe a tremedeira acontecer, como numa tigela de gelatina – ela é vermelha, verde ou amarela? Você consegue deixá-lo tremer? Sente o tremor?"

"É amarela", diz a menina, "como o sol no céu." Ela respira fundo e em seguida olha para mim pela primeira vez. Sorrio e concordo com a cabeça. Os olhos dela se fixam nos meus por um instante e depois se afastam.

"Como está o seu braço agora?"

"A dor está indo para os dedos." Os dedos tremem de leve. Falo com ela baixinho, com suavidade, ritmadamente.

"Sabe, Anna, querida... Acho que não existe uma pessoa em toda a cidade que não sinta, de algum modo, que a morte de Mary foi culpa dela." Ela me olha por um instante. Eu prossigo: "Agora, é claro que isso não é verdade... mas é como todos se sentem... e isso acontece porque todos a amam muito". Ela se volta e olha para mim. Há um quê de autor-reconhecimento em sua atitude. Com os olhos dela grudados em mim, eu continuo: "Às vezes, quanto mais amamos alguém, mais achamos que foi culpa nossa". Duas lágrimas escorrem do canto externo de cada olho antes que ela vire o rosto para longe de mim.

"E às vezes, quando estamos muito bravos com uma pessoa e acontece alguma coisa ruim com ela, achamos que isso aconteceu porque nós queríamos que acontecesse." Anna me olha bem nos olhos. Continuo: "E, sabe, quando uma coisa ruim acontece com alguém que amamos ou adiamos, ela não acontece por causa do que queremos. Às vezes o que é ruim apenas acontece... e os sentimentos, por maiores que sejam, são só sentimentos". O olhar de Anna é penetrante e de agradecimento. Eu me sinto contendo as lágrimas. Pergunto a ela se quer voltar para a aula agora. Ela faz que sim, olha uma vez mais para nós três e caminha porta afora, com os braços movimentando-se soltos, no ritmo dos passos.

Alex, como várias das crianças que estavam na praia e presenciaram a tragédia, estava com dificuldade de dormir e comer. O pai dele o trouxe a mim porque o garoto estava se alimentando muito mal nos últimos dois dias.

Assim que nos sentamos, pergunto a ele se consegue sentir por dentro da sua barriga. Ele põe a mão de leve na barriga e, com uma fungada, responde: "Sim".

"Qual é a sensação lá dentro?"

"Está duro como se fosse um nó."

"Tem alguma coisa dentro desse nó?"

"Tem. É preto... e vermelho... Não gosto dele."

"Dói, hein?"

"É."

"Sabe, Alex, dói mesmo, porque você a ama... mas não vai doer para sempre."

As lágrimas rolam pela face do menino, e a cor volta ao seu rosto e a seus dedos. Naquela noite, Alex come tudo. No velório de Mary, ele chora abertamente, sorri com afeto e abraça os amigos.

Sammy: brincadeira de criança

> Descobre-se mais sobre uma pessoa em uma hora de brincadeira
> do que em um ano de conversa.
>
> Platão

Do mesmo modo que nem Vince nem os médicos conseguiram relacionar o travamento persistente do ombro dele com um acontecimento grave, é comum os sintomas das crianças ou mudanças em seu comportamento motivarem questões enigmáticas que desconcertam os pais e também pediatras. Isso ocorre principalmente quando a criança tem pais "bons demais", que criam um ambiente estável e amoroso em casa. Às vezes, as novas atitudes da criança, ainda que não sejam nada sutis, são um mistério. Perplexa, a família talvez não consiga relacionar a conduta do filho ou outros sintomas à origem do medo extremo.

Em vez de se exprimirem de um modo facilmente compreensível, as crianças tendem a mostrar que estão sofrendo por dentro da maneira o mais frustrante possível. Mostram por meio do corpo. Podem se tornar irritantes, agarrando-se aos pais e tendo chiliques. Ou podem sofrer de agitação, hiperatividade, pesadelos e insônia. Ainda mais preocupante, elas podem externar os incômodos e as mágoas maltratando um animal de estimação ou uma criança mais nova e mais fraca. Outras crianças talvez revelem seu sofrimento com dores de cabeça ou de barriga e urinando na cama, ou então evitando pessoas e coisas de que elas gostavam para conseguir conviver com a ansiedade insuportável. E os pais se perguntam: de onde podem ter vindo esses sintomas?

Os próprios símbolos de juventude – acontecimentos "comuns", como quedas, acidentes e atendimentos médicos –, quando não solucionados, são suspeitos de esconder os culpados pela ansiedade da criança. Isso sem dúvida aconteceu com o pequeno Sammy.

Como as crianças pela própria natureza gostam de brincar, os terapeutas e os pais podem ajudá-las a se recuperar, superando seus medos para dominar os momentos mais amedrontadores por meio de brincadeiras orientadas. Quando as crianças expressam seu mundo interno ao brincar, é o corpo que se comunica diretamente conosco.

Esta é a história de Sammy, menino de 2 anos e meio, na qual a montagem de uma sessão lúdica originou uma experiência reparadora bem-sucedida. Depois da história deste caso, há sugestões para terapeutas, profissionais médicos e pais. A seguir, um exemplo do que pode acontecer quando uma queda comum que leva a um pronto-socorro para dar alguns pontos se complica. Ele mostra também que vários meses mais tarde a experiência apavorante de Sammy resultou, por meio da brincadeira, em um sentido renovado de confiança e alegria.

Sammy está passando o fim de semana com os avós, de quem sou hóspede. Ele tem sido um tirano insuportável, tentando controlar agressivamente e sem trégua seu novo ambiente. Nada o satisfaz; sempre que está acordado mostra-se temperamental; quando está dormindo, ele se agita e se vira como se estivesse lutando com as roupas de cama. Esse comportamento não é inteiramente inesperado em uma criança com 2 anos e meio cujos pais foram viajar no fim de semana – as crianças com angústia da separação em geral fazem isso. Sammy, no entanto, sempre gostou de visitar os avós, e seu comportamento estava passando dos limites para eles.

Os avós me revelaram que seis meses antes Sammy caíra do cadeirão e fizera um corte feio no queixo. Sangrando muito, foi levado ao pronto-socorro. Quando a enfermeira chegou para medir a temperatura e a pressão dele, Sammy ficou com tanto medo que ela não conseguiu concluir. Esse garotinho vulnerável foi então atado a uma maca pediátrica (uma prancha com tiras de velcro). Com o tronco e as pernas imobilizadas, as únicas partes de seu corpo que se mexiam eram a cabeça e o pescoço – que ele, obviamente, mexeu com o máximo de força que conseguiu. Os médicos decidiram apertar as tiras e imobilizar a cabeça dele com as mãos para poder suturar-lhe o queixo.

Após essa experiência perturbadora, a mãe e o pai saíram com Sammy para comer um hambúrguer e ir ao parquinho. A mãe foi muito atenciosa e, com cuidado, deu-lhe apoio com relação àquela experiência em que ele se assustou e se feriu. Logo tudo pareceu esquecido. No entanto, a atitude autoritária do garoto começou pouco depois desse acontecimento. Estariam os chiliques e o comportamento dominador de Sammy relacionados com o desamparo sentido naquele trauma?

Quando os pais voltaram, concordamos em investigar a existência de uma carga traumática associada à experiência recente. Todos nos reunimos no chalé em que estávamos hospedados. Com os pais, os avós e Sammy observando, pus seu ursinho Pooh de pelúcia na beirada de uma cadeira de tal maneira que ele caiu no chão. Sammy deu um grito agudo, voou para a porta, atravessou correndo uma ponte e desceu um caminho estreito até o riacho. Nossas suspeitas se confirmaram. Sua mais recente visita ao hospital não havia sido nem inofensiva nem esquecida. A atitude de Sammy nos mostrou que esse jogo podia ser insuportável para ele.

Os pais o trouxeram de volta do riacho. Ele se agarrou amorosamente à mãe enquanto nos preparávamos para outro jogo. Garantimos a ele que todos ficaríamos ali para proteger o ursinho. Ele correu mais uma vez, mas agora só até o quarto ao lado.

Nós o seguimos até lá e esperamos para ver o que aconteceria. Sammy correu para a cama e bateu nela com os dois braços, olhando para mim, expectante.

"Raiva, é?", perguntei. Ele me lançou um olhar que confirmou a pergunta. Interpretando sua expressão como um sinal de vá em frente, eu pus o urso embaixo do cobertor e coloquei Sammy na cama junto ao bichinho.

"Sammy, todos nós vamos ajudar o ursinho Pooh."

Segurei o urso embaixo do cobertor e pedi a todos que ajudassem. Sammy olhou com interesse, mas logo se levantou e correu para a mãe. Com os braços apertados ao redor das pernas dela, ele disse: "Mamãe, estou com medo"*. Sem pressioná-lo, esperamos até que ele estivesse com vontade de voltar a brincar. Na vez seguinte, a avó e o ursinho foram deitados e presos juntos, e Sammy participou ativamente do resgate deles. Quando libertamos o urso, Sammy correu para a mãe, agarrando-se a ela mais forte que antes. Ele começou a tremer e ter espasmos de medo, e depois, surpreendentemente, o peito dele expandiu-se com uma sensação crescente de empolgação e orgulho.

Vemos aí a transição entre a reencenação do trauma e a brincadeira curativa. Da vez seguinte que se aproximou da mãe, Sammy a agarrou menos e pulou mais de empolgação. Esperamos até que ele estivesse pronto para brincar de novo. Todos, exceto o menino, tiveram a vez de ser resgatados com o ursinho. A cada vez Sammy mostrou mais vigor ao pular do cobertor e fugir para a segurança dos braços da mãe.

Quando chegou sua hora de ser segurado sob o cobertor com Pooh, ele ficou muito agitado e temeroso. Correu para os braços da mãe várias vezes antes de ser capaz de passar pelo desafio máximo. Armando-se de coragem, subiu na cama embaixo do cobertor com o ursinho enquanto eu segurava o cobertor de leve. Observei os olhos dele, que se arregalaram de medo, mas só por um instante. Então ele agarrou o ursinho, empurrou o cobertor para longe e se lançou nos braços da mãe. Soluçando e tremendo, ele gritou: "Mamãe, me tira daqui! Mamãe, tira isso de mim!" O pai, assustado, me contou que essas foram exatamente as mesmas palavras que Sammy gritou quando esteve atado à maca no hospital. Ele se lembrava bem disso porque tinha ficado surpreso com a capacidade do filho de fazer um pedido tão direto e com tal clareza com apenas 2 anos e meio de idade.

Repetimos a escapada diversas vezes mais. Sammy demonstrou estar cada vez mais forte e triunfante. Em vez de correr com medo para a mãe, ele correu de empolgação, subindo e descendo. A cada escapada bem-sucedida, todos aplaudimos e

---

* Essa confiança na segurança não aconteceria sem que existisse um vínculo sólido. Quando não há um laço afetivo ou quando há abuso, a terapia é, sem dúvida, muito mais complexa e em geral exige também a terapia com os pais ou cuidadores.

dançamos juntos, comemorando: "Viva o Sammy! O Sammy salvou o ursinho Pooh!" O garoto de 2 anos e meio dominou a experiência que o arrasara poucos meses antes. Desapareceu o comportamento agressivo e temperamental resultante do trauma, usado na tentativa de controlar o ambiente, enquanto a "hiperatividade" e a evitação dele (que ocorreram durante o trabalho com seu trauma médico) transformaram-se em brincadeira vitoriosa.

Cinco princípios para levar da brincadeira infantil à resolução

Esta análise da experiência de Sammy vai ajudar a esclarecer e aplicar os princípios a seguir no uso da brincadeira terapêutica em pediatria.

1. Deixe a criança controlar o ritmo do jogo.

A cura ocorre na desaceleração do tempo decorrido de momento a momento. Para ajudar a criança que você está atendendo a se sentir segura, siga o passo e o ritmo dela. Se você se puser na pele da criança (pela observação atenta do comportamento dela), aprenderá rápido a se entrosar com ela. Voltemos à história para ver exatamente como fizemos isso com Sammy.

Ao sair correndo da sala quando o ursinho caiu no chão, Sammy mostrou em alto e bom som que não estava pronto para participar desse novo jogo de ativação. Ele precisava ser resgatado pelos pais, confortado e trazido de volta à cena antes de continuar. Para lhe dar segurança, todos nós lhe garantimos que estaríamos ali para proteger o ursinho. Ao oferecer esse apoio e reconfortá-lo, ajudamos Sammy a se aproximar do jogo – em seu tempo, em seu ritmo.

Depois dessa garantia, Sammy correu para o quarto, não mais porta afora. Era um sinal claro de que ele se sentira menos ameaçado e mais confiante no nosso apoio. Como é provável que as crianças não declarem verbalmente se querem ou não continuar, aproveite as dicas do comportamento e das reações delas. Respeite os desejos delas, seja qual for o jeito que elas escolham para comunicá-los. Nunca se deve apressar as crianças a passar rápido demais por um episódio nem forçá-las a fazer mais do que conseguem. Exatamente como com Sammy, é importante executar o processo mais devagar se você perceber indícios de medo, respiração contida, enrijecimento ou uma conduta confusa (dissociada). Essas reações desaparecerão se você apenas esperar, tranquila e pacientemente, e ao mesmo tempo garantir à criança que continua ao lado dela. Em geral, o olhar e a respiração do jovem indicam quando é hora de continuar.

2. Faça distinção entre terror e agitação.

Sentir medo ou terror por mais que um momento breve durante a brincadeira com o trauma não ajuda as crianças a se livrar dele. A maioria faz algo para evitá-los. Deixe-as soltas! Ao mesmo tempo, tente discernir se se trata de evitação ou fuga. A seguir, um exemplo claríssimo para ajudar a adquirir a aptidão de "captar" quando é necessário fazer um intervalo e quando está na hora de levar a oportunidade adiante.

Quando correu para o riacho, Sammy demonstrou um comportamento de evitação. A fim de solucionar essa sua reação a um trauma, Sammy teve de sentir que controlava as próprias ações e não que suas emoções o levavam a agir. O comportamento de evitação ocorre quando o medo e o terror ameaçam dominar crianças e adultos. Com as crianças esse comportamento é em geral acompanhado de algum sinal de sofrimento emocional (choro, olhar amedrontado, gritos). A fuga ativa, por outro lado, é estimulante. As crianças ficam excitadas com suas pequenas vitórias e costumam mostrar prazer com sorrisos, palmas e risadas efusivas. No todo, essa resposta é bem diferente do comportamento de evitação. A excitação é evidência da bem-sucedida descarga das emoções que acompanharam a experiência original. Isso é positivo, desejável e necessário.

Muda-se o trauma transformando os sentimentos e as sensações intoleráveis em desejáveis. Isso só pode acontecer com um nível de ativação semelhante ao da ativação que provocou a reação traumática em primeiro lugar.

Se a criança parece empolgada, você pode encorajá-la e prosseguir como fizemos ao bater palmas e dançar com Sammy.

Contudo, se a criança parece estar com medo ou retraída, reconforte-a, mas não estimule mais nenhuma ação. Em vez disso, permaneça com toda a sua atenção e apoio, aguardando com paciência até que uma parte substancial do medo tenha desaparecido. Se a criança apresentar sinais de cansaço, faça um intervalo de descanso.

3. Dê um passo pequeno por vez.

Nunca se deve avançar muito lentamente na renegociação de um acontecimento traumático com ninguém – quanto mais com uma criança pequena. A brincadeira com o trauma é repetitiva, quase por definição. Aproveite essa característica cíclica. A diferença fundamental entre *renegociação* e brincadeira com o trauma (reencenação) é que na renegociação existem diferenças incrementais nas respostas e nas atitudes da criança que avança para o domínio e a resolução. A explanação a seguir mostra como percebi essas pequenas mudanças com Sammy.

Quando Sammy correu para o quarto e não para a porta, ele estava respondendo com um comportamento diferente, indicando que houvera progresso. Independentemente de quantas sejam as repetições, se a criança passar a responder de modo diferente – com excitação um pouco maior, falando mais ou com movimentos mais espontâneos –, ela está atravessando o trauma. Se as respostas da criança parecem pender para o retraimento ou a repetição compulsiva, em vez de expansividade e variação, talvez você esteja tentando renegociar a ocorrência com situações que contêm excitação demais para que a criança progrida. Se você notar que as suas tentativas lúdicas de renegociação estão falhando, recomponha-se e atente para as suas sensações até que a sua respiração lhe traga calma, confiança e espontaneidade. Então, diminua o ritmo da mudança subdividindo a brincadeira em incrementos menores. Talvez isso pareça contradizer o que se disse antes sobre seguir o passo da criança. No entanto, sintonizar-se com a necessidade dela às vezes significa impor limites para evitar que ela se excite e não aguente. Se a criança parece tensa ou amedrontada, recorra a alguns passos terapêuticos. Por exemplo, ao renegociar um trauma médico, uma alternativa é dizer: "Vamos ver o que a gente pode fazer para o ursinho [boneca, soldadinho etc.] não ficar com tanto medo antes que você [o médico/enfermeiro da brincadeira] lhe dê uma injeção". Quase sempre as crianças se saem com soluções criativas mostrando a você exatamente o que elas *necessitam* – o *ingrediente misterioso* que as teria ajudado a ficar mais tranquilas durante o acontecimento.

Não se preocupe com o número de vezes que você tem de fazer o que parece ser "a mesmíssima coisa". (Tentamos ao menos dez vezes levar Sammy a participar da brincadeira com o ursinho.) Sammy conseguiu renegociar suas respostas ao trauma bem rápido. Talvez os seus pacientes precisem de mais tempo. Não é necessário fazer tudo num dia só! Descanso e tempo ajudam a reorganizar internamente a experiência da criança em níveis sutis. Saiba que, se a resolução não estiver completa, a criança voltará a uma fase similar quando tiver oportunidade de brincar na sessão seguinte.

4. Torne-se um abrigo seguro.

Lembre-se de que a biologia está do seu lado. Talvez o aspecto mais difícil e mais importante da renegociação de um acontecimento traumático com a criança seja você acreditar que vai dar tudo certo. Esse sentimento vem de dentro de você e é transmitido à criança. Ele se torna um abrigo que rodeia a criança com um sentimento de confiança, o que pode ser particularmente difícil se ela resistir às suas tentativas de renegociar o trauma.

Se a criança resiste, seja paciente e tranquilizador. O lado instintivo dela quer re-processar a experiência. Você só tem de esperar que esse lado se sinta suficientemente confiante e seguro para se afirmar. Se você está preocupado demais com a mudança ou não da reação traumática da criança, pode transmitir uma mensagem conflitante. Adultos que tenham um trauma de infância mal resolvido talvez tenham mais propen-são a cair nessa armadilha.

5. Pare se sentir que a criança realmente não está se beneficiando da brincadeira.

Em *Too scared to cry*, Lenore Terr[12], psicóloga infantil brilhante e estimada, chama a atenção dos clínicos para a permissão dada a crianças para que se envolvam em uma "terapia" lúdica que reviva o horror original. A autora descreve as respostas de Lauren, de 3 anos e meio, enquanto ela brinca com carrinhos. "Os carros estão indo nas pes-soas", diz Lauren ao empurrar velozmente dois carros de corrida na direção de dedo-ches. "Eles estão apontando suas partes pontudas para as pessoas. As pessoas estão com medo. Uma parte pontuda vai entrar na barriga delas, e na boca e na... [ela aponta para a própria saia] Minha barriga está doendo. Não quero brincar mais." Lauren se detém quando de repente a sensação surge em seu corpo. Essa é uma reação típica. Ela pode retomar seguidamente a mesma brincadeira, parando sempre que a sensação de medo passa a lhe incomodar na barriga. Alguns terapeutas diriam que Lauren usa a brinca-deira na tentativa de dominar a situação que a traumatizou. Sua brincadeira asseme-lha-se a tratamentos de "exposição" usados rotineiramente para ajudar adultos a superar fobias. Todavia, Terr adverte que tal brincadeira em geral não é tão bem-suce-dida. Esse processo, ainda que sirva para reduzir o sofrimento da criança, demora mui-to para produzir resultados. Mais frequentemente, a brincadeira é repetida compulsi-vamente sem resolução, e aquela que não se resolve e é recorrente pode intensificar o impacto do trauma do mesmo modo que a reencenação e a revivência catártica de ex-periências traumatizantes podem intensificar o trauma de adultos.

O reprocessamento, ou renegociação, de uma experiência traumática, como vimos com Sammy, constitui um procedimento que é em essência diferente da brincadei-ra com o trauma, ou reencenação. A maioria das crianças, se utilizar apenas seus recursos, tenta evitar, muito como Lauren no exemplo acima, os sentimentos traumáticos que a brincadeira evoca. Todavia, na brincadeira orientada, *Sammy foi capaz de "experimentar seus sentimentos" dominando seu medo gradual e consecutivamente.* Usando essa renegocia-ção em etapas do acontecimento traumatizante e a companhia do urso Pooh, Sammy conseguiu se sair como vencedor e herói. A sensação de vitória e heroísmo quase sem-pre assinala a conclusão bem-sucedida de um acontecimento traumático renegociado.

Seguindo a deixa de Sammy depois de montar uma cena potencialmente ativadora, participando da brincadeira dele e compondo o jogo enquanto o jogávamos, Sammy teve de abandonar o medo. Uma orientação mínima (30-45 minutos) e apoio foram precisos para atingir o objetivo tácito de ajudá-lo a experimentar um resultado corretivo.

9 NOTAS SOBRE O ACIDENTE DE PETER

Para o meu último exemplo de caso, volto ao ponto onde iniciamos esta empreitada, minha experiência naquele lindo dia ensolarado. Preferi recontar o meu terrível acidente detalhado no Capítulo 1 inserindo uma breve análise [**em negrito**]. Essas notas servem não só de revisão, mas também como uma maneira de investigar os fatores que me impediram de terminar com transtorno de estresse pós-traumático (TEPT). A ocorrência em si – especificamente, ser atropelado por um carro, bater contra o para-brisa, ser lançado pelo ar e me ferir – certamente conta como um acontecimento traumático. Mas por que não fiquei traumatizado?

Naquele dia fatídico de fevereiro, quando eu caminhava absorto, feliz com a expectativa de encontrar meu grande amigo Butch para comemorar seu sexagésimo aniversário, pisei na faixa de pedestres… No momento seguinte, paralisado e entorpecido, estou deitado na rua, sem poder me mover nem respirar. Não consigo entender o que acabou de acontecer. Como eu cheguei aqui? Saindo de um redemoinho enevoado de confusão, uma multidão corre em minha direção. [**1. Choque, no meu caso, foi ter ficado sem ar. Todos os traumas nos deixam sem fôlego de alguma maneira. No momento do choque, as pessoas não sabem exatamente o que aconteceu com elas; ficam sem fôlego com a falta de orientação interna e externa.**] Todos param, horrorizados. Abruptamente, eles pairam sobre mim formando um círculo cada vez menor, com os olhos fixos em meu corpo débil e retorcido. De minha perspectiva indefesa, parecem uma revoada de corvos carnívoros, precipitando-se sobre uma presa abatida – eu. Lentamente, eu me oriento e identifico o verdadeiro agressor. Como em um instantâneo, vejo um carro bege surgir sobre mim com sua grade dianteira que parecia uma dentadura e o para-brisa estilhaçado. [**2. Em estado de choque, as imagens ficam disparatadas e fragmentadas e se concentram exclusivamente nos elementos ameaçadores mais proeminentes.**] A porta repentinamente se abre. Uma adolescente de olhos arregalados salta do carro. Ela olha fixamente para mim, perplexa e apavorada. Estranhamente, eu sei e não sei o que acabou de acontecer. [**3. Em um dos paradoxos do trauma, a pessoa traumatizada tem uma percepção/recepção dividida. Estão no** piloto automático, em que agem com calma. Entram também em um sonho/pesa-delo do qual não conseguem acordar.] Quando os fragmentos começam a convergir, anunciam uma terrível realidade: *Eu devo ter sido atropelado por este carro quando pisei na faixa de pedestres*. Confuso e incrédulo, mergulho novamente em uma nebulosa penum-bra. Percebo que não consigo pensar de forma clara ou me acordar desse pesadelo.

Um homem se aproxima rapidamente e se ajoelha ao meu lado. Ele diz que é pa-ramédico e está de folga. Quando tento ver de onde a voz está vindo [**4. Trata-se de uma resposta inicial biológica de orientação.**], ele ordena de forma dura: "Não mexa a cabeça". [**5. Agora fico num apuro duplo com duas ordens contraditórias: uma é o esforço inato de me orientar; outra é a exigência de que eu *não* cumpra esse instin-to irreprimível. O resultado é a colisão de impulsos contrários, o que ocasiona a frustração do impulso biológico de orientação. Isso também ocorreu com Vince, o bombeiro com o ombro travado, no Capítulo 8.**] A contradição entre sua ordem se-vera e o que meu corpo naturalmente deseja fazer – virar-se na direção de sua voz – me assusta e me deixa atordoado em um tipo de paralisia. Minha consciência se divide de forma estranha e eu tenho a sensação de um "deslocamento" esquisito. É como se eu estivesse flutuando acima de meu corpo, olhando de cima e vendo a cena se desenrolar. [**6. Essa descrição é uma representação clássica de dissociação. No entanto, a disso-ciação assume muitas formas, inclusive a panóplia de sintomas de fragmentação psicológica e físicos que ocorrem na saída do trauma.**]

Sou trazido de volta quando ele bruscamente agarra meu braço e verifica meu pulso. Então, muda de posição e fica diretamente sobre mim. Sem jeito, segura minha cabeça com as duas mãos, prendendo-a e impedindo-a de se mover. Suas ações abruptas e o pungente tinido de suas ordens me deixam em pânico; imobilizam-me ainda mais. [**7. Esse conflito aprofunda a frustração e intensifica a resposta de imobilidade ao provocar mais medo. Isso resulta em imobilidade potencializada pelo medo.**] O pavor se infiltra em minha consciência entorpecida e enevoada: *Talvez meu pescoço este-ja quebrado*, penso. [**8. O pavor e o desamparo aumentam a profundidade e a duração de imobilidade.**] Sinto um forte impulso de encontrar *outra* pessoa em quem concen-trar a atenção. [**9. Sob ameaça, a necessidade de contato humano é um instinto de sobrevivência dos mamíferos – veja o Capítulo 6.**] Eu preciso do olhar reconfortan-te de alguém, uma corda na qual me agarrar. Simples assim. Mas estou apavorado demais para me mexer e me sinto irremediavelmente paralisado. [**10. Devido ao poder do choque à resposta de imobilização, diminui a capacidade de pedir ajuda – ou seja, usar aquele instinto dos mamíferos de sobrevivência social desenvolvido mais recentemente.**]

O bom samaritano dispara perguntas em rápida sucessão: "Qual é o seu nome? Onde você está? Para onde estava indo? Que dia é hoje?" Mas não consigo me conectar com a boca e formar palavras. Não tenho a energia necessária para responder a ele. Sua maneira de perguntar faz que eu me sinta ainda mais desorientado e totalmente confuso. Finalmente, consigo dar forma às minhas palavras e falar. Minha voz está estrangulada e fraca. [**11. O terror afônico faz parte da resposta de imobilidade e é observado em todas as espécies que normalmente têm voz.**] Eu peço a ele, com as mãos e as palavras: "Por favor, afaste-se". [**12. Essa é a primeira vez em que sou capaz de mobilizar uma defesa efetiva contra a intrusão ao começar a estabelecer um limite de proteção.**] Ele obedece. Como um observador neutro, falando a respeito da pessoa estendida no chão, eu lhe asseguro que não moverei a cabeça e responderei a suas perguntas depois. [**13. Quando o choque se reduz ao traçar um limite efetivo, os centros de comunicação em meu cérebro – a área de Broca – entram em ação para delinear e transmitir minha fronteira.**]

O poder da bondade

Depois de alguns minutos, uma mulher discretamente se interpõe e calmamente se senta ao meu lado. "Eu sou médica, pediatra", ela diz. "Posso ajudar em alguma coisa?"

"Por favor, fique comigo", respondo. Seu rosto franco e bondoso me transmite amparo e uma preocupação tranquila. Ela pega minha mão e eu a aperto. [**14. Seu gesto e seu toque proporcionam uma fonte de orientação e ajudam a convocar minha reduzida capacidade de interação social. A ativação do sistema vagal ventral – veja o Capítulo 6 – ajuda a evitar que eu seja tragado pelo buraco negro do trauma.**] Ela suavemente retribui o gesto. Enquanto meus olhos buscam os dela, sinto uma lágrima se formar. [**15. O contato olho no olho faz parte do sistema de interação social, como o toque. Essa troca fisiológica, na qual cada um participa do sistema nervoso do outro, leva à estabilização e ao alívio.**] O aroma delicado e estranhamente familiar do seu perfume me diz que não estou sozinho. Eu me sinto emocionalmente amparado por sua presença encorajadora. [**16. Pelo cheiro temos acesso direto ao sistema límbico – antes chamado encéfalo olfatório, por essa mesma razão.**] Um tremor de liberação me atravessa como uma onda e eu respiro fundo pela primeira vez. [**17. Esse momento forte é o primeiro exemplo de descarga fisiológica e autorregulação.**] Então, um estremecimento de pavor atravessa meu corpo. As lágrimas agora jorram dos meus olhos. Na minha cabeça, escuto as palavras: *Não acredito que isso aconteceu comigo; não é possível; não foi isso que eu planejei para o aniversário do Butch.* [**18. Esse é um reconhecimento da minha negação.**] Sou tragado por um turbilhão de incomensurável arrependimento. [**19. Nesse momento estou contradizendo a profunda verdade emocional ao reconhecer a perda. Isso costuma acontecer na terapia, gradualmente, com o tempo.**] Meu corpo continua a tremer. A realidade se instala.

Em pouco tempo, um estremecimento mais suave começa a substituir os tremores abruptos. Sinto ondas alternadas de medo e de profunda tristeza. [**20. Essa descarga em ondas propicia a vivência natural da pendulação – expansões/contração, conforme apresentado no Passo 3 no Capítulo 5 – e atenua os sentimentos de pesar e medo.**] Ocorre-me a implacável possibilidade de estar seriamente ferido. [**21. Faz parte de uma reação dos mamíferos ao ferimento verificar o corpo e avaliar o tipo e o grau do ferimento.**] Talvez eu acabe em uma cadeira de rodas, aleijado e dependente. De novo, ondas de profunda tristeza me inundam. Sinto medo de ser engolido pelo pesar e me agarro aos olhos da mulher. [**22. Agora mantenho contato ativo com a mulher como ponto de apoio.**] Uma respiração mais lenta me traz o aroma do seu perfume. Sua presença constante me ampara. Quando começo a me sentir menos oprimido, meu medo se torna mais brando e passa a diminuir. Sinto uma ponta de esperança, e depois uma onda de fúria ardente. [**23. A fúria é uma reação defensiva forte – é o impulso para matar! Daí as pessoas ficarem aterrorizadas com esse impulso e tentar contê-lo. A pediatra me ajuda a conter essa fúria e não ser dominado por ela.**] Meu corpo continua tremendo e sacolejando, alternando um frio gelado e um calor febril. [**24. Isso indica a continuação de uma descarga forte.**] Uma fúria abrasadora irrompe de dentro de minha barriga: *Como essa garota idiota pôde me atropelar na faixa de pedestres? Ela não estava prestando atenção? Maldita!* [**25. Mais fúria – acompanhada da tendência neocortical humana de culpar.**]

Uma explosão de sirenes estridentes e luzes vermelhas piscantes bloqueiam tudo. Minha barriga se contrai e meus olhos novamente buscam o olhar bondoso da mulher. Apertamos as mãos e o nó nas minhas entranhas se desata.

Ouço minha camisa rasgar. Sou surpreendido e novamente salto até a condição favorável de um observador pairando sobre meu corpo estirado. [**26. A forma abrupta como a camisa é retirada reestimula a dissociação.**] Observo estranhos uniformizados colocarem, metodicamente, eletrodos em meu peito. O bom samaritano paramédico relata a alguém que meu pulso estava em 170. Ouço minha camisa rasgar ainda mais. [**27. Ao perceber que estou me dissociando, consigo me trazer de volta para o meu corpo.**] Vejo a equipe de emergência colocar um colar cervical em meu pescoço e depois me deslizar cautelosamente para uma maca. Enquanto me amarram, escuto uma confusa conversa por rádio. Os paramédicos estão requisitando uma equipe completa de trauma. Um sobressalto me sacode. Peço para ser levado para o hospital mais próximo, a apenas 1,5 quilômetro de distância, mas sou informado de que meus ferimentos talvez precisem ser tratados no centro de trauma de La Jolla, mais especializado e mais bem equipado, que fica a cerca de 50 quilômetros dali. Fico arrasado. Surpreendentemente, porém, o medo diminui rápido. [**28. O aparecimento e a diminuição da excitação emocional é evidência de uma autorregulação mais aprofundada.**] Quando sou erguido até a ambulância, fecho os olhos pela primeira vez. Um vago aroma do perfume da mulher e a expressão de seus olhos serenos e bondosos perduram. Mais uma vez, tenho aquela sensação reconfortante de ser amparado por sua presença.

Ao abrir os olhos dentro da ambulância, sinto uma intensificação de meu estado de alerta, como se eu tivesse recebido uma sobrecarga de adrenalina. [**29. Agora tenho recursos suficientes para fechar os olhos e ficar com as sensações de hiperexcitação em meu corpo; o aroma perene do perfume da mulher ajuda a acalmar meu sistema límbico e meu corpo, dando um apoio extra para eu investigar o que se passa dentro de mim.**] Embora essa sensação seja intensa, ela não me oprime. Ainda que meus olhos queiram vagar por todo o espaço, para vasculhar o ambiente não familiar e agourento, conscientemente me obrigo a me voltar para dentro de mim mesmo. Começo a fazer um inventário das minhas sensações corporais. [**30. A percepção de perigo de ameaça à minha vida está diminuindo, e está aumentando a capacidade de acessar meu corpo.**] Esse foco ativo desloca minha atenção para um zumbido intenso e desconfortável em todo o meu corpo.

Contrastando com essa sensação desagradável, noto uma curiosa tensão no braço esquerdo. Deixo que essa sensação venha para o primeiro plano da consciência e acompanho-a enquanto ela cresce cada vez mais. Aos poucos, percebo que *o braço quer* flexionar e se mover para cima. [**31. Agora consigo localizar minhas sensações físicas. Consigo distinguir, em meio ao "barulho" e ao zumbido da excitação, uma tensão significativa. Essa curiosidade ajuda a restabelecer a orientação no momento presente; o trauma e a curiosidade são funções psicofisiológicas inversas e não conseguem coexistir.**] Enquanto esse impulso interior de movimento aumenta, a parte de trás da minha mão também *quer* fazer uma rotação. Muito levemente, sinto-a mover-se na direção do lado esquerdo do meu rosto – como que para protegê-lo de um golpe. [**32. Trata-se da reafirmação de uma reação defensiva involuntária, uma resposta forte de proteção que foi ou errada ou incompleta – sua execução foi interrompida pelo impacto violento do vidro e da rua.**] De repente, uma imagem fugaz do vidro do carro bege passa diante dos meus olhos, e mais uma vez – como em um instantâneo – vejo os olhos inexpressivos e fixos por trás da teia de aranha do vidro estilhaçado. [**33. Essa imagem, associada à ameaça inicial, reaparece.**] Ouço o momentâneo som do meu ombro esquerdo estilhaçando o para-brisa. [**34. As impressões ou imagens sensoriais mencionadas no modelo SIBAM, apresentado no Capítulo 7, agora se ex-**

pandem e abrangem o componente auditivo do impacto, e não apenas o visual.] Então, inesperadamente, uma sensação de alívio me inunda. Sinto-me voltando para dentro do corpo. O zumbido elétrico retrocedeu. A imagem dos olhos inexpressivos e da janela estilhaçada recua e parece se desfazer. Em vez dela, vejo eu mesmo saindo de casa, sentindo o sol suave e morno no rosto me enchendo de alegria com a expectativa de ver Butch aquela noite. Meus olhos conseguem relaxar enquanto focalizo o exterior. Quando olho a ambulância, ela, de algum modo, parece menos estranha e agourenta. Agora vejo de forma mais clara e "suave". Tenho a sensação profundamente reconfortante de que não estou mais congelado, de que o tempo começou a se mover para a frente, de que estou acordando do pesadelo. [**35. A imagem continua a se expandir, permitindo um grau maior de finalização com correlação detalhada dos elementos visual e auditivo. Agora já percorri o momento do impacto, t = 0. Fui de t - 1 (o momento antes do impacto) a t = 0 (o momento do impacto) e a t + 1 (o momento logo após t = 0), saindo do centro do choque – veja a Figura 9.1. Saí pelo "buraco da agulha", retornando e me orientando em relação ao momento presente e às lembranças de uma manhã de inverno perfeita.**] Olho fixamente para a paramédica ao meu lado. Sua calma me tranquiliza. [**36. Essa segurança reforça minha experiência sentida de que acordei desse pesadelo e posso ampliar meu senso de recurso e apoio incluindo a mulher da ambulância.**]

Restabelecendo a continuidade da experiência

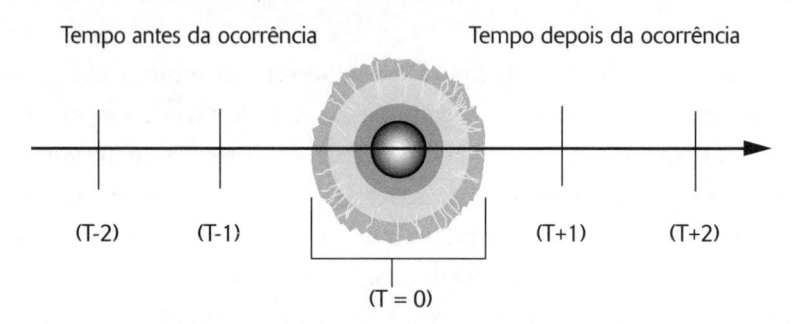

Centro de choque do acontecimento traumático

Figura 9.1 Representação do movimento na direção do momento central do choque e através dele. Isso acaba com a imobilidade.

Depois de sacudir por alguns quilômetros, sinto outro forte padrão de tensão surgindo na parte superior da coluna. Percebo meu braço direito querendo se estender – vejo um *flash* momentâneo; a rua de asfalto negro corre em minha direção. Escuto minha mão batendo no chão e sinto uma queimação na palma da mão direita. Associo isso à percepção da minha mão se estendendo para proteger a cabeça para que não se esmagasse no chão. Experimento um tremendo alívio, junto com um profundo senso de gratidão por meu corpo não ter me traído, sabendo exatamente o que fazer para resguardar meu cérebro frágil de um possível ferimento fatal. [**37. Começo agora a processar o acontecimento na sequência temporal - de t - 1 a t + 1 - e ter uma autoconfiança crescente na capacidade do meu corpo de me proteger.**] Ainda tremendo de leve, noto uma onda de formigamento junto com uma força interior crescendo de dentro das profundezas do meu corpo.

Enquanto a sirene aguda toca sem parar, a paramédica da ambulância verifica minha pressão e registra meu eletrocardiograma. Quando peço que fale de meus sinais vitais, ela me diz de maneira doce e profissional que não pode me dar essas informações. Sinto um desejo sutil de ampliar nosso contato, de me relacionar com ela como pessoa. Calmamente, lhe digo que sou médico (uma meia verdade). Percebo a leveza de uma brincadeira compartilhada. [**38. Esse tipo de interação social brincalhona só é possível quando o sistema vagal ventral, abordado no Capítulo 6, está ativo.**] Ela mexe no equipamento e então revela que pode ser uma leitura falsa. Depois de um ou dois minutos, ela me diz que minha frequência cardíaca é 74 e minha pressão 125/70.

"Quais eram os valores quando você me colocou aqui?", perguntei.

"Sua frequência cardíaca estava em 150. O cara que mediu antes de chegarmos disse que estava em torno de 170."

Respiro fundo, aliviado. "Obrigado", eu digo, e acrescento: "Graças a Deus, não vou ter TEPT."

"Como assim?", ela pergunta com curiosidade sincera.

"Bom, o que eu estou dizendo é que provavelmente não sofrerei de transtorno de estresse pós-traumático." Como ela ainda parece confusa, explico como os tremores e as reações de autoproteção ajudaram a "reinicializar" meu sistema nervoso e me trouxeram de volta para o meu corpo.

"Dessa forma", continuo, "não estou mais no modo luta ou fuga."

"Hum", ela comenta, "é por isso que vítimas de acidentes às vezes lutam conosco – elas ainda estão em luta ou fuga?"

"É, é isso mesmo."

"Sabe", ela acrescenta, "eu notei que é muito comum fazerem a pessoa parar de tremer de propósito quando chegamos com elas ao hospital. Às vezes, eles as amarram bem firme ou lhes dão uma injeção de Valium. Talvez isso não seja muito bom?"

"Não, não é", o professor em mim confirma. "Talvez isso lhes dê um alívio temporário, mas só faz que fiquem congelados e presos."

Ela me conta que acabou de fazer um curso sobre "primeiros-socorros de trauma" chamado Interrogatório de Incidente Crítico. "Eles testaram conosco no hospital. Tínhamos de falar sobre como nos sentimos depois de um acidente. Mas falar fez que eu e outros paramédicos nos sentíssemos piores. Eu não consegui dormir depois disso – mas você não falou sobre o que aconteceu. Me pareceu que você só estava tremendo. Foi isso que fez sua frequência cardíaca e sua pressão baixar?"

"Sim", eu disse, e acrescentei que foram também os pequenos movimentos espontâneos de proteção que meus braços estavam fazendo.

"Eu aposto", ela refletiu, "que se os tremores que frequentemente ocorrem depois de uma cirurgia fossem permitidos em vez de reprimidos a recuperação seria mais rápida e talvez até a dor do pós-operatório fosse menor."

"É isso mesmo", eu digo, sorrindo e concordando com ela. [**39. Estou aliviado com a recuperação das minhas faculdades intelectuais e a minha "capacidade de reserva" quando as coisas ficam feias.**]

E eu o deixo, caro leitor, mais uma vez com o sábio conselho do antiquíssimo *Livro das mutações* chinês:

> Quando um homem aprende com o coração
> o que significam dor e tremedeira,
> ele está protegido contra qualquer terror
> produzido por influências externas.
>
> *I Ching*, hexagrama 51 (cerca de 2000 a.C.)

PARTE III

O INSTINTO NA ERA DA RAZÃO

Ninguém se encontra consigo mesmo enquanto não capta o reflexo de um olho que não é humano.

Loren Eiseley, *The immense journey*

Podemos ser animais especiais, podemos ser animais particulares com características muito especiais, mas somos animais do mesmo jeito.

Massimo Pigliucci

10 SOMOS APENAS UM BANDO DE ANIMAIS

Minha abordagem da cura do trauma baseia-se na premissa de que as pessoas são essencialmente instintivas por natureza – de que somos, no fundo, animais humanos. É essa relação com a nossa natureza animal que nos torna suscetíveis ao trauma e ao mesmo tempo promove uma forte capacidade de recuperação na esteira da ameaça, fazendo-nos retomar o equilíbrio em segurança. De modo mais genérico, acredito que, para realmente compreenderem o corpo/mente, os terapeutas devem primeiro aprender a respeito do corpo/mente animal, por causa da maneira como o nosso sistema nervoso evoluiu em um ambiente desafiador em constante mudança.

Quem somos nós? De onde viemos? Como chegamos aqui? Essas perguntas fundamentais são propostas por teólogos e biólogos, por anarquistas e zoólogos e por ufologistas e psicólogos. Cada um desses especialistas postula hipóteses, de diferentes pontos de vista, a respeito do que somos feitos e de quem somos na verdade. Todos veem a nossa humanidade através de lentes muito diversas. Mas não são necessária e claramente antagônicos. Enquanto todas as religiões organizam-se em torno de mitos da criação, não existe, por exemplo, uma disputa apaixonada entre a teoria do *big bang* e a ideia bíblica da criação. Sem dúvida não conhecemos uma dissensão ou uma insistência forte para que a doutrina religiosa seja ensinada em lugar da física ou da cosmografia nas escolas e nas universidades. No entanto, um cisma quase violento paira sobre o nosso *Zeitgeist* cultural. Encaremos a verdade: a peleja dos proponentes do "criacionismo" e do "projeto inteligente" contra a evolução não se refere aos hiatos na documentação por fósseis, mas sim a sermos ou não essencialmente animais.

Charles Darwin, ao publicar *The descent of man* [*A ascendência do homem*], ajudou a localizar nosso posto anatômico e fisiológico no reino animal. Por ter feito isso, ele hoje se torna uma encarnação ainda mais temida daquilo que Kinsey representou para os Estados Unidos puritanos com seus relatórios, há mais de meio século. A retomada do julgamento de Scopes – a batalha visceral da "direita religiosa" americana contra o darwinismo – implica a negação e o medo profundamente arraigados da nossa natureza animal. Tal repúdio reflete uma separação fundamental entre o "homem superior" (racionalidade e moralidade) e os "animais inferiores" (sexuais). A negação de vida instintiva também é compartilhada por aliados esquisitos, muitos dos cientistas comportamentais modernos.

A rejeição da nossa natureza animal é compreensível, uma vez que nos tornamos socializados (ao extremo). A negação e sua consequência desumanizadora, entretanto, são resumidas pelo médico Max Plowman em seu *Introduction to the study of Blake* [*Introdução ao estudo de Blake*]:

> Em todas as culturas, o instinto natural é a força mais difícil de lembrar e levar em conta. Como a nossa civilização é antiga, nossa distância dos centros primitivos equipara-se à distância dos rebentos no topo de um carvalho às mais longínquas das raízes primárias. Tornamo-nos tão refinados que só sabemos que dispomos de esgotos quando eles cheiram mal. Tornamo-nos tão confiantes no uso mecânico da inteligência que subestimamos o funcionamento dos nossos instintos, a ponto de achar irrelevante se eles encontram ou não expressão real e natural. No instante em que os instintos se rebelarem contra a nossa falta de atenção a eles... aí haverá consternação.

Parece que, à medida que mais nos distanciamos das nossas raízes instintuais, tornamo-nos uma espécie cada vez mais determinada a piorar a vida. Fomos bastante "bem-sucedidos" aos nos distanciarmos do nosso âmago vital. O papel do instinto na orientação e na formação do que nos faz *tanto* animais *quanto*, da melhor maneira possível, mais humanos está ilustrado na história a seguir.

Um fotógrafo de natureza presenciou, com horror extremo, uma elefanta selvagem chutar várias vezes o corpo sem vida de seu filhote natimorto. Enquanto ele observava e fotografava essa cena horrenda, aconteceu algo realmente inesperado: o elefantinho se mexeu. Surpreendentemente, a mãe ressuscitara o filhote, trazendo-o de volta à vida pela estimulação do coração dele. Foi o instinto e apenas o instinto que realizou esse milagre; a mente teria sido bem inútil.

Lago dos cisnes

Mesmo nas espécies "inferiores", somos surpreendidos pela aparente inteligência dos instintos ao orientar comportamentos complexos que associamos aos mamíferos. Na beirada do Vierwaldstättersee (o lago suíço de Lucerna – cor de esmeralda, límpido, glacial), os patos e os cisnes fazem desfilar "orgulhosamente" seus filhotes perto da mesa em que estou sentado tomando o café da manhã. À mínima aproximação abrupta de minha parte, a fêmea desencadearia reações agressivas de medo e chiaria – reações inesperadas, não fosse por aquilo, nessas aves plácidas e majestosas. Enquanto elas deslizam pacificamente, lanço com cuidado pedacinhos de pão. É curioso como os adultos se aprumam para controlar os filhotes, ao mesmo tempo que permitem que eles se refestelem. Só depois de os filhotes terem enchido a barriguinha macia é que os adultos apanham alguns pedaços para si. Assim, parece que estes não só protegem com ferocidade os seus rebentos contra males externos como mostram, com paciente comedimento, uma deferência incomum, protegendo-os da própria gulodice. Quando não são pais, esses cisnes brancos graciosos mostram seu verdadeiro caráter de feras desagradáveis e agressivas, pelejando com os outros por qualquer migalha jogada em seu caminho.

No desenvolvimento dos mamíferos, os instintos de proteção e zelo foram bastante ampliados e aprimorados, mostrando-se com uma gama enorme de comportamentos de criação. Depois, na evolução dos primatas e do *Homo sapiens*, os cuidados com os jovens deram um salto monumental, o que implicou mudanças de paradigma, como comportamentos sociais de assistência mútua e altruísta. Então os laços afetivos, por meio de contato físico e ocular direto, promoveram a atenção a um parceiro potencial de cada vez. E o laço de procriação entre os sexos masculino e feminino – o mais importante de todos – firmou-se com a imponente onda neuroquímica do orgasmo*. Em consequência, vemo-nos ascender à antiga saga de reunir coragem para amar aquilo que o tempo dirá ser seu; amor, sexualidade e perda estavam agora entrelaçados intrinsecamente para sempre, tornando-se o grande caso da poesia, da arte, da música e da prosa mundial.

Nós, humanos, não hesitamos em falar do poder quase sobre-humano do amor incondicional dos pais – do contrário, como explicaríamos os sentimentos profundos e o que fazemos pelos nossos recém-nascidos, de corpo magrelo e enrugado que pouco sabe além de defecar, urinar e dar gritos agudíssimos de frenético desconforto? Nós os olhamos, ouvimos, cheiramos e sussurramos com eles; nós os seguramos e ninamos; ficamos irremediável, ridiculamente apaixonados. E isso, como qualquer pai e qualquer mãe sabem, é apenas o começo de uma prova de fogo e de paciência infinita. A evolução nos deu o mais estimulante de todos os sentimentos para orientar e organizar as ações fundamentais de carinho e afeto. As emoções darwinianas e os comportamentos de "amor" evoluíram, supõe-se, para proteger e cuidar dos bebês de uma espécie que ostenta um rebento e espreme a gestação de 18 meses para nove (provavelmente pelo tamanho da cabeça). Para que essas criaturas subdesenvolvidas sobrevivessem foram necessários comportamentos de assistência especiais, ampliados e, portanto, muito motivados. Uma tarefa tão perene exigia nada menos que amor, talvez a mesma emoção que move os soldados, no calor da batalha, a resgatar camaradas caídos, levando-os a

---

*   A oxitocina e as endorfinas têm participação nessa torrente química de bem-estar e confiança.

lugar seguro, mesmo com o risco supremo de perder a própria vida. E o amor, em última análise, talvez seja o nosso antídoto coletivo – a salvação de uma espécie com tal pendor para a chacina e a carnificina insensatas. O amor é a cola que une família, tribos e, quem sabe, em tempos de penúria, sociedades inteiras. É também a poção que une o animal humano ao divino por meio dos mais elevados sentimentos religiosos e espirituais de unicidade e comunhão. Será que eu, à beira do lago, vi um precursor ancestral desse amor supremo nos programas instintivos primitivos, que tão placidamente impediram que as aves adultas exibissem sua voracidade competitiva normal para que seus filhotes enchessem a barriga primeiro?

Uma janela aberta

> A ciência é a nossa nova religião e sua água benta é o desinfetante.
> George Bernard Shaw

Apesar do persistente repúdio à nossa natureza animal, houve um espaço de tempo vital e rico durante o século XX no qual seis premiados com o Nobel de Fisiologia ou Medicina escolheram por tema os instintos*. Há quase dois séculos, Darwin ressaltava as nuanças e a sabedoria dos instintos. No *Caderno M* (1838), Darwin refletiu: "Agora a origem do homem está provada. Ele, que entende que um babuíno faria mais pela metafísica do que Locke". A esse respeito, comprovou-se recentemente que apenas um ou dois pontos percentuais diferenciam o genoma do homem do do chimpanzé (e não muito mais que isso diferencia os seres humanos de outros mamíferos). Aliás, os chimpanzés conseguem superar estudantes secundários em um exercício de matemática bem sofisticado, e mesmo assim a psicologia, supostamente uma ciência natural, ainda parece preferir ignorar a realidade de que somos, afinal de contas, animais.

Até a nossa noção de admiração parece ser compartilhada por nossos primos mais próximos, os macacos. Jane Goodall, destacada primatologista, defendeu a existência de sentimentos espirituais primitivos nos chimpanzés que ela estudou detidamente durante muitos anos. Aqui ela descreve o comportamento de um grupo que visitava um lugar muito bonito com uma cachoeira e um rio:

> Para mim, esse lugar é mágico e também espiritual. E às vezes os chimpanzés, quando se aproximam, exibem-se num movimento lento e ritmado pelo leito do rio. Eles catam e lançam pedras grandes e galhos. Saltam para agarrar as trepadeiras pendentes e se balançam nelas por

---

* São eles Ivan Pavlov, Sir Charles Sherrington, Nikolaas Tinbergen, Konrad Lorenz, Karl von Frisch e Roger W. Sperry.

sobre o córrego, ao vento cheio de gotículas, até que pareça que os ramos finos vão partir ou se destacar do seu alto ancoradouro. Por dez minutos ou mais eles apresentam essa "dança" magnífica. Por quê? Será que os chimpanzés estão reagindo a um sentimento como assombro? Um sentimento gerado pelo mistério da água; água que parece viva, que sempre passa correndo mas nunca vai embora, sempre a mesma, embora sempre diferente. Será possível que sentimentos de assombro parecidos deram origem às primeiras religiões animistas, ao culto às forças e aos mistérios naturais sobre os quais não se tinha controle?[1]

Ironicamente, a despeito de os criacionistas rejeitarem sua origem animal, o assombro religioso talvez possa ser ainda mais uma confirmação da continuidade darwiniana das espécies e da nossa profunda herança de instintos.

Para muitos cientistas sensatos, atribuir "assombro religioso" a primatas não humanos pareceria um exagero, na melhor das hipóteses. Na pior, parecia um caso extremo de antropomorfismo ensandecido. No entanto, existe uma linha de estudo sólida, empírica, sobre os comportamentos e emoções dos chimpanzés como antecedentes da moralidade humana, do ponto de vista da evolução. Começando pela obra fundamental de Eibl-Eibesfeldt, *Love and hate – The natural history of behavior patterns* [*Amor e ódio – A história natural dos padrões de comportamento*][2], e culminando recentemente em *Our inner ape* [*Nosso macaco interior*][3], muito bem escrita por Frans de Waal, compõe-se um argumento convincente de que certos comportamentos sociais dos macacos são precursores de vários comportamentos morais humanos, inclusive atitudes bastante refinadas, como obter a paz. Entre esses precursores estão a reciprocidade no tratamento pessoal, a manutenção de classes sociais e a atenuação da violência. Há exemplos fáceis de reconhecer e claros como o de um chimpanzé adulto ajudando um jovem a subir uma árvore ou chimpanzés confinados em zoológico (que, hoje se sabe, não nadam) pulando no fosso na fútil tentativa de salvar um chimpanzé que está se afogando. Esses comportamentos altruístas trazem à lembrança a imagem de bombeiros entrando em prédios engolfados pelas chamas para resgatar famílias encurraladas ou de soldados correndo direto para a linha de fogo para buscar um camarada caído.

Os pontos de vista de De Waal baseiam-se na observação, ao longo de muitas décadas, da agressão nas sociedades de primatas. Ele notou que, após lutas entre dois chimpanzés, outros chimpanzés aparecem para consolar o derrotado – um comportamento que requer a capacidade de ter tanto empatia quanto um grau significativo de autoconsciência. De Waal também fala de fêmeas retirando de modo comovente pedras das mãos de machos prontos para brigar, a fim de impedir a rixa ou ao menos evitar que eles se firam mortalmente. Tal empenho de "reconciliação" pode preservar a solidariedade do grupo, diminuindo, assim, sua vulnerabilidade diante de agressores externos.

A moralidade humana organiza-se em torno de certo, errado e justiça. Segundo De Waal e outros[4], ela se origina de preocupações com terceiros, da compreensão com as regras sociais e do respeito a elas. Isso se verifica em uma profusão de grupos mamíferos. A orquestração desses comportamentos pré-morais exige um grau bastante sofisticado de funcionamento emocional e social. Marc Hauser, biólogo evolucionista que trabalha na Universidade de Harvard, ampliou esses conceitos e considera que o cérebro dispõe de mecanismos formados geneticamente cuja função é a aquisição de regras morais baseadas em estados emocionais complexos[5].

Diante de observações tão contundentes, as ciências sociais quase sempre parecem manifestar desagrado pela suposição do homem-animal, mais notavelmente ao corrigir sua terminologia acerca de conceitos de comportamento instintivo. Na verdade, é raro encontrar a palavra *instinto* na bibliografia moderna da psicologia. Ela foi proscrita e substituída por termos como *pulsões*, *motivações* e *necessidades*. Enquanto ainda se recorre rotineiramente aos instintos para explicar o comportamento dos animais, de certa forma perde-se de vista a quantidade de padrões comportamentais humanos que (embora modificáveis) são primários, automáticos, universais e previsíveis. Por exemplo, quando as torres do World Trade Center desmoronaram, as pessoas, movidas pelos instintos, correram a ponto de seus pés sangrarem. Correram para salvar a própria vida, assim como seus ancestrais perseguidos por felinos predadores nas Serengueti* de antigamente. Depois eles se reagruparam, em busca da segurança da toca e da comunidade, e cruzaram ordenadamente as pontes que levam a cada um dos cinco distritos de Nova York.

Quando nos prostramos de tristeza pela morte de um ente querido, compartilhamos com outros mamíferos muito desenvolvidos essa resposta inata à perda. Exemplo disso é a descrição que Jane Goodall fez da morte da matriarca Flo e da consequente rejeição de alimento por seus filhotes machos, encarapitados na árvore acima do cadáver dela**. Outro exemplo comparável de resposta à desolação que me vem à lembrança

---

* Extensas planícies no norte da Tanzânia ocupadas por tribos ainda na pré-história e transformadas parcialmente em parque nacional. [N. T.]

** Jim Anderson, psicólogo e pesquisador de primatas na Universidade de Stirling, na Escócia, descreveu uma recente filmagem em vídeo da morte de Chimp e da reação de outros do mesmo grupo (*BBC News*, 26 de abril de 2010): "Assim que a respiração da fêmea de chimpanzé diminuiu e afinal parou, os outros se curvaram para olhar atentamente para o rosto dela [...]. Nunca tínhamos visto isso antes". Eles cutucaram e sacudiram o corpo dela suavemente por 30 ou 40 segundos. Pareciam atônitos, relatou Anderson, e naquela noite tiveram um sono mais inconstante que o normal. A filha adulta da fêmea de chimpanzé morta dormiu na plataforma em que o corpo da mãe estava – perto dele, mas sem tocá-lo nem inspecioná-lo. Escrevendo na edição de 27 de abril de 2010 do periódico científico *Current Biology*, Anderson disse são os acabrunhados animais de estimação que costumamos encontrar em casa ao voltar do que pareceu ser, para nós, um fim de semana bem curto. Fúria nas ruas e fixações sexuais são manifestações perturbadoras de outros instintos – nesses casos, instintos distorcidos. Luto, raiva, medo, desgosto, cobiça, acasalamento, criação dos pequenos e até amor (bem como todas as ações padronizadas que os acompanham) são universais entre os humanos. Todos têm uma semelhança notável com comportamentos similares dos mamíferos.

Charles Darwin, mais que qualquer outra pessoa, esclareceu as ligações essenciais entre a espécie humana e outras espécies animais. Além de descobrir a evolução da forma e da função, ele ainda identificou as semelhanças de movimentos, ações, emoções e expressões faciais compartilhados pela humanidade e pelos animais. As obras-primas de Darwin enfocaram a constância das expressões emocionais nas espécies mamíferas. Sua atenção foi despertada não só pelas semelhanças das estruturas fisiológica e anatômica, mas também pelos comportamentos instintivos inatos e pelas emoções comuns às espécies. Em *The descent of man* [*A ascendência do homem*], Darwin escreve:

> O homem e os animais superiores [...] têm [...] instintos em comum. Todos têm os mesmos sentidos, intuição, sensação, paixões, sentimentos e emoções, mesmo os mais complexos, como ciúme, suspeita, emulação, gratidão e magnanimidade; eles usam o engodo e são vingativos; às vezes são suscetíveis à zombaria e até têm senso de humor; sentem admiração e curiosidade; possuem as mesmas faculdades de imitação, atenção, deliberação, escolha, memória, imaginação, associação de ideias e raciocínio [...] embora em graus bem diferentes.[6]

A onipresença de instintos nos deslumbra em rituais de acasalamento, como a sensacional exibição de penas do pavão. Essa apresentação provocativa tem grande sucesso na atração de companheiros e ao mesmo tempo é linda. Esses dois efeitos possivelmente compõem um só. A maioria dos rituais de acasalamento começa com uma fase inicial de "flerte", seguida de uma sequência de passos pomposos. Essas posturas demonstram não apenas o valor físico do macho como também algo menos palpável. Por exemplo, em certas espécies de aves, a fêmea acha atraente o uso singular e criativo que

---

que essas observações se somam às crescentes evidências de que os chimpanzés têm uma vida emocional rica. "É bem provável que eles possuam alguma consciência da morte. Sabemos por outras pesquisas que os chimpanzés, mais que os macacos de cauda, são capazes de mostrar empatia por outros que têm um problema ou foram atacados. Vemos um comportamento de consolação." Os chimpanzés têm claramente uma noção do eu, disse Anderson, e certa noção de futuro e passado.

o macho faz de notas musicais, ritmo e fraseado*. Por outro lado, a defesa do território pode ocasionar combate e morte. Na verdade, 70% dos machos de um bando de maca cos nunca se acasalam e morrem isolados[7]. Evolução implica vida ou morte; se o amor couber aí, tanto melhor (para nós).

A combinação do instinto puro com a configuração artística também se encontra nos rituais de acasalamento humanos. Sem dúvida, no entanto, deve-se ter cautela com o que se chamou de "zoomorfismo" – a aplicação acrítica aos humanos de conclusões tiradas do comportamento animal. Dito isso, qualquer um que tenha presenciado uma bela apresentação de uma dança como tango ou samba viu um ritual de acasalamento fundado com requinte nos instintos. Se encarados simplesmente como movimentos formais, destituídos de suas raízes sexuais primárias, os passos perdem a vitalidade e a credibilidade. As variações inesperadas e criativas são igualmente importantes, bem como a resposta do parceiro a essas surpresas que tornam a dança ao mesmo tempo instintiva e artística. Certa vez vi a dança de acasalamento de dois escorpiões e tive de rir diante da semelhança com o tango, em sua estrutura básica (inclusive na oferta da rosa, na forma de um ramo). Imagine assistir, em uma tela dividida ao meio, a um casal envol-vido apaixonadamente em um tango e dois escorpiões unidos no fervor da sua dança de acasalamento. Fica-se assombrado tanto com a semelhança inesperada, quase bizarra, quanto com a diferença de nuança e variação. Não nos esqueçamos de milhões de amantes em todo o mundo que, neste exato momento, estão mirando nos olhos um do outro. Tendo ativado o encantamento, a originalidade, a criatividade e a perfeição, eles asseguram o ponto de partida instintivo de uma vida inteira juntos. Infelizmente, quan-do essa dança dá errado, são também os instintos que motivam a fúria ciumenta dos enamorados de coração partido.

Para a maioria de nós, a abundância de impulsos primais em geral se esconde da nossa avaliação racional. Contudo, ao apurar o foco, começamos a discernir uma sava-na interna, habitada por instintos ancestrais que se manifestam como comportamentos, sensações, sentimentos e pensamentos coerentes. Essas reações e respostas primitivas são organizadas e orquestradas por mecanismos neurológicos "estampados". O con-junto de processos fisiológicos, conhecidos por "padrões fixos de ação" ou "programas de domínio específico" (e os estímulos que os liberam, chamados mecanismos inatos

---

* Na tradição de São Francisco de Assis, tanto David Rothenberg, em *Why birds sing* [*Por que os pássaros cantam*], quanto Maya Angelou, em *I know why the caged bird sings* [*Sei por que o passari-nho engaiolado canta*], escrevem sobre esse elemento criativo no canto dos pássaros. Rothenberg pergunta-se por que o canto deles soa tão musical. Depois dos pioneiros "duetos" com pássaros, violoncelo e flauta, ele gravou uma série de duetos ao vivo de pássaro e clarineta.

de liberação, ou MIL), são um legado de nosso longo passado evolutivo. Vale mencionar que o termo *fixo* leva a entender que esses comportamentos são mais rígidos do que na realidade. É provável que isso se deva a uma tradução errada da palavra alemã para essas respostas, *Erbkoordination*, que se traduz, literalmente, por "coordenação herdada". Esse termo denota um forte componente genético, que, todavia, não é determinado por inteiro e está sujeito a modificação.

Segundo Darwin[8], as emoções são acompanhadas por mudanças corporais e por uma ação corporal "incipiente". Ele descreve, por exemplo, a ação física típica que acompanha a fúria:

> O corpo costuma estar ereto, pronto para a ação imediata [...]. Os dentes são travados ou rangidos [...]. Poucos homens tomados de grande paixão [...] conseguem resistir a agir como se pretendessem golpear ou empurrar violentamente o homem [com o qual se enfureceram]. Na verdade, o desejo de atacar torna-se tão insuportavelmente forte que objetos inanimados são golpeados ou lançados ao chão.[9]

No entanto, Lorenz modificou essa visão sobre os padrões de ação instintiva destacando que "até pessoas bastante irascíveis abstêm-se de espatifar objetos realmente valiosos, dando preferência a louças baratas"[10]. Assim, a emoção é associada à *tendência* para uma ação específica, uma *prontidão* para essa ação – mas a ação pode ser contida, moderada ou modificada.

Em essência, os instintos expressam-se como ações – quer dizer, como premências físicas e movimentos. No início da evolução, os programas de instintos foram "escritos" fundamentalmente para o sistema de ação. Os instintos, portanto, têm relação com o movimento – como encontrar comida, abrigo e parceiro, além de proteção pessoal. Não é necessário aprender essas respostas. Elas estão predeterminadas em nome da nossa sobrevivência. Um dos nossos instintos mais básicos é a reação a sombras amplas indefinidas; outra, que compartilhamos até com as menores criaturas entre os mamíferos, as aves e talvez até mesmo as mariposas, é o medo inato de olhos que nos miram de cima (possivelmente os de uma ave predadora)*. É provável que essa seja a gênese do nosso medo do "olho gordo", representado em muitas culturas por talismãs, rituais e pela arte[11]. Um amigo me enviou um exemplo dessas reações inatas, de um episódio com seu filho caçula.

Aleksander, criança em geral calma, alegre e tranquila, tinha 16 meses de idade e só conseguia engatinhar e ficar em pé, mas não andava. (Começou a andar aos 18 meses.)

---

* Observe que uma das camuflagens da mariposa é um olho nas asas.

Ele e o pai foram brincar na casa de um amigo. Um adulto estava com Aleksander no colo e mostrou a ele um saco de globos oculares de borracha ou gelatinosos (do tipo que, ao serem apertados, um salta para fora). Parece que Aleksander não gostou do brinquedo; demonstrou sua aversão afastando-o bruscamente e fazendo careta. Mais tarde, quando Aleksander estava sentado no chão, um amigo lhe mostrou o brinquedo de novo, dessa vez em pé e espremendo o olho acima do garoto. A distância entre a criança e o olho esbugalhado era de 1,20m a 1,50m. Em uma fração de segundo, Aleksander virou-se 180 graus e disparou para trás, gritando e sacudindo as mãos e as pernas. Ele parou agachado no canto oposto. Os dois adultos ficaram assustados com a reação e foram imediatamente até a criança. O pai o segurou no colo, e depois de pouco tempo Aleksander se acalmou.

Os movimentos instintivos podem ser amplos e intenso como a reação de Aleksander ao "olho gordo" de uma ave de rapina e outras respostas de luta ou fuga, ou ser mais sutis, como na respiração entrecortada quando se chora por dentro. Os movimentos instintivos também podem ser delicados, como nos leves movimentos na garganta que provocam murmúrios e sussurros tênues pelos bebês e pelas pessoas queridas.

No princípio, antes do verbo, era a consciência

A consciência primária do homem é pré-mental e não tem relação alguma com a cognição. Ocorre o mesmo aos animais. E essa consciência pré-mental continua sendo, enquanto vivemos, a raiz e o corpo da nossa consciência. A mente é apenas a última flor, o beco sem saída.

D. H. Lawrence, *Psychoanalysis and the unconscious* [*Psicanálise e o inconsciente*]

Antes de mais nada, por que a consciência evoluiu? Por que nós, como todos os outros animais, simplesmente não tocamos a vida sem suspeitar da nossa experiência interna? Afinal, para que servem todos os sentimentos e o sofrimento que acompanham a consciência? Sem uma resposta satisfatória, acabamos com um buraco no raciocínio darwiniano. Será que os comportamentos ou funções tão disseminados nos reinos dos homens e dos animais existem só por serem um requisito da sobrevivência? Para começar a tratar dessa questão, precisamos primeiro apenas analisar a suposta função da consciência.

A luta darwiniana pela sobrevivência manifesta-se como uma corrida armamentista contínua entre predador e presa. A capacidade para uma predação bem-sucedida e uma evasão hábil é um processo que evolui constantemente. Os combatentes treinam e aprimoram (por meio da seleção genética e também do aprendizado) estratégias diversas para melhorar a capacidade de ataque, camuflagem e fuga. Fazem isso para garantir o direito de comer e evitar ser comidos. Qualquer coisa que ajude a continuar participando da guerra de provisão de alimentos geralmente é incorporada ao esquema evolutivo do cérebro e do corpo.

Até no período cambriano (cerca de mais de 500 milhões de anos atrás), os fósseis encontrados compõem um panorama de mandíbulas letais, com que os predadores desmembravam as presas, bem como exoesqueletos, que serviam de proteção contra o ataque de inimigos*. Além disso, as criaturas desse período tinham membros preênseis e apêndices com os quais elas conseguiam perseguir a presa e escapar dos seus predadores. Assim, o típico *modus operandi* dessa era tornou-se o da luta pela sobrevivência entre predador e presa.

Depois, durante cerca de 280 milhões de anos, os animais começaram a se movimentar em relação ao espaço físico e à gravidade. A adaptação terrestre exigiu a aquisição de repertórios comportamentais mais complexos. O deslocamento por ambientes novos e imprevisíveis levou à existência de criaturas que incorporassem e passassem a ter uma percepção sensorial externa (como visão, audição, tato, gustação e olfato) para que fossem capazes de rastrear o ambiente em busca de obstáculos e ameaças e também as necessidades básicas da vida. Ao mesmo tempo, os programas instintivos exigiram um *feedback* interoceptivo (interno) dos músculos e das articulações, para indicar a tensão e a posição, permitindo aos animais saber com mais precisão onde se encontravam no espaço em dado momento.

A luta predador-presa demandou a capacidade de *planejamento* de ataque e de fuga. Os habitantes desse período precisavam ser capazes de resolver o complexo problema de física newtoniana de dois corpos em movimento – ou seja, o da presa (ou do furtivo predador) e o de si mesmo. Em outras palavras, eles tinham de prever o futuro em um terreno incerto e difícil de prever. A única maneira de chegar a tanto era ter percepção de *cinco* dimensões: três no espaço, outra na gravidade e outra no *tempo*. Um sentido de oportunidade preciso exigiu a combinação de acontecimentos do passado recente com os do momento presente. A extrapolação para o futuro tornou-se então o cobiçado ponto forte dos "mais aptos" para sobreviver.

Na ausência da clarividência ou da telepatia, só se pode prever o futuro pelo rearranjo ou recombinação de experiências passadas "recoletadas" (implícitas). A natureza

---

* É claro que pode ter existido uma enorme diversidade de criaturas de corpo mole que não ficaram preservadas nos registros fósseis. Veja Richard Dawkins, *The ancestor's tale – A pilgrimage to the dawn of evolution* [*A história do ancestral – Peregrinação à aurora da evolução*] (Nova York: Houghton Mifflin, 2005).

parece ter chegado a uma ótima solução para o cálculo complexo da previsão. O nome dela é *consciência*. Um "dispositivo" (isto é, mecanismo) desses facilita o jogo do "pegar e colocar". Em outras palavras, se eu pegar a situação *presente* e, com base na experiência passada, colocá-la lá (no corpo/imaginação), então é provável que isto e aquilo ocorram no futuro. A capacidade de antecipar e prever o movimento é a base do que se chama consciência. Em seu nível mais básico, a consciência é uma estratégia, simplesmente uma invenção evolutiva que permite ao animal *predizer* melhor sua trajetória (no espaço, na gravidade e no tempo). Ela faz isso em relação a fontes potenciais de alimento, abrigo e ameaça. Esse é o papel que a consciência "representa" – ou que representa a si próprio na consciência. O "jogo" de dirigir um carro, navegar um barco, esquiar, jogar tênis ou dançar não poderia existir sem a consciência. E então, no plano abstrato, a consciência é representada na lógica simbólica das damas, do xadrez, das cartas, das palavras e das relações matemáticas. Nesse sentido, o chimpanzé de hoje se classifica como um novato em consciência, enquanto o cachorro, o gato, o porco e o rato, em ordem decrescente, demonstram uma capacidade nascente de consciência. No entanto, qualquer animal que seja capaz de modificar seus comportamentos (em resposta a mudanças em sua situação) é dotado de certa forma de consciência.

Desse modo, a "predisposição" provém diretamente da organização e da execução aprimoradas do movimento corporal no espaço e no tempo.[12] Sem uma consciência previdente, não conseguiríamos agarrar e tirar um litro de leite da geladeira nem fazer um sanduíche e comê-lo. Não conseguiríamos solucionar uma equação do segundo grau nem escrever um livro. Todos esses talentos maravilhosos evoluíram, entretanto, porque uma consciência arcaica nos ajudou a não sermos comidos por um predador sorrateiro e a sermos astuciosos ao perseguir uma presa. Com clara parcimônia, o pai da moderna neurofisiologia, Sir Charles Sherrington, um cavalheiro de poucas palavras, referiu-se a isso assim: *"A ação motora é o berço da mente"*.

Nossos instintos básicos de sobrevivência são a máquina evolutiva sobre a qual se construiu o castelo da consciência. Ao mesmo tempo que a consciência não é um atributo unicamente humano, a percepção consciente varia em qualidade e quantidade conforme a complexidade do sistema nervoso de cada organismo, mas não na essência do fenômeno em si. Lembro-me de uma "artimanha" feita pelo meu cachorro, Pouncer (mistura vivíssima de dingo com pastor-australiano), que indica uma forma bastante sofisticada de percepção consciente. Vou usá-lo de exemplo.

Pouncer adorava esquiar comigo pelos campos e parecia um golfinho das neves quando saltava alegremente pelos montinhos brancos de flocos ao meu lado. Todavia, quando eu preferia esquiar morro abaixo, ele tinha de passar a maior parte do tempo na minha caminhonete e só de vez em quando dava uma corrida pelo estacionamento. Certa manhã, pronto para descer a encosta em neve recente, peguei no porão minhas botas e esquis especiais para descidas. Resignado, Pouncer largou-se no chão em visível decepção. Contudo, após um tempinho, ele se levantou, marchou para fora da sala e voltou do porão pouco depois com um pé dos meus calçados de campo preso firme na boca. Sacudiu o sapato diante do meu rosto, como se me dissesse que tinha outro plano para aquele dia. Sua intenção foi tão bem demonstrada, e tão comovente, que eu me vi obrigado a mudar de decisão. Se Pouncer fosse dotado de capacidade linguística plena, as palavras não teriam mostrado a intenção dele com mais clareza que com aquela atitude sedutora sem palavras. Como ficou evidente na reação de Pouncer, o jogo da consciência previdente de dar e receber não conta com símbolos nem abstrações, mas tem raízes elementares com valores de "mais e menos" e uma ação propositiva – ou como é que eu vou daqui até lá de um modo que dê um resultado positivo?

O ataque e a fuga bem-sucedidos são promovidos por uma estratégia básica que incorpora a *experiência passada* a fim de imaginar ("imagear") resultados futuros. O intervalo de tempo permite escolher as opções imaginadas. Essa estratégia, no entanto, só é eficaz quando o organismo está presente por inteiro no *agora*. Se, por outro lado, vemos o futuro apenas de acordo com o passado – sem uma ancoragem sólida no presente –, então, como disse o cantor *country & western* Michael Martin Murphy, "não existe futuro no passado". Em outras palavras, um futuro que seja excessivamente determinado pelo passado não é futuro algum. Essa fixação, situada no passado, sem noção de um futuro diferente, é exatamente o que ocorre no trauma. Se Pouncer não conseguisse ter imaginado no presente, é bem provável que tivesse ficado resignado e, assim, um pouco deprimido. Infelizmente, ao contrário dos nossos amigos animais, os seres humanos têm uma tendência, quando sob tensão, a se fincar no passado. Só o homem costuma se perder em lamentações pelo passado e ter medo do que venha a acontecer no futuro, desligando-se e afastando-se do agora. Pode-se até chamar essa ausência de vida no momento presente de doença moderna. Ela parece ser um efeito da perda da ligação com a nossa natureza instintiva animal.

À procura do nosso caminho no mundo: o instinto do propósito

O "trabalho" de cada espécie é adaptar-se e conservar um lugar para si em um ecossistema muito complexo. O processo de peneiramento da evolução produziu, para todas as espécies, formas de superação por meio de séries complexas de *ações*, mesmo em circunstâncias extremas. O fato de ficarmos paralisados de terror, subjugados e prostrados ou mobilizados e envolvidos é determinado principalmente pela capacidade de transitar pelos intrincados padrões instintivos de ação descritos por Darwin e aprimorados por seus seguidores. Essas respostas orgânicas complexas dependem, em um contexto de colaboração social, de um trabalho conjunto harmônico de elementos químicos, hormônios, neurônios e músculos. É essa coordenação complexa que faz que os animais se orientem e executem as ações certas que lhes permitam retomar o controle e a segurança. Quando todos esses sistemas intrincados trabalham juntos coerentemente, nós, humanos, reconhecemos por *felt sense* que "pertencemos" ao mundo, que a nossa consciência é ampliada e que somos capazes de lidar com quaisquer desafios que a vida nos apresente. Quando esses sistemas não estão azeitados, sentimo-nos inseguros e rabugentos. Então, enquanto a nossa sobrevivência literal em um ambiente pós-moderno (hoje com raros predadores) não depende tanto de uma consciência expandida, a própria sobrevivência da nossa sanidade e individualidade depende.

Voltemos um pouco ao início da vida para entender melhor os conceitos que temos debatido. Um organismo unicelular, como a ameba, se retrai quando espetado por um objeto agudo e se afasta de substâncias tóxicas. Por outro lado, ele se impulsiona na direção de uma fonte de alimento acompanhando gradientes químicos nutritivos na água. Seus comportamentos abrangem, no todo, *aproximação* e *evitação*. Ele se movimenta para as fontes de nutrição e se afasta de estímulos nocivos. Mais à frente, quando as células reuniram-se em colônias e redes neurais desenvolvidas para se comunicar por eletricidade, os movimentos tornaram-se mais organizados e "intencionais". O ritmo pulsante muito bem coordenado da água-viva deslocando-se em mar revolto é um exemplo desse funcionamento coerente. À medida que os organismos tornaram-se mais diferenciados e complexos, primeiro na forma de peixes e depois na de répteis e mamíferos, os sistemas motores foram aprimorados na essência e a organização tornou-se gradativamente mais social no desenvolvimento dos mamíferos.

Nossos primeiros ancestrais hominídeos eram seres sociais que precisaram ser capazes de alertar rapidamente os demais a respeito de novidades, perigos e outras situações. Além disso, precisaram ser capazes de prever o comportamento dos outros para instituir hierarquias e facilitar o logro. A melhor maneira de burilar essas habilidades era observar seus processos internos e confiar neles. Em "Cells that read minds" [Células que leem a mente], Sandra Blakeslee[13] cita o neurofisiologista Giacomo Rizzolatti:

> Somos seres acentuadamente sociais. Nossa sobrevivência depende da compreensão de ações, intenções e emoções dos outros. Os neurônios-espelho fazem-nos captar a mente dos outros não por meio de raciocínio conceitual, mas por estimulação direta. Sentindo, não pensando.

Para poder sobrescrever em um mundo cada vez mais complexo e socializado, surgiu uma nova adaptação dos mamíferos: estados sentimentais. Os sentimentos nunca são neutros; existem no que se chama de *"continuum do prazer"*, que designa o espectro afetivo do desagradável ao agradável. *Nunca* sentimos uma emoção neutra. Enquanto a ameba ou se retrai por reflexo quando cutucada (evitação) ou se move para algo nutritivo (aproximação), os animais superiores "sentem por dentro" esses movimentos como prazerosos ou dolorosos. Os órgãos externos dos sentidos transformam estímulos físicos e os convertem em impulsos neurais que registram a visão, a audição, o tato, o paladar e o olfato. Sensores internos ubíquos monitoram a profusão de processos fisiológicos e viscerais e os separam em confortáveis e desconfortáveis. Essa foi a sabedoria transmitida por William James – qual seja, o rastreamento das nossas sensações internas, que se torna o crisol do sentimento.

Um filhote de mamífero não precisa aprender que o gosto do açúcar é "bom" e um beliscão ou uma dor de barriga é "ruim". A ingestão de açúcar é necessária para a produção de energia, donde a atração prazerosa, ao passo que o beliscão pode ferir os tecidos, é doloroso e, portanto, deve ser evitado. Do mesmo modo, um toque bem leve pode nos dar um arrepio desagradável simplesmente porque os seres rastejantes, no passado da evolução, muito provavelmente eram venenosos. Nossas sensações mais imperativas de maldade (evitação) e bondade (aproximação) provêm de sensações viscerais como náusea ou calor na barriga.

Os sentimentos prazerosos também são importantes para a coesão do grupo e, portanto, para a sobrevivência. Por exemplo, quando exibimos um comportamento que é benéfico para o grupo, como afeto e cooperação, a recompensa é nos sentirmos bem. Podemos até salvar alguém (ou doar um rim), muito embora isso nos leve a arriscar a própria vida. Por outro lado, quando fazemos algo que põe o grupo em perigo, como cobiçar o companheiro ou as posses de terceiros, ou expor seus filhos a um perigo, sentimo-nos envergonhados e rejeitados. Esses sentimentos também podem ser angustiantes a ponto de causar uma doença ou até a morte.[14] Na verdade, como os estudos têm demonstrado, os indivíduos que desfrutam mais saúde e autoestima, em todo o mundo e em todos os níveis socioeconômicos, são os que têm os mais fortes laços grupais.

Os sentimentos e as emoções evoluíram, ao menos em parte, para aumentar as sensações prazerosas de aproximação e evitação. Quando, por exemplo, provamos algo que é um pouco amargo, as sensações de "desgosto" são registradas na consciência. Todavia, quando algo é extremamente amargo (e, portanto, talvez venenoso), temos mais condições de sentir a forte emoção de desgosto, com a sensação associada a de náusea. Com essa bandeira vermelha emocional (desgosto), tendemos a evitar tais substâncias (ou as que têm gosto, cheiro ou aparência que lembrem os delas). Além disso, outros membros do grupo que vejam a nossa reação terão uma tendência menor a ingerir a mesma substância. Como é provável que não tenhamos a oportunidade de evitar um veneno mais de uma vez (como carcaça podre), espera-se que essas reações de sinalização emocional sejam compulsórias para nós e para os outros, compondo uma marca perene de sobrevivência. Por isso, se você passar mal depois de comer *steak béarnaise* no seu restaurante favorito, é bem provável que evite esse prato em particular ou mesmo aquele restaurante durante anos – se não cair no extremo de se tornar vegetariano.

Por sermos capazes de *externar as coisas*, usufruímos a precisão e a adaptabilidade geral que nos colocou no topo da pirâmide. Existe uma desvantagem significativa nessa solução de atribuir aos sentimentos uma função executiva tão grandiosa. Se os sistemas de estados emocionais falham e ficam desordenados, como ocorre no estresse e no trauma, essa desorganização se reflete por toda a miríade de subsistemas fisiológicos, comportamentais e perceptivos. Isso nos faz suscetíveis a percepções equivocadas cruciais. Um exemplo perturbador dessa falha é detectarmos perigo onde não há – e, em sentido contrário, não o detectarmos quando ele está diante de nós. Outro exemplo pungente de distorção do nosso "sistema de sentimentos" é a presença de todo tipo de estresse, doenças autoimunes e "psicossomáticas", que têm sido a desgraça da medicina moderna. Estima-se, por exemplo, que de 75% a 90% ou mais das visitas a consultórios médicos tenham relação com o estresse. Felizmente, a evolução dos estados emocionais conscientes propiciará por si só uma solução notável, se conseguirmos aprender a registrar e responder às instigações do nosso corpo.

Nossos programas de sentimentos instintivos são o alicerce daquilo que nos permite planejar e seguir adiante com propósito e direção. É a estrutura que nos interliga uns aos outros. Quando esse mapa fundamental se torna desordenado e desagregador com um trauma ou um estresse prolongado, simplesmente ficamos perdidos.

A perda do nosso caminho no mundo: a conquista do feliz acaso

Ivan Pavlov nasceu em um vilarejo na Rússia central. Sua família, ciosa de que ele fosse padre, matriculou-o em um seminário. Porém, depois de ler o revolucionário Charles Darwin, o rapaz trocou o seminário pela Universidade de São Petersburgo, onde se encaminhou para uma carreira científica, estudando química e fisiologia. Doutorou-se em 1879. Em 1904, ganhou o Prêmio Nobel de Fisiologia ou Medicina por sua pesquisa prodigiosa a respeito do reflexo condicionado.

Pavlov é mais conhecido pelos estudos metodicamente controlados sobre o condicionamento. Ainda assim, sua principal contribuição para a compreensão do trauma foi provocada espontaneamente por um experimento inesperado e sem controle, uma catástrofe natural que desbaratou seus organizados protocolos laboratoriais. Ele se contentava com os louros do Nobel por quase duas décadas quando um acontecimento fortuito abriu um novo panorama – uma descoberta que poucos reputam como *o primeiro* antecedente experimental (e provavelmente o único mais importante) para a compreensão da fisiologia e das manifestações do trauma.

A enchente de Leningrado em 1924 provocou a inundação do laboratório de Pavlov, situado em um porão, e fez a água subir a um nível perigosamente próximo das gaiolas em que estavam seus cachorros de experiência. Felizmente, o assistente dele tirou os cães das gaiolas e os levou para um lugar seguro. Os animais não tiveram ferimentos visíveis e pareciam perfeitamente normais, mas foram tomados de mudanças muito estranhas. Em primeiro lugar, esses animais aterrorizados haviam "esquecido" ou tinham revertido o condicionamento aprendido antes do incidente. Em segundo, alguns cachorros que antes eram dóceis passaram a atacar qualquer um que se aproximasse deles, enquanto aqueles que antes apresentavam tendência agressiva tremiam e se encolhiam na gaiola. Além disso, Pavlov observou mudanças fisiológicas como batimentos cardíacos acelerados ou reduzidos sob pressão moderada e reações de grande susto a estímulos suaves, como sinais sonoros ou movimentos de um pesquisador.

Embarcando (sem trocadilho) em sua nova carreira, Pavlov começou a estudar sistematicamente esses fenômenos com seus cães. Ele devia ter conhecimento da crise traumática de soldados e da urgente necessidade de tratamento, considerando que as baixas militares russas em outubro de 1916 estavam entre 1,6 e 1,8 milhão de mortos e outros 2 milhões foram feitos prisioneiros de guerra.

Nessa época, Pavlov continuava concentrado em seu estudo experimental de animais que entravam em crise sob pressão. Ele formulou a seguinte série de etapas, que seus cachorros (e possivelmente os seres humanos) percorriam ao entrar em crise sob pressão extrema ou prolongada, perdendo, assim, o senso de direção e objetivo.

Na primeira etapa, a fase *equivalente*, o animal tem a mesma reação diante de estímulos fracos e fortes. Pode-se observar o mesmo em seres humanos que não dormem mesmo que por poucos dias. Sob esse tipo de tensão, as pessoas podem reagir a uma pergunta inócua com o mesmo grau de irritabilidade e confusão com que respondem a uma forte provocação. Imagine quantas brigas domésticas, em geral em torno de atritos banais, surgem simplesmente por falta de sono.

Na fase *paradoxal*, ou segunda reação a tensão prolongada observada por Pavlov, os animais exibiram uma *inversão* das suas reações condicionadas. Algo acontecera no cérebro dos cachorros para fazê-los reagir mais a estímulos fracos que aos fortes. Isso não costuma acontecer a pessoas, a não ser que estejam traumatizadas. O veterano do Vietnã que se agacha para se proteger quando estoura ao longe o escapamento de um carro, mas passa a tarde no estande de tiro, demonstra essa fase da crise. Outro exemplo pode ser o da vítima de estupro que se assusta com cada vulto e mesmo assim gasta horas em bares mal frequentados.

Pavlov denominou a terceira e última etapa da saga da crise de *ultraparadoxal*, mas também se referia a ela como fase *transmarginal*. Nessa fase final, de estimulação "supermáxima", atingiu-se um ponto crítico. A transposição desse ápice fez muitos dos cachorros entrar em colapso; não tiveram mais reações por um longo período. Pavlov acreditava que esse colapso fosse uma defesa biológica contra a sobrecarga neural. (Desse modo, Pavlov abriu caminho para o estudo de conservação-retirada realizado por George L. Engel e mais tarde por Stephen Porges, na elaboração de sua teoria poli-vagal.) Além disso, quando se "recuperaram" do torpor, seus cães apresentaram um comportamento muito estranho e inexplicável. Os agressivos tornaram-se dóceis e os tímidos ficaram superagressivos, como já foi dito antes. Do mesmo modo, agora os cachorros rosnavam e avançavam nos treinadores de que gostavam antes da enchente. Outros animais que antes não gostavam dos tratadores passaram a recebê-los de rabo abanando e com afeto.

Esses comportamentos invertidos inesperados são análogos aos de pessoas *extremamente* traumatizadas. O marido carinhoso que ataca a *própria* mulher ao voltar da Guerra do Iraque é um dos exemplos possíveis. Outro diz respeito a reféns que são acometidos da síndrome de Estocolmo. Estes podem não só ser complacentes, mas também se comportar como se estivessem apaixonados pelos captores, recusando-se até a ir embora quando resgatados. Existem inúmeros exemplos de vítimas de sequestro ou rapto que visitaram seus algozes na prisão durante anos e até se casaram com eles. Jill Carroll, repórter do *Christian Science Monitor*, contou sobre o seu rapto no Iraque em tom de quase alegria, mas um ou dois dias depois disse estar isolada por causa do trauma. Tempos depois, felizmente reequilibrada, ela afirmou: "Enfim me sinto como se estivesse viva de novo".

Além do mais, os indivíduos traumatizados em geral se veem, como na fase transmarginal de Pavlov, alternar louca e imprevisivelmente entre o torpor e o desligamento, de um lado, e uma torrente de emoções, de outro, entre elas pavor e fúria. Essas oscilações bipolares são quase sempre aleatórias e instáveis. Com o tempo, as vítimas do transtorno de estresse pós-traumático tendem a cair no desligamento, que aparece com sintomas de alexitimia (incapacidade de descrever e detalhar sentimentos devido a uma deficiência na percepção de emoções), depressão e somatização.

Pavlov, ao ver seus cachorros sofrendo de sintomas debilitantes e sem cura, concluiu que eles haviam perdido a capacidade para reagir à aproximação e à evitação adaptativas; haviam, em suma, "perdido o propósito". Ao resumir o apuro dessas pobres criaturas, Pavlov afirmou que elas tinham perdido o "reflexo" ou *instinto de objetivo*;

tinham perdido o caminho. Um exemplo parecido de colapso vem da natureza. Um guia do arquipélago de Galápagos contou a seguinte história aos meus alunos: "Quando um vulcão entra em erupção, os animais costumam perder o instinto de sobrevivência, ficam confusos e alguns andam direto para a lava que desce. Entre eles estão leões-marinhos e iguanas marítimas, capazes de nadar até outra ilha". Parece que, diante dessa forma de ameaça extrema, até os animais silvestres perdem a orientação no caos. Em um raro pressentimento, Pavlov também inferiu os mecanismos naturais, instintivos, com que os organismos traumatizados conseguiriam recuperar o propósito e a vontade de viver. Ele se deu conta particularmente de que a aproximação e a evitação eram correlatas ao que ele chamou de resposta defensiva e orientadora. Em seu estudo posterior das respostas de orientação (aproximação) e de defesa (evitação), Pavlov nos deu a chave da instituição de uma convivência saudável de um organismo e seu meio ambiente: um equilíbrio ideal entre a curiosidade e a necessidade de defesa e proteção próprias.

Pavlov descobriu que, quando os animais defrontam algo novo em seu meio, eles primeiro sustam o movimento. Em seguida, voltam os olhos, a cabeça e o pescoço na direção de um som passageiro, uma sombra rápida ou um cheiro novo (ou seguem outros membros do grupo que adotem uma resposta de parada ou alerta). Durante a parada, há uma breve desaceleração dos batimentos cardíacos, que aparentemente "se sintonizam" e abrem a percepção sensorial[15].

Ele também descobriu que essas *respostas orientadoras* serviam tanto para localizar a novidade como para encontrar o seu significado (ou seja, origem de ameaça, acasalamento, comida ou abrigo?). É provável que Pavlov estivesse ciente dessa função dupla. Ele chamou a característica inata da resposta de orientação de reflexo *chto eta takoi* (em vez do mais simples *chto eta*). As tentativas de tradução literal resultaram na denominação "reflexo 'o que é isso?'". Uma tradução mais precisa, porém, originou o nome "reflexo 'o que é aquilo?'" ou "o que está acontecendo aqui?" ou "ei, cara, qual é?!?"*. Essa forma enfatiza o espanto e a curiosidade inerentes à resposta. Essa resposta dupla (reação mais interrogação) é a característica dominante dos comportamentos de orientação, entre os quais, nos seres humanos e em outros animais, estão expectativa, surpresa, estado de alerta e curiosidade.

Terminemos este capítulo relembrando o que Pavlov nos ensinou para aplicação terapêutica com pacientes: em quase toda sessão, quando os indivíduos (formalmente) traumatizados saem da imobilidade e do desligamento, eles têm a determinação bio-

---

*　Conversei recentemente com a tradutora do meu primeiro livro para o russo, *O despertar do tigre – Curando o trauma*, e ela confirmou essa análise.

lógica para o impulso nascente de se orientar em relação à sala, ao terapeuta e aos outros (como numa sessão em grupo) e ao aqui e agora. Então, do mesmo modo que Pavlov nos mostrou onde perdemos a trilha, ele também iluminou o caminho de volta. Lembre-se por um instante de um exemplo disso na sessão com Adam (o sobrevivente do Holocausto, no Capítulo 8). Ao incorporar a imagem das crianças faveladas empinando pipas alegremente, Adam foi capaz de sair de seu profundo desligamento e começou a se orientar pelos diversos objetos da sala e, depois, a interagir comigo de um modo novo e vivo. Naquele momento ele retornou à vida pelo tempo necessário para incorporar novas possibilidades.

Então, você vê que somos, em última análise, apenas um bando de animais – instintivos, sensíveis e racionais. Para encerrar, eu gostaria de repetir o pensamento de Massimo Pigliucci que abriu este capítulo, porque parece resumir bem tudo isso: "Podemos ser animais especiais, podemos ser animais particulares com características muito especiais, mas somos animais do mesmo jeito".

11 DE BAIXO PARA CIMA: TRÊS CÉREBROS, UMA MENTE

A compreensão das leis da gravidade não nos liberta da gravidade [...] implica podermos usá-la para fazer outras coisas. Até que informemos à humanidade como o nosso cérebro funciona, o modo como o usamos [...] até que reconheçamos que tem sido para dominar os outros, é difícil que algo mude.

Henri Laborit, *Mon oncle d'Amérique* [*Meu tio da América*]

Deem-me um ponto de apoio e moverei a Terra.

Arquimedes

Sem dúvida, ninguém em sã consciência contestaria que somos produto do funcionamento do nosso cérebro e corpo. Ainda que essa não seja a história inteira, é uma aproximação funcional razoável. No entanto, ao mesmo tempo que seria uma presunção dizer que a anatomia e a fisiologia do cérebro explicam toda experiência subjetiva com precisão, seria um absurdo acreditar que tudo que sentimos e sabemos pode ser entendido por meio do modo como o cérebro funciona. Em última análise, bem ou mal, não conseguimos escapar ao fato de que somos refreados pelas influências e pela atuação do cérebro no corpo. Conhecer a nós mesmos é conhecer o nosso cérebro, e conhecer o nosso cérebro é conhecer a nós mesmos – mais ou menos.

Após o trabalho experimental visionário de William James no início do século XX, ocorreu uma mudança de ênfase no estudo da função do cérebro. Enquanto James concentrou-se na experiência subjetiva da emoção, a pesquisa que se seguiu envolveu o estímulo e a dissecação de tecidos cerebrais de animais e depois a correlação desses locais com os comportamentos emocionais *observados* (como raiva e medo). Primeiro, Walter B. Cannon, destacado fisiologista da época (anos 1920-40), com William Bard, enfatizou o controle da emoção no cérebro e não (sua sensação) no corpo*. A teoria

---

* Cannon também elaborou uma crítica bem argumentada à teoria de James, alegando que o *feedback* das vísceras seria lento demais e muito impreciso para explicar emoções diferentes. (Essas questões serão abordadas no Capítulo 13.)

central foi ampliada por James Papez, médico e neuroanatomista obscuro que trabalhava sozinho em seu consultório numa cidade pequena do norte do estado de Nova York. Em seu artigo marcante "A proposed mechanism of emotion"[1] [Uma proposta do processo da emoção], de 1937, Papez descreveu um "circuito emocional" centrado na parte superior do tronco cerebral, o tálamo. À volta do tálamo havia um círculo – ou "limbo" – de núcleos, entre os quais o hipocampo, o hipotálamo e o cíngulo. Como veremos, o cíngulo é um intermediário importante entre a emoção e a razão. Surpreendentemente, em seus ensaios sobre o circuito emocional Papez não incluiu a amígdala (hoje reconhecida como significativo mediador de emoções, sobretudo as associadas a novidade e ameaça).

Ele deu ao seu circuito o nome atraente de "córrego do sentimento". Hoje essa região é conhecida por sistema límbico, ou cérebro emocional. Esse título descritivo foi cunhado pelo conhecido pesquisador Joseph LeDoux. Deve-se notar que esses estudiosos do cérebro do século XX preocupavam-se exclusivamente com a *expressão* da emoção e ignoravam por completo a *experiência* emocional subjetiva. O arcabouço metafórico de Freud e o introspectivo foco de James nas sensações e nos sentimentos haviam sido ofuscados pela tecnologia de pesquisa e pela fascinação com os mecanismos neurais concretos e os componentes comportamentais de expressão emocional. E ainda assim se pode aqui tomar a liberdade de especular que Freud (neurologista de formação) teria ficado muito feliz, no mínimo, com o local das emoções. Afinal, era no núcleo do cérebro em que ele acreditava residirem os instintos (ou o que ele chamou de "id"), bem fora do alcance do "ego" e da consciência deliberada. No entanto, como veremos, ao mesmo tempo que pode não existir uma ligação direta entre os instintos (id) e a consciência racional (ego), existem canais de duas mãos de importância vital entre o id (instintos) e a autopercepção.

Nossos instintos mais primitivos encontram-se na raiz do sistema límbico, na parte mais antiga e despojada do cérebro. Aí, um núcleo de neurônios farpados serpenteia pelo tronco cerebral. É esse sistema arcaico que serve às funções de manter a constância no meio interno e modular os estados de ativação. Um simples corte nesse emaranhado de arame farpado retorcido e entramos em coma irreversível. Quando se anunciou que o presidente Kennedy havia sido baleado e sofrera um ferimento no tronco cerebral, eu e meus colegas assistentes de pesquisa no laboratório de neurofisiologia de James Olds choramos diante da televisão no diretório acadêmico da Universidade de Michigan, percebendo que o fim havia chegado para o nosso Príncipe de Camelot.

O neuroanatomista Walle Nauta chamou com propriedade a regulação da ativação do tronco cerebral primário de "a postura do meio interno". Com essa conotação qualificativa, ele reconheceu, validou e atualizou a obra profética do século anterior do pai da psicologia moderna, Claude Bernard, demonstrando que o requisito principal de toda forma de vida é a manutenção de um ambiente interno estável. Seja uma célula, uma ameba, uma estrela do *rock*, um zelador, um rei, um astronauta ou um presidente, todos morreriam não fosse essa estabilidade interna dinâmica diante de um ambiente externo em constante mudança. Por exemplo, o grau de oxigenação e o pH (acidez) do sangue devem manter-se dentro de uma margem *muito* estreita para que a vida continue viável. O tronco cerebral, por meio de uma miríade de reflexos intrincados, é a "central de controle" responsável pelas minúcias dos ajustes constantes necessários à manutenção básica da vida. Isso também inclui a regulagem dos nossos estados básicos de ativação, vigilância e atividade. E o sistema ativador reticular do tronco cerebral, mesmo sendo tão bagunçado e primitivo, desempenha magnificamente sua atribuição de preservar a vida.

Se comparado com o grandioso córtex cerebral, que tem uma organização colunar de seis camadas e é obsessivamente ordenado, o tronco cerebral parece humilde e caótico. No entanto, é precisamente essa organização primitiva que lhe permite realizar a função que lhe é atribuída. Ele reúne rápido e com eficiência informações sensoriais diversas de dentro e de fora do corpo e mantém o interior relativamente estável em face do agitado e inconstante meio externo. Ao mesmo tempo, coleta e soma esses vários canais sensoriais para aumentar o estado geral de ativação. É por isso que o barulho repentino de um caminhão pode nos acordar abruptamente do sono e o estímulo a um paciente comatoso com música, aromas e toques físicos pode ajudá-lo a voltar ao mundo dos vivos. A natureza descobriu que a modulação da ativação dá-se melhor por meio da sinestesia inespecífica de visões, sons, cheiros e gostos, acrescidos da função específica dos vários canais sensoriais.

O que está embaixo é como o que está em cima

> A consciência pré-mental continua sendo, enquanto vivermos, a raiz e o corpo da nossa consciência. A mente é apenas a última flor, o beco sem saída.
>
> D. H. Lawrence, *Psychoanalysis and the unconscious*
> [*Psicanálise e o inconsciente*]

A oposição e o predomínio aparentes da ordem militar do intrincado córtex cerebral, de seis camadas, sobre as redes anárquicas e desordenadas do simplório tronco cerebral foram perturbados pelo grande neuropatologista russo Paul Ivan Yakovlev. Em um artigo fundamental de 1948, esse protegido de Ivan Pavlov desafiou a visão de mundo cartesiana, hierárquica (de cima para baixo), e propôs que, assim como a filogenia gera a ontologia, as estruturas do sistema nervoso central – e consequentemente nosso comportamento cada vez mais complexo – desenvolveram-se *de dentro para fora de baixo para cima.*

Do ponto de vista evolutivo, as estruturas cerebrais mais internas e primitivas do tronco cerebral e do hipotálamo (o arquipálio) são aquelas que regulam os estados internos por meio do controle autônomo das vísceras e dos vasos sanguíneos. Esse sistema, o mais primitivo, afirmou Yakovlev, forma *a matriz sobre a qual o restante do cérebro, assim como o comportamento, se desdobra.*

O nível seguinte, o sistema límbico (o cérebro paleopálio ou paleomamífero, de acordo com a evolução e a localização), relaciona-se com a postura, a locomoção e a *expressão externa* (por exemplo, facial) *do estado interno das vísceras.* Esse estrato manifesta-se na forma de *impulsos emocionais* e afetos. Por fim, a formação mais externa (o neopálio ou neocórtex), uma extensão do sistema intermediário no diagrama de Yakovlev, responde pelo controle, pela percepção, simbolização, linguagem e manipulação do meio externo.

Embora nos identifiquemos principalmente com o último, Yakovlev enfatizou que esses estratos cerebrais (que se encontram concentricamente, um dentro do outro, lembrando muito as matriscas bonecas russas que se encaixam umas nas outras) não têm independência funcional. São partes sobrepostas e integradas que contribuem para o comportamento total do organismo. O sistema límbico e o neocórtex prendem-se ao tronco cerebral primitivo (visceral) e são elaborações de sua função. Yakovlev estava convicto de que a aparência do córtex cerebral – mais complexo e extremamente organizado – é um *refinamento* evolutivo, afinal derivado das funções emocionais e viscerais, como ingestão, digestão e excreção. Pode-se dizer que o cérebro é um aparato desenvolvido pelo estômago para servir ao seu propósito de garantir comida. É claro que também se pode dizer que o estômago é um dispositivo inventado pelo cérebro para lhe dar a energia e as matérias-primas de que ele necessita para funcionar e se manter vivo. Então, quem é que manda, corpo ou cérebro? Obviamente, ambos os argumentos são verdadeiros, e é assim que os *organismos* funcionam. Cérebro implica estômago e estômago implica cérebro; eles se interligam mutuamente nessa rede democrática de reciprocidade. Essa visão orgânica vira de ponta-cabeça o modelo cartesiano – do alto para baixo –, no qual o cérebro "elevado" controla as funções "inferiores" do corpo, como o sistema digestório. Essa diferença de perspectiva não é apenas um jogo de palavras; é, sim, uma visão de mundo inteiramente diferente, uma perspectiva do funcionamento do organismo inteiramente diferente. Foi aí que Yakovlev apresentou um mapa que os neurocientistas atuais fariam muito bem em incorporar ao seu pensamento – o de uma avaliação mais aprofundada da amálgama orgânica de corpo-cérebro.

Em suma, então, a tendência para a encefalização (de acordo com Yakovlev) é um refinamento das necessidades evolutivamente primitivas da função visceral. Pensamentos e sentimentos não são processos novos e independentes, divorciados da atividade visceral – sentimos e pensamos com as nossas entranhas. O processo digestivo, por exemplo, é sentido inicialmente na forma de sensações físicas (fome pura), depois como sensações emocionais (por exemplo, fome como agressão) e, por fim, como refinamentos corticais no modo da assimilação de novas percepções e conceitos (como em fome de conhecimento e digestão de conhecimento novo). Menos lisonjeiro para o nosso egocentrismo, essa (r)evolucionária perspectiva "de baixo para cima" centra-se em uma função de sobrevivência arcaica, homeostática, como modelo de organização neural e consciência. Os nossos assim chamados processos superiores de pensamento, dos quais nos enamoramos tanto, são servos, não senhores.

A matriz da função e da consciência, a esfera de evisceração de Yakovlev, está na formação reticular primitiva. A análise metódica de milhares de fatias de tecido cerebral (histologia) feita por ele rendeu uma visão poética na longa tradição de seus compatriotas Tolstói e Dostoiévsky. Yakovlev resumiu com delicadeza suas investigações meticulosas, de vida inteira, com uma só declaração ampla: "Do pântano do sistema reticular emergiu o córtex cerebral, como orquídea pecaminosa, linda e culpada". Uau... uau... uau!

Peregrinação pessoal

Quando topei com as ideias de Yakovlev, registrei visceralmente a verdade de sua hipótese. Minhas entranhas roncaram em reconhecimento; minhas emoções elevaram-se de empolgação. E intelectualmente ansiei por digerir e saborear a essência preciosa do gênio desse homem*. Eu queria devorá-lo vivo – quer dizer, caso ele ainda estivesse vivo. Levei diversos dias tentando localizá-lo. Ele realmente estava vivo e bem. Essa odisseia da maturidade transmutou-se para a localização e o encontro com alguns dos meus outros heróis intelectuais. Depois de enfim receber em 1977 meu doutorado pela Universidade da Califórnia de Berkeley, enviei cópias da minha tese sobre estresse a diversos cientistas que haviam sido meus mentores intelectuais. Nessa lista estavam Nikolaas Tinbergen, Raymond Dart, Carl Richter, Hans Selye, Ernst Gellhorn, Paul MacLean e o próprio Yakovlev. Eu iniciava meu percurso...

O laboratório de Yakovlev ficava no porão de um edifício cavernoso e sombrio pertencente (acho eu) aos Institutos Nacionais de Saúde. Caminhei para a porta que a recepcionista me indicou. Já estava entreaberta. Quando pus a cabeça para dentro, fi-

---

*   Em psicologia, *apetitoso* implica aquisição.

quei abismado com a visão panorâmica de estantes e mais estantes cheias de potes com cérebros preservados. Uma figura picaresca me chamou, apontando-me a escrivaninha. Esse octogenário de baixa estatura tinha uma presença tranquila e suave, desmentindo seu caráter realmente expansivo. Com olhos azuis cintilantes e entusiasmo genuíno, Yakovlev convidou-me afetuosamente a sentar. Começou a me perguntar sobre os meus interesses e mostrou-se curioso sobre o motivo que me levara tão longe para visitá-lo.

Quando lhe contei do meu interesse pelos instintos e das minhas ideias a respeito da cura mente-corpo, estresse e autorregulação, ele se levantou de um salto, agarrou meu braço com empolgação e me levou de pote em pote para me apresentar sua enorme variedade de espécimes, mostrando-me os blocos anatômicos básicos que formam o cérebro. De lá ele me levou de volta para a escrivaninha com um microscópio. Olhamos juntos os *slides* de fatias finíssimas de tecido cerebral. Ele narrou a apresentação, tornando-se poético em seu raciocínio requintado, como eu imaginava que Darwin teria feito em seu laboratório havia apenas 100 anos. Minha emoção foi tão intensa que pensei que não conseguiria conter minha necessidade premente de pular e gritar: "Oba!" Eu sabia que estava no caminho certo, que nós somos mesmo, até o último dos neurônios, apenas um bando de animais – e que isso não é nada ruim.

À uma hora da tarde, depois de comermos um sanduíche de salada de ovo, Yakovlev desenhou para mim um mapa complicado para me levar ao meu próximo compromisso a cerca de 60 quilômetros, no interior de Maryland. Ele o fez com detalhismo anatômico, empregando meticulosamente uma série de lápis coloridos e dissecando, com precisão extrema, o melhor percurso e seus pontos de referência mais importantes. Disse-me que, se eu tivesse tempo no final do dia, poderia retornar pelo mesmo caminho e seria muito bem-vindo.

Cheguei ao meu destino na hora certa. Paul MacLean me cumprimentou polidamente, mas sem a acolhida calorosa que me havia sido dispensada no encontro anterior. No entanto, ele me faz a mesma pergunta – por que tinha ido tão longe para encontrá-lo. Repeti a resposta. MacLean olhou para mim com uma expressão enigmática, um misto de curiosidade e aparente preocupação paternal. "Isso é muito interessante, meu jovem", concordou ele, "mas como você vai se sustentar?" Sentindo um pouco de desalento, fiz-lhe muitas perguntas sobre seus 20 anos de rigoroso estudo experimental daquilo que hoje se chama teoria do cérebro trino. MacLean associara muitos comportamentos específicos indicados pelas trilhas neuroanatômicas traçadas por Yakovlev, Nauta e Papez. Embora esses tipos fundamentais de cérebro contenham grandes diferenças na estrutura e na composição química, os três se entrelaçam e devem funcionar juntos como um cérebro único (trino). MacLean demonstrou metodicamente que não só a nossa neuroanatomia evoluiu por elaboração – do mais primitivo ao mais refinado e sofisticado –, mas também (como Darwin teria previsto) o nosso comportamento. As implicações disso são mais que profundas. Significam que, por mais que não queiramos reconhecer, as formas mais primitivas do nosso passado ancestral habitam, latentes, lá no fundo de nós hoje em dia (veja a Figura 11.1)[2].

Modelo do cérebro trino de Paul MacLean

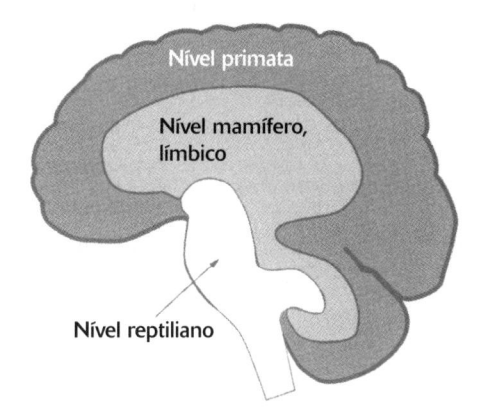

NÍVEL PRIMATA:
Pensamento, memória consciente, símbolos, planejamento e inibição de impulsos

NÍVEL MAMÍFERO, LÍMBICO:
Sentimentos, motivação, interação e relacionamento

NÍVEL REPTILIANO:
Sensação, regulação de ativação (homeostasia) e iniciação de impulsos cinéticos

Figura 11.1 Ilustração das funções básicas dos níveis reptiliano (tronco cerebral), paleomamífero (límbico) e primata (neocórtex).

O eminente psiquiatra Carl G. Jung reconheceu previdentemente a necessidade de integração da nossa estratificação instinual pelo processo de *individuação psicológica*. Ele acreditava que, na assimilação do que chamamos de inconsciente coletivo, cada pessoa caminha para a inteireza. Jung entendia que esse inconsciente coletivo não era uma ideia abstrata e simbólica, mas sim uma realidade física/biológica concreta:

> Todo esse organismo psíquico corresponde exatamente ao corpo, que, embora varie de um indivíduo para o outro, é, em todas as suas características essenciais, o corpo [e a mente] especificamente humano que todos os homens têm. Em seu desenvolvimento e em sua estrutura, ele ainda conserva os elementos que o ligam aos invertebrados e, afinal, até mesmo aos protozoários. Teoricamente deveria ser possível "descascar" o inconsciente coletivo, camada por camada, até chegarmos à psicologia do verme e mesmo à da ameba.[3]

O mentor de Jung, Sigmund Freud, também se debateu com as implicações das nossas raízes filogenéticas em sua obra seminal *O ego e o id*. Com uma sinceridade encantadora e uma autoanálise impiedosa, ele contesta os pressupostos básicos de sua obra. Afirma que, "com a menção da filogenia, surgem novos problemas, diante dos quais se é tentado a recuar por cautela [...]. Mas não há solução para isso", lamenta-se ele. "A tentativa deve ser feita, a despeito do fato de que ela desnudará a inadequação de todo o nosso esforço." Claramente, Freud questionava a validade fundamental e a premissa de todas as suas fundações psicanalíticas à luz da nossa herança filogenética. Ele reconhece aí a necessidade de incorporar uma interpretação das nossas raízes animais ao processo terapêutico – mas como? Yakovlev e MacLean nos dão exatamente esses pilares.

Como Yakovlev fizera, MacLean dividiu o cérebro dos mamíferos em três estratos organizados distintamente, correspondentes, de modo genérico, às eras do arquipálio reptiliano, paleomamífera e neomamífera do desenvolvimento evolutivo. MacLean aprimorou esse mapa com a inclusão do hipotálamo como ponto nodal nas relações entre as três regiões encefálicas – um motorista ao volante do tronco cerebral, regulando o fluxo para o exterior do sistema nervoso autônomo. Inspirando-se em trabalho de W. R. Hess[4] (que em 1949 dividiu o Prêmio Nobel de Fisiologia ou Medicina com o neurologista português Egas Moniz, também embaixador na Espanha), MacLean e Ernst Gellhorn[5] defenderam a ideia de que o hipotálamo, esse órgão primitivo do tamanho de uma ervilha, organiza condutas comportamentais alternativas. Ele dirige o comportamento do organismo como um todo, função atribuída convencionalmente ao neocórtex. Como veremos, o controle do comportamento é dividido entre sistemas diversos do cérebro – não existe um local único de controle. Não temos um cérebro tripartido (com três partes separadas), mas um cérebro trino, como MacLean o denominou, enfatizando a integração holística das partes. Com nossos três cérebros (na verdade quarto, se incluirmos o componente aquático-homeostático que compartilhamos com certos peixes), temos diante de nós a tarefa hercúlea de sermos "de mente única", desafio que tanto restringe quanto liberta.

Três cérebros, uma mente

> A luta e a proteção territorial dos répteis, a criação e a tendência familiar dos
> primeiros mamíferos, as capacidades simbólica e linguística do neocórtex
> podem multiplicar maldição ou glorificar nossa salvação.
> Jean Houston, *The possible human* [*O ser humano possível*]

O cérebro trino de MacLean tem uma delicada ação de balanceamento para dar conta de seu papel trino e não tripartido. Olhando uma cabeça de lado e cortando o cérebro ao meio (obtendo o que se chama de vista sagital), percebe-se uma realidade assombrosa. A parte da frente do cérebro, o córtex pré-frontal, responsável pelas funções mais complexas do comportamento humano e da consciência, curva-se por toda a volta do crânio, fazendo uma guinada quase em V e depois se encostando, com proximidade íntima, às partes mais arcaicas do tronco cerebral, do hipotálamo e do sistema límbico. A neurociência ensina que, em geral, duas partes do cérebro com grande proximidade anatômica funcionam em conjunto. Isso torna ainda mais provável que os sinais eletroquímicos sejam transmitidos corretamente.

Descartes ficaria perplexo com uma relação tão íntima entre as porções mais primitivas e as mais refinadas do cérebro. Temos aí o pináculo do que é um ser humano "na cama" (de rosto colado) com os vestígios mais primais e arcaicos dos nossos antepassados animais. Descartes não veria nem pé nem cabeça nessa conformação física. Se ele tivesse especulado com imóveis, nos quais o que conta é "localização, localização, localização", ele ficaria ainda mais abismado. Além disso, como vizinhos de porta, o tronco cerebral, o cérebro emocional e o neocórtex devem encontrar uma linguagem comum para se comunicar. Uma relação assim tão íntima é como interligar um supercomputador Craig ou IBM no Massachusetts Institute of Technology com um ábaco antiquíssimo de uma mercearia chinesa para que funcionem juntos como um só. Do mesmo modo, o cérebro rudimentar do lagarto e o cérebro genial (o neocórtex) de Einstein devem coabitar e se comunicar em completa harmonia. Mas o que acontece quando essa coexistência entre instinto, sentimento e razão se rompe?

Phineas Gage, supervisor ferroviário em 1848, foi o primeiro caso bem documentado de um divórcio desses tão violento. Quando ele abria com explosivos um túnel perto de Burlington, Vermont (EUA), uma barra de 90 centímetros – chamada ferro de compactação – foi lançada como um projétil através do crânio dele. Entrou perto do globo ocular, perfurou o cérebro e saiu pela calota craniana, do lado contrário. Para surpresa de todos, o sr. Gage, um olho a menos, ficou "inteiramente recuperado". Não bem assim... O intelecto dele funcionava normalmente, mas o ferimento alterara a sua personalidade fundamental. Antes do acidente, ele era benquisto por seus patrões e comandados (o intermediário ideal). Todavia, o "novo" sr. Gage "era arbitrário, volúvel, instável e considerado por quem o conhecia um grosso sem papas na língua". Sem motivação, ele não conseguiu manter o emprego e ficou sem rumo, tendo até passado um tempo numa barraca de parque de diversões*. Um conhecido de longa data disse: "Gage não é mais Gage". Além disso, um tal de dr. John Harlow, médico dele, descreveu-o de modo pungente: "Gage perdeu o equilíbrio ou o balanceamento entre suas faculdades intelectuais e suas propensões animalescas".

---

* Veja memórias bem documentadas em M. Macmillan, "Restoring Phineas Gage: a 150th retrospective", *Journal of the History of the Neurosciences* (2000), 9, p. 42-62.

Pulemos 140 anos à frente até Elliot, paciente do famoso neurologista António Damásio[6]. Esse pobre homem estava no fim do caminho, depois de ter queimado todos os contatos na vida pessoal e profissional. Incapaz de se manter em um emprego, falido em vários empreendimentos comerciais com sócios de má fama e derrubado por uma rápida sucessão de divórcios, Elliot procura ajuda psiquiátrica. A indicação a Damásio deu-lhe a oportunidade de um estudo diagnóstico neurológico completo. Submeteu-se a numerosos exames cognitivos e intelectuais e chegou a ser classificado de normal em um teste-padrão de personalidade. Teve nota alta até em um teste que se propunha a medir o desenvolvimento moral e manteve a habilidade de tirar conclusões de uma grande variedade de questões éticas complexas. No entanto, era óbvio que algo *não* estava "normal" com esse sujeito. Ainda assim, Elliot disse com as próprias palavras: "E depois de tudo isso ainda não sei o que fazer". Ao mesmo tempo que era capaz de solucionar todo tipo de dilema intelectual e moral, ele não conseguia fazer opções e agir de acordo com elas. Seus computadores morais funcionavam, mas sua bússola moral não.

Afinal, Damásio elaborou alguns testes de inteligência que conseguiram determinar a deficiência de Elliot e apontar alguns motivos para a sua vida ser tão desastrosa. Um desses testes era uma espécie de jogo de cartas em que estratégias de risco e de ganho se eliminavam mutuamente. Quando precisava mudar de uma estratégia de risco alto-ganho alto (com provável perda no todo) para risco moderado-ganho moderado (com ganho no final), Elliot não conseguia aprender nem sustentar a transição. Assim como o resultado geral de sua vida, Elliot era um fracasso inominável; ele simplesmente não conseguia aprender quando algo valia a pena. Damásio conjeturou que seu paciente fosse incapaz de sentir emocionalmente as consequências de suas decisões e atos. Ele raciocinava muito bem, a não ser quando algo importante estivesse em jogo. Em suma, Damásio concluiu que Elliot perdera a capacidade de sentir e de se importar. Portanto, ele não conseguia fazer avaliações, transformá-las em consequências significativas e agir de acordo com elas. Ele não tinha um leme emocional.

Damásio intrigou-se com a possibilidade de Elliot ser um Phineas Gage contemporâneo. Ambos os médicos, Harlow e Damásio, embora distanciados mais de um século, imaginaram que os dois pacientes haviam perdido a capacidade de equilibrar instinto e intelecto. Damásio e sua mulher, Hannah, no entanto, em vez de fazerem conjeturas vazias, partiram para uma expedição arqueológica com fins médicos. Localizaram o crânio preservado de Gage, acumulando pó vergonhosamente numa prateleira de um museu obscuro da Faculdade de Medicina de Harvard. Em um estudo que, mais do que um experimento acadêmico pomposo, lembra a investigação no local de um crime em seriado de TV, repleta de análises de medicina legal, os Damásios conseguiram levar emprestado o crânio perfurado e submetê-lo a análise sofisticada por computador.

Usando excelentes programas de imagem, eles puderam prever com precisão por onde o projétil atravessou o cérebro de Gage, derrubando-o e mutilando para sempre a sua personalidade. Com surpreendente antevisão, o "cérebro virtual" ressuscitado de Gage revelou a devastação da mesma região de células nervosas que falhavam no cérebro de Elliot. O mistério fora solucionado! O rompimento da trilha cerebral entre os circuitos emocionais e a razão, embora extensa em um caso e ao que parece mais sutil no outro, era tremendamente prejudicial ao funcionamento e ao espírito dos indivíduos, tornando-os imprestáveis. O cérebro deles não mais era *trino*, mas sim tripartido, apartado das redes vitais de comunicação que reúnem os cérebros num todo coerente.

Entre os lobos frontais e as regiões límbicas adjacentes (local tanto da violenta lobotomia de Gage quanto nos neurônios disfuncionais de Elliot) há uma estrutura com dobra chamada giro do cíngulo. Essa região é fundamental para a integração de pensamento e sentimento[7]. Dito de outra forma, é a estrutura que conecta o baixo-ventre primitivo, áspero, bruto e instintivo aos lobos do neocórtex, mais complexos, refinados, informatizados. O cíngulo e as estruturas associadas, como a ínsula, são aquilo que pode conter a chave do que é ser um animal humano completo – com uma mente, embora com três cérebros.

Tanto Gage quanto Elliot não tinham uma ligação funcional entre os cérebros instintivo e racional. Em consequência, ambos eram perdidos. Sem instinto e raciocínio (urdidura e trama) entretecidos na talagarça encantada do cérebro, faltava-lhes o sentido de um ser humano pleno.

O retrato de Gage pintado por Harlow era o de um homem escravizado por seus caprichos instintivos, "a um só tempo animais e infantis". Então, em 1879, um neurologista chamado David Ferrier acrescentou um ponto de vista experimental a esse estado ao retirar os lobos frontais de macacos. Ele descobriu que, "em vez de demonstrarem interesse e explorarem ativamente seus arredores [como antes], intrometendo-se curiosamente em tudo que entrasse em seu campo de observação, eles ficaram apáticos, lerdos ou sonolentos"[8].

Infelizmente, a pesquisa de Ferrier com primatas não foi chefiada pelo neurologista português Egas Moniz, que mais tarde engendrou uma operação similar em seres humanos, que denominou de leucotomia pré-frontal. Com o advento desse procedimento, nascia o escandaloso campo de "psicocirurgia". Entretanto, essas "curas" eram em geral piores, muito piores que a "doença". E esse procedimento criou uma multidão de zumbis irreversíveis. Moniz, como mencionado antes, dividiu um Prêmio Nobel por esse trabalho tresloucado, horrendo e flagrantemente pseudocientífico, que "docilizou" dezenas de milhares de pacientes em todo o mundo. Essa cirurgia tornou-se muito popular nos Estados Unidos, onde Walter Freeman (ironicamente, pai de um dos meus orientadores, Walter B. Freeman Jr.) inventou um procedimento intitulado lobo-tomia pré-frontal. Esse tratamento, segundo Freeman (o pai) disse de modo bizarro, "era tão simples que podia ser executado no consultório de qualquer clínico geral". Basicamente, nas palavras dele, seu método consistia em "apagá-los [os pacientes] com choque elétrico" e depois (num "procedimento clínico" reminiscente da lobotomia aci-dental de Phineas Gage com um ferro de compactação) "enfiar um furador de gelo na dobra da pálpebra até o lobo frontal do cérebro e fazer o corte lateral sacudindo o troço de um lado para o outro [...] um procedimento fácil, embora seja sem dúvida ruim de ver". (Perceba o uso curioso e insensível de "eles" [os pacientes] e "troço", bem como sua escolha de "instrumento cirúrgico" – um *furador de gelo*!)

Pode parecer contraditório que esse procedimento gere, como no caso de Phineas Gage, "um indivíduo tanto animal quanto infantil", enquanto faltavam curiosidade e capacidade de exploração aos macacos de Ferrier e, com o paciente de Damásio, se destruíra para sempre sua capacidade de avaliar e escolher as opções certas. Infeliz-mente, a tendência que se seguiu criou um grupo frankensteiniano de dezenas de mi-lhares de pacientes lobotomizados (e mais centenas de milhares postos fora do ar com Thorazine e Hadol receitados por médicos). Sem o animal no humano e sem o huma-no no animal, mal se reconhece que se trata de uma pessoa que está viva e interage ativamente. É interessante que muitas pessoas com o transtorno do déficit de atenção/hiperatividade (TDAH), como muitos transgressores violentos, parecem apresentar uma subativação do cérebro instintivo, juntamente com o desligamento do córtex pré-frontal. A esse respeito, o comportamento inadaptado associado a ambos pode ser uma tentativa daquelas pessoas de autoestimulação, a fim de se sentirem mais huma-nas. Infelizmente, o custo desses transtornos nos impulsos pode ser desastroso tanto para o indivíduo como para a sociedade.

Por outro lado, as pessoas que sofrem crônicas de explosões crônicas emocionais podem ser limitadas do mesmo modo. Se são menos inumanas (como os "invasores de corpos" zumbis Gage-Elliot), suas crises podem ser igualmente danosas para a manuten-ção de relações pessoais e profissionais e – nem é preciso dizer – para um sentido coeren-te de indivíduo. Os traumatizados ficam presos no proverbial "o pior dos mundos". Em um momento são inundados por emoções intrusivas como terror, raiva e vergonha, e em outros, alternadamente, ficam fora do ar, sem estabilidade instintiva emocional, tor-nando-se incapazes de ter noção de propósito e encontrar um norte. Talvez se trate dos nossos pacientes, parentes, amigos ou conhecidos que são apanhados numa oscilação ex-trema e infinita entre a convulsão emocional e o coma (brandura/desligamento). Assim são incapazes de utilizar sua inteligência emocional. Em certa medida eles representam o Phineas Gage em todos nós, quando sob a influência do estresse crônico e do trauma.

Inteireza como equilíbrio

> O que está em cima é como o que está embaixo. O que está
> embaixo é como o que está em cima.
>
> *Caibalion*

Somos mais que animais falantes; somos criaturas com linguagem. Todavia, sermos confinados pela tirania da linguagem ou sermos libertados por ela é uma questão aberta. O uso ou abuso que fazemos da linguagem tem grande relação com o modo como levamos a vida. As palavras, em si e por si sós, pouco importam para uma criança que está incomodada. A linguagem precisa ser acompanhada de uma *dose de calmante físico* na forma de colo, embalo e sons suaves como hum-hums e ah-ahs. O uso que fazemos de sons e cadências não verbais é que dá à linguagem o poder de acalmar e abrandar o incômodo do bebê. À medida que crescem, as crianças passam a compreender as palavras como são e a se tranquilizar com o modo como são pronunciadas.

No entanto, as palavras precisam de um contexto concreto para ser terapêuticas e saudáveis. Talvez você se lembre de um menino chamado Elián González, que se tornou o fantoche de uma batalha policial ultrajante no estado da Flórida. Os primos distantes dele (exilados cubanos que viviam em Miami), supostamente preocupados com o bem-estar do menino, lutaram com veemência contra o pai de Elián (que vivia em Cuba) pela guarda dessa criança. Como em *O círculo de giz caucasiano*, peça de Bertolt Brecht, eles estavam literalmente destroçando esse garoto de 6 anos. Enfim, a Suprema Corte intercedeu e impediu as tentativas do governador Jeb Bush de manter Elián nos Estados Unidos como "modelo de cidadão anticastrista" e mandou-o de volta para a guarda do pai.

Soldados da Guarda Nacional receberam a ordem de levar e proteger Elián de uma multidão hostil portando cartazes, e uma agente federal o arrebatou de seus primos diante dos espectadores raivosos, segurando-o com firmeza contra o corpo. É claro que esse abraço inesperado e indesejável dado por uma estranha aterrorizou o garoto já assustado, desorientado e coagido. Mas então aconteceu algo muito incomum. A agente o segurou com força suficiente para que a multidão não o arrancasse dela, mas com a suavidade necessária para que o seu abraço condissesse com o que ela recitava para ele calmamente em espanhol: "Elián, isto agora pode dar medo, mas logo vai passar. Estamos levando você para ver o seu papai […]. Você não vai voltar para Cuba [o que era verdade até então] […]. Você não será colocado num bote de novo [ele fora trazido para Miami em uma atribulada viagem de barco]. Você está com pessoas que se importam com você e vão cuidar de você".

Como você deve ter suspeitado, essas palavras foram escritas detidamente por uma psiquiatra infantil que soubera da história e da provação de Elián. Visavam suavizar a incerteza e o terror do menino. Funcionaram. No entanto, as palavras sozinhas não teriam sido suficientes sem o que ficou óbvio na linguagem corporal, na presença e no tom da agente do FBI. Ela sabia instintivamente (e/ou talvez tenha sido instruída) como segurar Elián com a firmeza necessária para protegê-lo, mas sem apertá-lo a ponto de ele se sentir preso. Com um embalo suave, contato ocular breve e um equilíbrio tranquilo, ela falou – com a voz – com o cérebro frontal, reptiliano e emocional de Elián, todos ao mesmo tempo. Essa unidade de voz e colo deve ter ajudado a evitar uma traumatização excessiva e cicatrizes na psique delicada e vulnerável da criança. De maneiras diferentes e de formas variadas, é isso que uma boa terapia de trauma faz, como vimos no Capítulo 8.

Alguns anos atrás, testemunhei outro exemplo do uso instintivo do toque humano com palavras tranquilizadoras para diminuir o sofrimento. Eu estava em Copenhague no apartamento de uma amiga, Inger Agger, que chefiara os serviços psicossociais da União Europeia durante a carnificina na antiga Iugoslávia e conhecia bem o trauma e a catástrofe humanitária. Então, quando a BBC World News, que estava ligada no fundo, anunciou a cobertura da conflagração no Timor-Leste, nós nos viramos para ver as imagens dos desalojados, claramente aturdidos e desorientados, caminhando sem propósito para um campo de refugiados. Na entrada do campo havia um grupo de freiras portuguesas gordinhas vestidas de hábito branco.

Ficou claro para Inger e para mim que as freiras vigilantes estavam observando e "triando" os refugiados, particularmente crianças, que eram dos mais desorientados e em choque. A freira mais próxima ia rápido, mas sem ser importuna, a essa criança aturdida e a pegava no colo. Com lágrimas rolando pelo rosto, ficamos vendo as freiras pegarem com suavidade cada uma e embalá-las, aparentemente sussurrando algo no ouvido delas. E imaginamos o que elas estariam dizendo – muito provavelmente algo parecido com o que a agente do FBI disse a Elián. Contudo, em nítido contraste com o que essas imagens retratavam, o comentarista da BBC dizia que "essas almas desafortunadas ficarão marcadas por toda a vida", insinuando que elas estavam condenadas a conviver para sempre com essa experiência traumatizante. Ele não captou o que dizia claramente a linguagem corporal das freiras e dos refugiados que tiveram a sorte de ser acolhidos pela bondade dessas mulheres condoídas.

Essa cena forte ilustra o que é necessário para fazer as pessoas relaxar, sair do choque e voltar à vida – colocá-las no caminho da recuperação e da superação do seu infortúnio. O trabalho da minha organização sem fins lucrativos, Fundação do Enriquecimento Humano, cujos voluntários se apresentaram depois do devastador *tsunami* no sudeste da Ásia e dos furacões Katrina e Rita nos Estados Unidos, era um exemplo mais imediato e pessoal[9]. Mais uma vez, foi a união do contato físico o mais imediato e direto possível com palavras simples, ditas no momento certo, que ajudaram as pessoas a abandonar o choque e o terror para conseguir conservar seu sentido de si mesmas, iniciando então o processo de superação de suas perdas terríveis.

Em todos esses exemplos, foram atendidas as necessidades reptilianas e rítmicas do tronco cerebral, a necessidade do sistema límbico de ligação emocional, a necessidade do neocórtex de ouvir palavras tranquilizadoras consistentes. Temos certeza de que o que estamos sentindo agora, seja o que for, vai passar.

Houve um claro contraexemplo quando o mundo viu as imagens vívidas de dezenas de corpos de mulheres e crianças mortas e mutiladas em um bombardeio de prédios de Beirute na terrível guerra Israel-Hezbollah de 2006. Depois que as fotos apareceram na TV, a secretária de Estado dos Estados Unidos Condoleezza Rice falou mecanicamente em "juridiquês", em vez de usar palavras de compaixão e pesar, agravando ainda mais uma notícia horrorosa. Com essas imagens visuais e auditivas, lança-se uma barra de metal metafórica que perfura o giro do cíngulo e esfacela o (outrora) cérebro trino em estilhaços contraditórios, que fazem lembrar Phineas Gage. Uma pena, pois em vez disso poderiam ter sido proferidas palavras ternas e bondosas, transmitindo um sentimento desconhecido de esperança e ajuda.

Todos os capítulos precedentes giraram em torno do fenômeno do instinto. No entanto, neste capítulo não negligenciamos essa estrela polar, dando enfim ao instinto o que lhe é devido.

PARTE IV

INCORPORAÇÃO*, EMOÇÃO E ESPIRITUALIDADE: RESGATANDO O BEM-ESTAR

Minha crença é de que o sangue e a carne são mais sábios que o intelecto. É no inconsciente corporal que a vida borbulha em nós. É assim que sabemos que estamos vivos, vivos nas profundezas da nossa alma e em contato, em algum lugar, com os resplandecentes confins do cosmo.

D. H. Lawrence

---

* A palavra "incorporação" (e seus derivados) é utilizada pelo autor para descrever o ato de habitar o próprio corpo, entrar ou estar presente no próprio corpo. [N. T.]

12 O SELF INCORPORADO

> O corpo é o litoral no oceano do ser.
>
> Ditado sufista

Vamos voltar agora, por um breve momento, à história de quando fui atingido pelo carro de uma adolescente. O resultado do meu acidente poderia ter sido terrível, completamente devastador. Em vez disso, ele acabou sendo transformador. Apesar de estar extremamente aterrorizado, desorientado e dissociado, fui poupado das terríveis repercussões do TEPT. O que me salvou de sucumbir aos duradouros sintomas de trauma? Juntamente com o método que descrevo neste livro, houve a combinação das irmãs gêmeas *incorporação* e *consciência**. Esse valioso elemento, para além até mesmo de seu papel crucial na regulação do estresse e na cura do trauma, é uma ferramenta essencial de aprimoramento pessoal e autodescoberta. Minha tarefa aqui é instigá-lo a levar seu corpo suficientemente a sério para aprender um pouco mais a respeito de seus sinais. Além disso, também quero encorajá-lo a manter seu corpo leve o bastante para que você possa recrutá-lo como forete aliado na transformação de intensas emoções "negativas" ou desconfortáveis – e assim experimentar o que significa incorporar verdadeiramente o bem-estar e a alegria.

Visto que essas duas irmãs gêmeas da misericórdia são tão essenciais para a prevenção e a cura do trauma, vamos refletir a respeito de qual é a aparência e a sensação da consciência incorporada. Embora não tenhamos o costume de trazer nossa consciência atenta até a profusão de sensações corporais internas que acontecem momento a momento, muitas vezes nos referimos a essas experiências na linguagem cotidiana. Nós

---

* O autor utiliza a palavra *awareness*, aqui traduzida como *consciência*, para se referir à capacidade do ser humano de perceber, vivenciar, experimentar ou compreender aspectos ou a totalidade de seu mundo interior e do mundo que o cerca. Refere-se também a um estado de estar presente e atento. [N. T.]

"remoemos e ruminamos" questões complicadas. Há coisas que não conseguimos "engolir ou digerir", enquanto outras nos fazem "querer vomitar". E com certeza a maioria de nós já sentiu "um friozinho na barriga". A sensação de estarmos inchados, contraídos ou nos controlando de forma excessiva atrai nossa atenção, nossa consciência, e tem um significado emocional. Às vezes podemos ficar de "bico calado", outras vezes estamos com "a língua solta". Ou então podemos simplesmente nos sentir abertos na barriga ou no peito ou até mesmo "sem ar de tanta empolgação". São essas as mensagens pungentes de nossos músculos e vísceras.

Todas as experiências humanas são encarnadas, ou seja, "do corpo". Nossos pensamentos são guiados por nossas sensações e emoções. Mas *como* você sabe que está zangado? Ou, você sabe *como* você sabe que está feliz? Normalmente, as pessoas costumam atribuir uma causa mental a uma emoção; por exemplo, estou sentindo (raiva, tristeza, etc.) *porque* ele/ela fez isso (disse isso, esqueceu de fazer isso etc.). Porém, quando aprendemos a nos concentrar naquilo que está acontecendo no nosso corpo no aqui e agora, em geral dizemos, "Meu estômago está comprimido", ou "Estou sentindo o peito mais expandido – meu coração está mais relaxado e mais aberto". Essas dicas físicas nos permitem perceber não só o que estamos sentindo, mas também o que fazer para remediar sensações e emoções difíceis. Elas também nos informam que estamos vivos e somos reais.

Todas as nossas experiências (remontando ao desenvolvimento no útero materno), todos os problemas, ferimentos e traumas, tanto quanto os sentimentos de segurança, alegria, graça e bem-estar que afetaram nossa vida – tudo isso modifica o formato do nosso corpo. Às vezes, essas mudanças são óbvias, como braços firmemente cruzados, uma coluna rija, ombros caídos ou peito afundado. Outras são sutis, como uma leve assimetria dos ombros, um desvio aparentemente insignificante para um dos lados, braços ou pernas que parecem pequenos em relação ao tronco, retração da pelve ou uma coloração desigual da pele que indique frio ou calor. Essa é a base da pessoa que nos tornamos. E é um ponto de partida para a pessoa que nos tornaremos.

Absorvemos informações do mundo por meio de nossos órgãos externos dos sentidos, os da visão, audição, tato, olfato e paladar. A maioria de nós confia principalmente nos dois primeiros. Entretanto, recebemos informações cruciais de todos os nossos sentidos. Tão importante quanto as informações de nossos órgãos externos, se não mais relevante, é o vasto fluxo de informações que registramos com nossos órgãos *internos* dos sentidos. Recebemos essas informações dos músculos, articulações, receptores de gravidade e órgãos viscerais (veja a descrição de SIBAM no Capítulo 7). Na verdade, sem essas informações sensoriais interoceptivas, estaríamos fundamentalmente perdidos – ainda mais perdidos que uma pessoa cega e surda*. Sem informações internas não conseguiríamos andar sobre a terra ou conhecer nossos desejos e emoções. Nossa relação com os outros é totalmente dependente da troca mútua de dados sensoriais, tanto externos quanto internos. Nós olhamos, tocamos e falamos, e através da *ressonância* de nossas sensações conhecemos a nós mesmos e aos outros. A sensação global quando esse processo está em sincronia é de pertencimento e bem-estar. Sem acesso ao sentido do sentimento, pelas sensações corporais, a vida seria unidimensional, em preto e branco. Tanto a vida física quanto a vida de sentimentos, dos desejos mais primitivos às criações artísticas mais grandiosas, dependem de incorporação. E, embora a maior parte deste livro seja teórica e didática, eu convido você, leitor, a participar de breves encontros de conscientização neste capítulo. O motivo dessas "interrupções" é encorajá-lo a participar ativamente deste material – travando contato direto com a essência da capacidade inata do corpo de sentir, curar e saber.

Um encontro básico de consciência

Olhe para sua mão direita com a palma voltada para você. Observe-a com os olhos. Agora feche-a. Preste atenção no movimento e perceba a posição final. Abra a mão e olhe novamente para ela. Agora, feche os olhos e sinta a sensação física de sua mão aberta. Enquanto mantém os olhos fechados, lentamente contraia a mão para fechá-la de novo; depois abra-a novamente. Com os olhos ainda fechados, concentre toda a atenção nesse abrir e fechar à medida que repete o movimento. Repare como sua consciência se modifica quando você continua atento às sensações dessa atividade corporal aparentemente simples.

Esse pequeno exercício pode parecer banal. Entretanto, tomarmos consciência de nosso corpo sem nos distrairmos com pensamentos e imagens (a respeito da ação) ou com o que está acontecendo ao nosso redor pode ser uma tarefa hercúlea. Ainda assim, é uma tarefa que traz valiosas recompensas. Tendemos a nos identificar com os pensamentos a tal ponto que os confundimos com a realidade; acreditamos que *somos* nossos pensamentos. Com esse exercício você poderá detectar a diferença fundamental entre a imagem visual de seu corpo e sua real experiência "interoceptiva". A consciência corporal nos ajuda a nos distanciar um pouco das emoções negativas e de nossas crenças, além de nos auxiliar a entrar em contato com as de bem-estar. Ao descobrir que não

---

*   Foram documentados raros casos neurológicos nos quais todos os nervos sensórios internos do paciente não funcionam. Essas pessoas desafortunadas mal podem se locomover e cairiam no momento em que fechassem os olhos.

somos apenas nossos pensamentos e imagens, começamos uma jornada em direção à plenitude como criaturas vivas, participantes, sencientes e incorporadas.

No início

O que descrevo a seguir é um breve retrospecto da experiência da humanidade com a incorporação e a consciência. Apresento essa exploração reconhecidamente especulativa na esperança de que ela ilustre melhor de que forma os dois importantes conceitos de incorporação e consciência têm sido compreendidos e vêm se desenvolvendo ao longo do tempo.

Biologicamente, nós desenvolvemos poderosos sistemas de movimento concebidos para nos proteger, caçar e evitar que fôssemos caçados. Esses *sistemas de ação* automáticos (instintivos) – coisas que o corpo faz para se proteger – foram concebidos para responder rapidamente quando deparamos com uma cobra ou um tigre. Sem pensar, reagimos de imediato – fugindo, lutando ou congelando. Para nossos primeiros ancestrais, a prontidão física era um requisito básico de sobrevivência. Eles precisavam estar no "aqui e agora" a cada momento de cada dia. Estavam preparados para reagir de forma instantânea e significativa a algumas poucas moléculas de um novo aroma ou ao som distante de um pequeno galho se partindo. Em poucas palavras, eles tinham de reagir a partir das vísceras. Sem esses sinais sensoriais eloquentes, nossos antepassados que caçavam e coletavam alimentos não teriam vivido para contar a história. Entretanto, o nível de "autoconsciência" que tinham de suas reações instintivas permanece desconhecido.

Os instintos, em suas raízes arcaicas, são *ações* que somos compelidos a realizar. São movimentos que o corpo faz ou ajustes posturais que nos preparam para essas ações. Por isso, as sensações físicas que guiam essas ações são o veículo do conhecimento direto de nosso self instintivo. O advento das ferramentas, dos símbolos e depois de uma linguagem rudimentar permitiu que nossos ancestrais se comunicassem entre si, compartilhando os padrões de ação que haviam ou não sido bem-sucedidos, e assim refinaram seus comportamentos coletivos. Com esse objetivo, pode-se especular que eles adotaram a arte, a dança e a prática de contar histórias – e no processo obtiveram, cultivaram e desenvolveram a autoconsciência. As pinturas rupestres e outros indícios arqueológicos registram a saga da evolução da consciência humana incorporada à medida que se transformava em autoconhecimento, em símbolos abstratos e finalmente em linguagem escrita.

À medida que as pessoas se congregavam em comunidades populosas, a necessidade de vigilância constante do entorno, por uma questão de sobrevivência, diminuía. A consciência das sensações corporais assumiu uma função mais social – o que agora é denominado inteligência social e emocional. A sobrevivência não mais dependia única e exclusivamente de luta, fuga ou congelamento. Ao contrário, à medida que a sociedade se tornava mais e mais complexa, aumentava a necessidade de capacidade mental de compreender nossa posição dentro do grupo. A linguagem corporal cheia de nuanças – a leitura de sinais faciais e posturais (a linguagem sem palavras do corpo) – cedeu espaço para a instauração do controle dos impulsos, o que levou nossos ancestrais na direção de uma estrutura cada vez mais mental.

Durante a chamada idade da razão, em meados do século XVII, a importância da racionalidade alcançou um novo patamar. A desincorporação*, supostamente a serviço dessa racionalidade, tornou-se a norma. Os instintos e o imediatismo dos impulsos físicos (como o sexo) converteram-se em constrangimento ou em algo ainda pior. O poder de subjugação da Igreja reforçou essa cisão cada vez mais profunda entre a mente e o corpo. Finalmente, a supremacia da racionalidade se cristalizou com a máxima de Descartes, "Penso, logo existo", uma afirmação icônica da modernidade. O resto é história, para o bem e para o mal.

Entretanto, embora aparentemente desativados, nossos instintos imperativos permanecem recolhidos, esperando o momento para se acender e para reunir o corpo e a mente em ações coordenadas efetivas. Se, por exemplo, ficarmos perdidos na floresta, nossos instintos de predação, proteção e abrigo entrarão imediatamente em evidência. Se isso não acontecer, certamente morreremos. Além disso, a plena capacidade de nosso intelecto será recrutada para servir a esses instintos corporais. O galho que se parte, um novo aroma ou uma sombra fugidia nos alertarão, colocando-nos em maior prontidão. Gravetos, folhas e lama demonstrarão ser preciosos materiais de construção e proteção. Quando a morte assoma, a ponderação não tem valor algum, enquanto a interação corporal no aqui e agora é valiosíssimo.

Na maioria das vezes, porém, nossos fortes instintos de sobrevivência parecem quase totalmente inúteis; na verdade, na vida cotidiana eles são em geral prejudiciais. Despendemos uma enorme quantidade de energia para suprimir nossas irrupções instintivas. Por exemplo, quando o chefe passa por cima de nós e promove um rival menos experiente, nós (*percebendo* uma ameaça real) momentaneamente explodimos e depois mandamos a fúria assassina de volta para dentro do corpo de onde saiu – quase antes de podermos senti-la. Entretanto, as consequências cumulativas de suprimir esses impulsos vigorosos são bastante nocivas, causando dores nas costas, dor de cabeça, pressão alta, cardiopatias e transtornos gastrintestinais, para mencionar só alguns.

---

* A palavra "desincorporação" é utilizada pelo autor como antônimo de "incorporação", ou seja, para descrever a falta de contato, a desconexão com o próprio corpo. [N. T.]

Hoje em dia, nossa sobrevivência depende muito pouco da efetiva execução de instintos básicos. Em vez disso, nossa saúde física e psicológica depende do acesso deliberado e não reativo a eles. Como nosso antigo projeto de concepção permanece intacto, nosso legado é *nos sentirmos verdadeiramente vivos apenas* quando os instintos de sobrevivência estão em plena atividade. Entretanto, e é esse o empecilho, a vida moderna raramente nos dá oportunidade de nos expressarmos dessa forma natural e vigorosa. Sermos arrebatados por uma reação de luta ou fuga quando chamados à ação raramente condiz com o contexto social em que nos encontramos. Assim, estamos perdidos de um jeito ou de outro.

Incapazes de sentir nossa vitalidade instintiva, restam-nos certos desejos. Esses impulsos geralmente giram em torno de dois de nossos instintos primitivos: os da nossa sobrevivência (ameaça) e os da sobrevivência da espécie (sexo). Além disso, se não conseguimos encontrar uma situação "real" que desperte esses instintos, nós a criamos. Por exemplo, podemo-nos envolver em relações sexuais inconvenientes e perigosas ou pular de abismos com os pés atados a elásticos de *bungee-jump*. Esses paliativos não satisfazem nossos anseios. Na maioria das vezes, os pensamentos são única e exclusivamente os débeis substitutos de nossos impulsos instintivos. Não só colocamos muita energia em nossos pensamentos, mas também costumamos confundi-los com a realidade; passamos a acreditar erroneamente, como fez Descartes, que *somos* nossos pensamentos. Estes, infelizmente, são pobres substitutos da vivência da vitalidade, e quando estão desconectados dos sentimentos resultam em corrosivas ponderações, ruminações, fantasias, ilusões e excesso de preocupação. Tal perseverança não é de fato surpreendente, visto que a tendência paranoica à preocupação quanto a ameaças potenciais diante de situações ambíguas talvez tenha representado uma significativa vantagem adaptativa no passado. Agora, porém, é a moeda corrente de nossos "superegos" negativistas e sempre prontos a fazer julgamentos. Por outro lado, quando somos moldados por claras sensações corporais e sentimentos, a preocupação diminui, ao passo que a criatividade e o senso de propósito se intensificam.

O poeta David Budbill, trabalhando em seu jardim em Vermont, fala a essa condição humana em seu pertinente poema, "Esse radiante momento no agora"[1]:

> Quando sou todo dia o dia todo todo corpo e nenhuma mente, quando
> estou fisicamente, inteiramente e completamente neste mundo com
> os pássaros, os cervos, o céu, o vento, as árvores... esse
> radiante momento no agora, isento de ponderação mental.

E em outro tipo de jardim, uma jovem expressa o seguinte sentimento em um seminário sobre sexualidade: "Sinto que a coisa mais importante é estar ali, no meu corpo, com meu marido e não dentro da minha cabeça". O poeta Budbill encontra alívio da tirania da mente no metódico trabalho físico. Muitas pessoas que moram em áreas urbanas usam a corrida para domar a mente. Entretanto, esse descanso costuma ser temporário e pode rapidamente se transformar em excesso – virando uma forma de evitar sensações e sentimentos desconfortáveis.

Todos nós remoemos problemas não resolvidos e não digeridos, quer isso nos ajude a resolvê-los, quer não. O "sofrimento desnecessário", que se expressa no pensamento negativo recorrente, é muito conhecido dos praticantes de meditação, budismo, taoísmo e outras tradições espirituais. É também o estímulo de terapias cognitivo-comportamentais. Essas práticas, tradições e terapias apontam para uma solução comum: derrotar a tirania do pensamento obsessivo antes que ele intoxique o corpo. Entretanto, as abordagens que tentam domar a mente inquieta podem não ser, nem de longe, tão acessíveis ou eficazes quanto aquelas que nos ajudam a retornar ao corpo de maneira sustentável. O poeta Budbill descobriu que, quando faz o corpo se envolver de forma plena em atividades que têm um propósito, sua mente finalmente repousa. A imersão no corpo é o que lhe permite entrar em contato com a essência, momento a momento, da experiência de estar vivo. Em vez de preocupação excessiva ou arrependimento, ele se abriu para a experiência do reconhecimento e da gratidão no "radiante momento no agora".

Para nossos antepassados distantes, a sobrevivência era tudo que havia. Isso os colocava em um modo sempre reativo – sobreviver de ameaça em ameaça, acionando um instinto protetor depois do outro. Embora estejamos sob o domínio desses mesmos instintos, sobrecarregados com as reações reflexas a situações percebidas como ameaças, temos a oportunidade de reconhecê-las, dar um passo atrás, observar e travar amizade com esses impulsos e sensações poderosos sem necessariamente agir de acordo com eles. A contenção e reflexão conscientes com relação a nossos anseios selvagens e primitivos nos tornam mais vivos e nos mantêm focados na busca ativa de nossas necessidades e desejos. Isso é a base da autoconsciência refletiva. Em vez de reagir de forma automática a nossos instintos (ou suprimi-los), podemos explorá-los atentamente, por meio da consciência sensorial. *Estar incorporado* (do modo como utilizarei a palavra para me referir à nossa experiência contemporânea) *significa que somos conduzidos pelos instintos, enquanto ao mesmo tempo temos a oportunidade de ter autoconsciência dessa condução.* Essa autoconsciência requer que reconheçamos e possamos rastrear nossos sentimentos e sensações. Revelamos nossos instintos conforme eles vivem dentro de nós, em vez de estarmos isolados deles ou de sermos forçosamente guiados por eles.

Esses fatos da vida tornam o viver no *agora*, livre do remoer de pensamentos, uma tarefa formidável. Quando estamos incorporados, permanecemos por mais tempo na bela paisagem do momento presente. Apesar de vivermos em um mundo onde coisas ruins podem acontecer, e de fato acontecem, onde perigos invisíveis nos espreitam, ainda assim podemos viver no agora. Quando somos capazes de estar plenamente presentes, podemos prosperar com mais prazer, encantamento e sabedoria do que poderíamos imaginar.

A "incorporação" é uma solução evolutiva pessoal contra a tirania da tagarelice da mente alvoroçada*. Essa solução paradoxalmente permite que instinto e razão estejam juntos, amalgamados em feliz participação e fluidez**. *Incorporação significa adquirir, por meio da consciência, a capacidade de sentir as sensações físicas ambientes de energia e vitalidade desimpedidas, à medida que pulsam pelo corpo.* É aqui que a mente e o corpo, o pensamento e o sentimento, a psique e o espírito, se mantêm unidos, consolidados em uma unidade indiferenciada de experiência. Pela incorporação adquirimos uma maneira especial e única de entrar em contato com nossos instintos primitivos mais sombrios e vivenciá-los enquanto brincam na luminosa dança da consciência; e, assim, conheceremos a nós mesmos como se fosse a primeira vez – de uma maneira que traz vitalidade, fluidez, cor, matiz e criatividade para a vida.

O poeta laureado T. S. Eliot parece ter compreendido o paradoxo dessa consciência evolutiva em *Little Gidding*, o último quarteto de seu poema épico "Quatro quartetos":

> Não deixaremos de explorar
> E o fim de toda a nossa exploração
> Será chegar onde começamos
> E conhecer o lugar pela primeira vez.

Incorporação e criatividade

É de conhecimento geral que Albert Einstein pensava em imagens. Suas teorias refletem esse processamento, assim como o fazem suas metáforas. Por exemplo, imagens de elevadores e trens se movendo, passando uns pelos outros estão permanentemente gravadas em nossa compreensão da teoria da relatividade. É bem menos sabido que Einstein também pensava com o corpo. Ele revela, em sua biografia, a maneira como

---

*   No original, *monkey mind*, expressão que descreve a mente que salta de um pensamento a outro como um macaco que pula de galho em galho. Essa expressão é muito utilizada em práticas de meditação. [N. T.]

** Minha impressão pessoal (reconhecidamente baseada em parco conhecimento de história da arte) é que a idade da incorporação no Ocidente teve seu apogeu em torno do período egípcio tardio e do início do período cicládico da Grécia, cerca de 5 mil anos atrás.

algumas de suas mais importantes descobertas pareciam surgir primeiro no corpo na forma de um formigamento, uma vibração e outras sensações físicas estimulantes. Em um processo que parece ter sido misterioso, até mesmo para ele, suas sensações corporais davam forma às imagens e aos *insights* que o levaram às suas grandes descobertas.

Décadas depois, quando o cérebro de Einstein foi dissecado e estudado em pesquisas médicas, a *única* característica que se distinguia era o tamanho e a estrutura dos lobos parietais, região do cérebro onde a informação do corpo se integra para orientação no espaço e no tempo*. Há outra história reveladora sobre esse homem extraordinário. Quando um repórter lhe perguntou qual seria a próxima grande descoberta da ciência, Einstein ponderou por um momento e então respondeu: "Provar que o universo é amistoso". Ele não quis dizer, acredito, que nunca haveria dor e sofrimento na vida, mas que o universo era, bem... divertido, maravilhoso e fascinante. Tal era seu prazer no universo interior de seu corpo. O lama tibetano dr. Tsamp Ngawang ensinou que "o corpo é uma mandala. Se você olhar para dentro, ele é uma fonte inesgotável de revelações".

Não quero dar a impressão de que Einstein era o exemplo definitivo de um homem plenamente incorporado. Com certeza, não era esse o caso. Entretanto, nessa maneira particular, acredito que ele era. E era essa sintonia que (discutivelmente) lhe permitia pensar diferente. Essa é uma marca clara do gênio. Tomar parte em grandes descobertas intelectuais e se envolver com as sensações do corpo não são experiências mutuamente excludentes. Na verdade, para o animal homem, talvez seja esse o significado de "inteireza". Nas palavras de Nietzsche, "eu sou todo corpo e nada além disso; a alma é somente uma palavra para alguma coisa do corpo". O grande bardo americano Ralph Waldo Emerson resume tudo isso: "O que existe atrás de nós e o que existe na nossa frente são partículas ínfimas em comparação com o que existe *dentro* de nós".

Com uma inclinação mais psicológica, Eugene Gendlin observa que "a porta que nos permite acessar e vivenciar corporalmente as situações está bem no centro de nosso corpo físico comum". Entretanto, esse "comum" é também o incomum**. Como

---

* Os lobos parietais são divididos em duas regiões funcionais. Uma ligada à sensação e à percepção, e a outra relacionada à integração do *input* sensorial, principalmente do sistema visual. A primeira função integra a informação sensorial que vem de dentro e de fora do corpo para formar um único percepto. A segunda função constrói um sistema espacial coordenado para representar o mundo que nos cerca. Pessoas com lesão nos lobos parietais em geral exibem déficits impressionantes, tais como anomalias na imagem corporal e nas relações espaciais (Kandel, Schwartz e Jessell, 1991).
** No original, *ordinary* e *extraordinary*. [N. T.]

ensina a tradição Kum Nye do budismo tibetano, "o espaço fora do corpo, embora vasto, é finito, enquanto o espaço dentro do corpo é infinito". Essa aplicação desperta um fascínio e um prazer que trazem iluminação no budismo tântrico[2]. Isso não é apenas um conceito "oriental". O dr. Daniel Brown, do Departamento de Psiquiatria da Escola de Medicina de Harvard, acrescenta que "a concentração ajuda a cultivar um tipo de consciência corporal interna que constitui grande parte da base da prática espiritual". R. D. Laing afirma que, "sem o mundo interior, o mundo exterior perde o sentido, e sem o exterior o interior perde sua substância".

Todos nós passamos pela experiência, em algum momento da vida, de simplesmente "saber alguma coisa em nosso âmago"*. Sem que tenha um sentido "lógico", e em geral ao contrário da "lógica", simplesmente "sabíamos que estava certo". E, quando não seguimos esse instinto visceral, muitas vezes as consequências foram duras. Classificamos esse tipo de precognição de "intuição". Acredito que a intuição seja fruto da harmoniosa junção das reações corporais instintivas com pensamentos, imagens internas e percepções. A forma como esse "pensar" holístico opera continua sendo um mistério (embora haja inúmeras especulações), como atestam os escritos do dr. Rajan Sankaran, médico homeopata: "A sensação é o ponto de união entre o corpo e a mente, o ponto no qual os fenômenos físicos e mentais falam a mesma língua, onde as fronteiras entre esses dois reinos desaparecem e podemos perceber, de fato, o que é verdade para todo o ser". É essa a essência da intuição profunda.

A intuição é um exemplo de processamento "de baixo para cima". Ele contrasta com o processamento "de cima para baixo" expresso na frase de Descartes "Penso, logo existo". O processamento "de baixo para cima" é mais capaz que o processamento "de cima para baixo" para alterar nossas percepções básicas do mundo. Essa força deriva do fato de sermos antes de tudo *criaturas motoras*. *Secundariamente*, empregamos e acionamos a mente observadora/perceptiva/pensante. Pensamos porque somos, em vez de existir porque pensamos. Quando perguntaram a Descartes em um bar se ele queria mais uma cerveja, ele respondeu: "Penso que não"**. Mas ele desapareceu? O teorema de Descartes pode ser atualizado para representar o processamento "de baixo para cima" da seguinte forma: "Ajo, sinto, percebo, reflito, penso e raciocino; logo, sei que existo".

Pressupõe-se que a mudança psicológica acontece, primordialmente, por meio de *insights* e compreensão ou de mudanças de comportamento. O estudo dos processos mentais, entretanto, provou que isso apenas em parte ajuda as pessoas a se transformar depois de sofrer um trauma. É comum essas pessoas serem assediadas por sintomas

---

*   No original, *in our guts*, ou seja, em nossas vísceras. [N. T.]

**   No original, *I think not*, que pode significar *não penso*, além de *acho que não*. [N. T.]

angustiantes durante anos. Uma mudança duradoura, em vez de ser primordialmente psicológica, um processo "de cima para baixo" (isto é, que parta de nossos pensamentos racionais, percepções e escolhas comportamentais disciplinadas), acontece principalmente por meio do processamento "de baixo para cima" (no qual aprendemos a focar nas sensações físicas/fisiológicas à medida que se transformam continuamente em percepções, cognições e decisões). A transformação ocorre na relação mútua entre os processamentos "de cima para baixo" e "de baixo para cima". Como seres sencientes, temos a capacidade latente de equilíbrio vital entre instinto e razão. É dessa confluência que surgem a vivacidade, a fluidez, a conexão e a autodeterminação.

Trauma e desincorporação

As vítimas de trauma estão desincorporadas e "destripadas". Estão oprimidas por suas sensações corporais ou violentamente desligadas, desconectadas delas. Em qualquer uma das situações, essas pessoas são incapazes de diferenciar as diversas sensações, assim como de definir as ações certas. As sensações são limitadas e desorganizadas. Quando estão oprimidas, não conseguem discernir nuanças e em geral reagem com exagero. Quando desligadas, tornam-se entorpecidas e ficam atoladas na inércia. Com essa insensibilização habitual, elas têm repetidas reações débeis, precárias, mesmo quando estão sob ameaça real e, assim, tornam-se passíveis de ser seguidamente lesadas, feridas ou magoadas. Além disso, elas podem até mesmo causar danos a si mesmas para que consigam sentir algo – ainda que esse algo seja dor. Como mencionei no Capítulo 4, no pungente filme de 1965 *O homem do prego*, o ator Rod Steiger faz o papel de Sol Nazerman, judeu sobrevivente do Holocausto insensibilizado que, a despeito de seu preconceito, desenvolve afeição paternal por um adolescente latino que trabalha para ele. Quando, na cena final, o jovem é morto, Sol empala a própria mão em um espeto de papel para sentir alguma coisa, qualquer coisa*.

A limitação de sensações apaga tons e texturas em nossos sentimentos. É o inferno sem palavras da traumatização. Para nos relacionarmos de forma íntima com os outros e para sentir que somos seres vitais, vivos, essas sutilezas são essenciais. E, lamentavelmente, não são apenas as pessoas muito traumatizadas que estão desincorporadas; a maioria dos ocidentais vive desconectada – de forma menos drástica, mas ainda assim debilitante – de seus indicadores sensoriais internos. Por outro lado, diversas tradições espirituais orientais reconhecem os "instintos mais básicos" não como algo a ser elimi-

---

* Paradoxalmente, como sabem alguns "cortadores", causar ferimentos a si mesmo também libera endorfinas, que aliviam a dor.

nado, mas como uma força disponível para a transformação. Em um livro que descreve a meditação vipassana, há uma citação que diz que o objetivo está em "purificar a mente de seus instintos mais básicos para que se possa começar a manifestar as qualidades espirituais verdadeiramente humanas de boa vontade universal, bondade, humildade, amor, equanimidade e assim por diante"[3]. Creio que o autor quer dizer que, em vez de renunciar ao corpo, a transformação espiritual é fruto de um "refinamento" dos instintos. A essência da incorporação não está no repúdio, mas em viver os instintos de forma plena enquanto se coloca um freio em suas energias primitivas para promover experiências cada vez mais sutis. O livro de Jó diz: "Mesmo fora da minha carne verei Deus".

A intensidade com que não conseguimos sentir o interior de nosso corpo de forma profunda é equivalente à intensidade com que necessitamos de estimulação exterior excessiva. Buscamos excitação, estafa, drogas e sobrecarga sensorial. Hoje em dia é difícil encontrar um filme que não tenha efeitos especiais exagerados e inúmeros desastres de carro. Culturalmente, negamos a tal ponto a capacidade de sentir a sutileza da vida do corpo que nos acostumamos a uma avalanche aparentemente interminável de violência, horror e barulhos explosivos que fazem nosso corpo vibrar. Cada vez menos assistimos a filmes com diálogos envolventes e cenas de afeto. Em vez disso, somos continuamente bombardeados com um pandemônio de imagens desconexas, incoerentes e sem sentido ou então baboseiras sentimentais. Há uma escassez de tempo para nós mesmos, para que possamos refletir com tranquilidade. Os preciosos momentos livres de que dispomos são usados no computador, em *chats* que substituem o contato humano verdadeiro, criando avatares no espaço virtual ou assistindo à TV no celular. Não sou contra a diversão nem incapaz de apreciar nossos avanços tecnológicos. O que acontece, simplesmente, é que enquanto a mídia reflete nosso triste estado de insensibilidade ela também contribui, de forma significativa, para que fiquemos cada vez mais viciados em superestimulação.

Nossos instintos básicos – sobrevivência e sexualidade – ficam distorcidos com a mesma intensidade de nossa desincorporação. A distorção da autossobrevivência nos deixa com medo, com raiva e ansiosos. A sexualidade desincorporada e a falta de capacidade de autorregulação produzem o panorama totalmente infrutífero da pornografia, do mesmo modo que geram transtornos como a anorexia e a bulimia. Apesar dos complexos fatores psicodinâmicos, sociais e midiáticos (com suas inúmeras modelos retocadas de corpos "ideais"), a desincorporação promove e estimula muitos distúrbios alimentares. Assim como a pornografia, esses distúrbios têm origem existencial na alienação do corpo que vive-percebe-sente. Para os homens desincorporados, as *imagens* do corpo feminino se tornam excitantes, em vez de serem vivenciadas com alegria.

Elas suscitam um impulso de intenso desejo, em vez de convidar ao flerte prazeroso, ao divertimento, à entrega e à profunda admiração. Dessa forma, os homens desincorporados (que tendem, por sua natureza, a ser visuais) contribuem para a anorexia das mulheres por causa de sua pseudonecessidade desincorporada do "idealizado" corpo feminino. Consequentemente, o corpo das mulheres se torna objetificado aos olhos do outro e aos seus. Jovens mulheres que trocaram a sensação corporal pela imagem corporal sujeitam-se a procurar implantes de seios que aniquilam as sensações ou uma "magreza" extrema, como se vê na anorexia. Nesse caso, em vez de experimentarem sensações corporais, elas são levadas a se identificar com imagens corporais grotescas, reforçadas pela cultura, como as dos famintos de Biafra, que as deixam praticamente incapazes de se manter vivas ou de ter filhos. A compulsão de se empanturrar e botar tudo para fora (como na bulimia) é uma tentativa vã de controlar suas sensações corporais – que são ou caóticas e avassaladoras, ou desligadas, desconectadas e entorpecidas. Algumas pessoas que sofrem de bulimia relatam que o sexo as faz querer vomitar e que vomitar, para elas, é como ter um orgasmo. Além disso, a bulimia é uma tentativa ineficaz de livrar o corpo de algo que é não corpo; algo que foi forçado para cima ou para dentro do corpo da pessoa. Para os homens, é a pornografia que preenche o vazio da desincorporação, alienando-os de sua sexualidade.

Existem muitos outros métodos de desincorporação, outras compulsões. Entre eles estão os vícios de excesso de trabalho, sexo, drogas, bebida e comer compulsivamente. Todos são formas de suprimir, entorpecer ou controlar o corpo – ou são, ironicamente, tentativas equivocadas de senti-lo. Entretanto, sem assimilar a experiência corporal, ficamos apenas com uma concha vazia, uma *imagem* narcísica de quem achamos que somos. Somos incapazes de verdadeiramente sentir a plenitude de nós mesmos, uma plenitude constituída com base em um fluxo constante de experiências. A pornografia e os distúrbios alimentares são as duas faces da mesma moeda – desincorporação e objetificação. Quanto menos o corpo é sentido como uma entidade viva, mais ele se torna um objeto. Quanto menos ele é reconhecidamente nosso, mais ele está segregado de qualquer coisa que tenha que ver com nosso senso fundamental do self.

Uma visita à academia de ginástica revela uma história parecida. Filas de pessoas robotizadamente puxando ferro em uma tentativa de lapidar o corpo, mas com muito pouco sentimento interno ou consciência de suas ações. Há muito que se dizer a respeito dos óbvios benefícios da boa forma cardiovascular e de desafiar a capacidade e força musculares. Entretanto, existe algo além de resistência e mecânica corporal. É o senso cinestésico, que pode ser despertado e desenvolvido em qualquer movimento que fazemos e nas próprias sensações que antecedem quaisquer desses movimentos. Essa é a diferença entre *desejar* um movimento e *sê-lo*.

Ao retornar à academia que frequento depois de uma viagem ao exterior, fiquei surpreso ao ver que em frente de quase todos os equipamentos havia uma televisão de tela plana nova em folha! É como se aquelas pessoas tivessem temporariamente estacionado o corpo para pegá-lo mais tarde, como pegam uma roupa na lavanderia, depois que ele tivesse sido exercitado pelas máquinas. A esse respeito, há uma distinção na língua alemã entre a palavra *Körper*, que significa corpo físico, e *Leib*, que quer dizer "o corpo vivido (ou vivo)". O termo *Leib* revela um significado generativo muito mais profundo se comparado ao *Körper* puramente físico/anatômico (não muito diferente de corpo sem vida)*.

Como sociedade, abandonamos quase por completo o corpo que vive, sente e sabe na busca de racionalidade e de histórias sobre nós mesmos. Muito do que fazemos na vida baseia-se nessa preocupação. Certamente não teríamos computadores nem aviões, telefones celulares ou *video games* – para não mencionar até mesmo bicicletas ou relógios – sem o vasto poder da mente racional. Entretanto, como Narciso, que se apaixonou pelo próprio reflexo em um lago, nós nos enamoramos de nossos pensamentos, autoimportância e autoimagem idealizados. Será que nos apaixonamos por um pálido *reflexo* de nós mesmos? Ao olhar fixamente, em adoração, para seu reflexo, Narciso perdeu seu lugar na natureza. Sem acesso ao corpo que sente, a natureza se torna algo exterior a ser controlado e dominado. Desincorporados, não somos parte da natureza, encontrando graciosamente nosso humilde lugar dentro de seu abraço. Depois de Darwin, Freud foi um dos primeiros pensadores da era moderna (psicológica) a insistir em dizer que somos parte da natureza, que a natureza – na forma de instintos e impulsos – está dentro de nós. "A mente pode ter esquecido", diz Freud, "mas o corpo, não – *felizmente.*" A explosão no número de pessoas que hoje fazem aula de ioga e de dança, ou que recebem algum tipo de trabalho corporal, é uma indicação de nossas tentativas de ressuscitar um anseio profundo e não satisfeito. Será que estamos finalmente tentando "re-memorar"** e escutar a voz sem palavras do nosso corpo?

Arrancados do útero revigorante da experiência interior, passamos então a ver o corpo como uma coisa, como uma objetiva junção de elementos bioquímicos. Entretanto, em seu fascinante ensaio *O que é a vida?*, o eminente físico Erwin Schrodinger conclui que a vida não pode ser explicada pela redução a seus elementos químicos.

---

* O autor cita aqui a palavra *corpse*, que significa *corpo morto*, *cadáver*. Etimologicamente, a palavra inglesa *corpse* vem do francês *corps*, que na língua francesa pode ser usado tanto para corpo vivo quanto morto, da mesma forma que em português. [N. T.]

** O autor faz aqui um jogo de palavras com *remember* [lembrar] e *member* [membro]. O significado seria algo como *remembrar*, voltar a ser parte de e também lembrar. [N. T.]

O organismo humano não é como um relógio que pode ser posto funcionar juntando componentes, molas, engrenagens, parafusos e assim por diante. Paradoxalmente, embora não viole as leis da física, a vida, ele diz, vai além delas. Nesse ensaio, Schrodinger especula como isso pode acontecer e prefigura o campo daqueles que depois seriam chamados sistemas "auto-organizadores". Porém, não precisamos da explicação de um vencedor do Prêmio Nobel de física para reconhecer que, quando vemos um grupo de crianças inocentes brincando ou quando admiramos uma gota de orvalho enfeitando a grama, percebemos que a vida não é apenas a soma total de sua química e sua física. Mas *como* sabemos disso? Sabemos porque sentimos. Sentimos a sensação de estarmos vivos e sermos reais em um corpo vital, sensorial, que flui e sabe. Sabemo-nos organismos vivos.

Se perguntássemos às pessoas: "Como você sabe que está vivo?", a maioria diria algo como: "Bem, porque..." Mas essa não é exatamente a resposta; não pode ser. A maneira como *sabemos* que estamos vivos está enraizada na nossa capacidade de *sentir*, em nossas profundezas, a realidade física da vitalidade que existe dentro de nossas sensações corporais – pela experiência direta. Isso, em resumo, é a incorporação.

Consciência

Precursora e irmã gêmea da incorporação, a consciência é um gorila de mais de 300 quilos, tranquilamente empoleirado no alto de uma pedra, que não deixamos de notar, mas inadvertidamente ignoramos. Como acontece com diversos arquétipos vivos, a presença dessa diva primitiva nos confunde – é enorme porém elusiva. A senhora consciência senta-se à espera, mas se esgueira e some quando tentamos apreendê-la.

Ninguém nunca conseguiu demonstrar a existência de um self independente, fixo ou unitário. O filósofo David Hume escreveu que, "quando entro mais intimamente naquilo que chamo de 'eu'*, sempre tropeço em outra percepção específica; calor ou frio, luz ou sombra, amor ou ódio, dor ou prazer. Nunca consigo captar a mim mesmo [*myself*] sem uma percepção, e nunca consigo observar nada que não seja a percepção"[4]. O filósofo existencialista Sartre também parece ter jogado a toalha quando disse que "estamos condenados a acreditar no self", mesmo que ele seja uma falácia da percepção (equivocada). Paradoxalmente, a única forma de conhecer a nós mesmos é aprender a estar sempre muito conscientes daquilo que acontece em nosso corpo e em nossa mente, momento a momento, à medida que vão surgindo nas diversas situações que se

---

*   No original, *myself*, que literalmente significa *eu mesmo* e aqui funciona também como um jogo de palavras com o *self*, ou seja, o meu self. [N. T.]

sucedem. Não temos nenhuma experiência de nada que seja permanente e independente disso. Portanto, não há ego ou self, apenas uma construção enganosa. Embora essa afirmação vá contra a intuição da maioria de nós, isso é de conhecimento geral das pessoas que têm muita experiência em meditação.

Consciência (assim como a percepção) é um conceito relativo. Um animal pode, por exemplo, perceber parcial, subconsciente ou claramente um acontecimento. Muitos cientistas do campo da biologia e da psicologia, porém, sentem-se confortáveis em atribuir consciência aos animais e preferem diferenciar consciência de *autoconsciência*, sendo esta última atribuída apenas aos humanos. A autoconsciência é o entendimento explícito de que existimos, e de que existimos como indivíduos (separados das outras pessoas) com pensamentos próprios e sentimentos pessoais. Entretanto, pesquisas recentes demonstraram algo semelhante à autoconsciência nos chimpanzés e até mesmo nos elefantes. Assim como outras pessoas, escolhi considerar a consciência algo que se dá ao longo de um *continuum*, com a chamada autoconsciência na ponta de cima.

A consciência, seja nos homens ou no reino animal, pode emanar de um estado interno, como um sentimento visceral, ou de acontecimentos externos, por meio da percepção sensorial. A consciência fornece a matéria-prima a partir da qual os animais (inclusive os humanos) desenvolvem os *qualia* – os significados subjetivos de suas experiências.

A consciência de nosso ambiente interno nos permite saber quando estamos com fome ou empolgados, com sede ou cansados, felizes ou tristes, angustiados ou em paz; e essa consciência permite que façamos o que é necessário para lidar com esses estados internos. Com consciência dos desconfortos e desequilíbrios, e com determinação e vontade, podemos fazer o que é preciso para satisfazer essas necessidades. Por exemplo, quando estamos com muita fome, partimos em busca de comida. Quando a chuva começa a nos encharcar, procuramos abrigo; e quando estamos sexualmente prontos saímos em busca de um parceiro, fazemos a corte e procriamos. A consciência, para colocar de uma forma mais simples, provém de sentir, momento a momento, os ambientes internos e externos a serviço da satisfação de necessidades organísmicas e do restabelecimento da "autorregulação".

Infelizmente, a maioria de nós deixou extraviar a capacidade de ter consciência por uma série de motivos. A dissintonia começa nos primeiros estágios da vida. Até os 2 anos, mais ou menos, todas as nossas necessidades básicas devem ser atendidas por um cuidador – quando somos alimentados, pegos no colo, embalados e acalentados; quando nossas incômodas fraldas são trocadas e quando estamos com muito calor ou muito frio. Todas essas necessidades primitivas têm de ser satisfeitas pelo "outro". Quando não o são, nós protestamos, aumentando gradativamente a intensidade do protesto até chegar a uma cacofonia de gritos, choro, gemidos, enquanto agitamos braços e pernas. Além disso, quando as necessidades do bebê deixam de ser satisfeitas a tempo e de forma consistente, as sensações de angústia se tornam tão intensas e insuportáveis que o desligamento passa a ser sua última opção. É a única ação minimamente autônoma que ele pode realizar. À medida que crescemos e amadurecemos, aprendemos a suprimir ativamente impulsos, necessidades e emoções instintivos temendo ser castigados por nossos pais. Implicitamente, podemos perceber sua sutil desaprovação e seu desconforto; recusamos essa deslegitimação de nossos instintos e nos desligamos, desconectando-nos ainda mais de uma consciência nascente. Ao se oferecerem prontamente para comprar um cachorrinho "substituto" para eliminar o choque, o pesar, o horror e a raiva intensa de uma criança que testemunhou seu amado animalzinho ser atropelado, os pais ensinam ao filho não só que suas emoções não têm importância, mas também que elas nem existem. É de surpreender que na vida adulta nossa capacidade de ter consciência seja tão embotada e reduzida?

Consciência e introspecção

Embora sejam frequentemente utilizadas como sinônimos, a consciência e a introspecção são muito diferentes. Em termos mais simples: *consciência é a experiência espontânea, e criativamente neutra, do que quer que seja que surja no momento presente – seja uma sensação, um sentimento, uma percepção, pensamento ou ação. Já introspecção é um direcionamento da nossa atenção de forma deliberada, avaliadora, controladora e, não raro, crítica.* A introspecção, embora muitas vezes seja valiosa (e seja a essência de muitas terapias que trabalham com a palavra), pode em si mesma se tornar interferente, levando-nos para longe do aqui e agora. De acordo com Thoreau, pode não valer a pena ter uma vida que não seja examinada. Entretanto, um exame introspectivo pode se tornar patológico, contribuindo para crescente ruminação, inibição, insegurança e autocrítica excessiva.

A consciência pode ser comparada a um carvão em brasa que emana a luz de sua combustão interna. A introspecção, por sua vez, é como um objeto iluminado por uma fonte externa de luz, como a de uma lanterna. Com a consciência experimentamos nossa energia de vida de forma direta à medida que ela pulsa e brilha. Na introspecção, vemos apenas um reflexo dos conteúdos da vida. Confundir pensamento e consciência, equiparando-os, é a base de muito sofrimento desnecessário[5]. Os *insights*, embora importantes, raramente curaram uma neurose ou um trauma. Na verdade, em geral eles pioram a situação. Afinal de contas, saber *por que* reagimos a uma pessoa, a um lugar ou a algo não é, em si mesmo, de grande valia. Na realidade, eles são potencialmente prejudiciais. Por exemplo, começar a suar frio quando seu companheiro toca em você já é bem angustiante. Contudo, repetir essa mesma reação, mesmo depois de entender por que isso acontece, pode ser ainda mais desanimador. Compreender que o ocorrido foi meramente deflagrado por um acontecimento anterior, enquanto tem de tolerar sua intrusão repetidas vezes, pode acrescentar sentimentos incapacitantes de fracasso, vergonha e desamparo.

Por outro lado, a "simples" consciência, junto com uma tolerância fortalecida às sensações físicas desconcertantes e assustadoras, pode aparentemente, como em um passe de mágica, evitar ou dissolver sintomas emocionais e físicos arraigados. Uma consciência profundamente focada foi o que me permitiu sobreviver ao meu acidente sem ficar com uma cicatriz emocional. Foi isso também que permitiu ao jovem samurai encontrar paz em meio a seu inferno emocional. Porém, não posso deixar de dizer que pode não ser tão fácil vivenciar a forte simplicidade da consciência – principalmente no início.

Essa experiência foi relatada por um jovem que estava aprendendo a entrar em contato com a essência da consciência:

> Aprofundar a consciência é um desafio. Não porque meus pais não me amaram o bastante, mas porque é um desafio. Não preciso levar para o lado pessoal. Passei anos escavando meu passado, classificando e catalogando os destroços. Mas quem eu realmente sou, a verdade essencial do meu ser, não pode ser apreendido pela mente, por mais perspicazes que tenham sido meus *insights*. Confundi introspecção com consciência, mas elas não são a mesma coisa. Tornar-me o maior *expert* do mundo sobre mim mesmo não tem nada que ver com estar totalmente presente.[6]

Em geral, as pessoas que estão começando a praticar meditação ficam dolorosamente surpresas com a atividade da mente. Pensamentos, sensações, sentimentos, medos e desejos perseguem-se uns aos outros como cães que tentam morder o próprio rabo. Entretanto, quando adquirem alguma estabilidade na prática de estar presentes, de estar conscientes e atentos, os praticantes de meditação começam a domar sua mente inquieta. Eles passam a permanecer por períodos mais longos sem ser sugados para dentro do vórtex dos pensamentos e emoções frenéticos. No lugar desse turbilhão, começa a surgir uma curiosidade, um desejo de conhecer a experiência momento a momento. Os praticantes passam a investigar o "como" de cada momento que nasce, assim como sua reação a vários pensamentos, sensações, sentimentos e situações. Eles se instalam no *mysterium tremendum* do "não self". Nas palavras do meditador, "temos de estar presentes, e nem sempre adianta voltar ao passado e começar tudo de novo para viver no presente".

Um dos maiores obstáculos que nos impedem de estar totalmente presentes é o hábito de aceitar aquilo que fazemos deliberadamente (ou seja, "de propósito") "como a última palavra", em vez de considerar essas ações apenas como um dos modos, em vez de incluir o que acontece espontaneamente. Para crescer e se desenvolver, qualquer organismo vivo e o ambiente que lhe dá suporte precisam manter um contato íntimo. Porém, em virtude de nosso condicionamento cultural, assim como de acontecimentos assustadores e aversivos do passado, aprendemos a bloquear esse fluxo orgânico.

Talvez a razão mais concreta para você prestar atenção em seu corpo é que ele é uma ferramenta que está disponível para resolver diversos sintomas físicos, emocionais e psicológicos. Porém, essa "cura" não é um tratamento no sentido tradicional. Não é um mero alívio dos sintomas. Em vez disso, é uma descida para dentro das partes de nosso ser que nos são estranhas, com as quais talvez prefiramos não lidar – as partes de nós mesmos das quais nos separamos em algum momento e "escolhemos" deixar fora de vista e de alcance. Elas estão escondidas no mundo da "não experiência".

Corpo ausente, corpo presente

Você entra na cozinha. Ali, dentro de uma tigela na mesa, há uma maçã "perfeita". A cor, a forma e o tamanho fazem você querer esticar a mão e pegá-la. Você faz exatamente isso e então percebe seu peso sólido, seu aroma perfumado e sua consistência delicada. Sua boca já começa a salivar, e suas vísceras suavemente murmuram. Você leva a maçã à boca, abre os maxilares e dá uma mordida vigorosa. Quando você começa a mastigar, a saliva flui copiosamente de suas glândulas. O gosto doce e penetrante é quase orgástico. Você continua mastigando. A maçã se liquefaz, e você aceita com tranquilidade o reflexo de engolir. Quando a fruta se move pela garganta, e começa sua descida pelo esôfago, talvez você tenha as sensações físicas da comida em queda livre, seguidas de uma suave sensação de algo caindo no estômago. E depois nada – quer dizer, nada até muito mais tarde, quando você sentir, nos intestinos, a vontade premente de evacuar.

Vamos voltar ao início desse miniexercício e acompanhar a sequência de sensibilidade corporal à medida que ela nos leva dos olhos à boca e ao reto. A impressão visual da maçã, antes de ser registrada nas regiões conscientes do cérebro, já estimula partes subconscientes do cérebro e gera pequenos movimentos suaves nas vísceras. O braço começa a se movimentar sob o comando dessas sensações físicas nas vísceras e nas glândulas salivares – sensações que provavelmente escaparam à sua consciência. Enquanto você está fazendo o movimento de esticar a mão, seus olhos dirigem a ação. O movimento é executado e orquestrado pelo sistema motor (muscular). O impulso para alcançar é guiado pelo *feedback* para o cérebro dos receptores de tensão dos músculos e receptores de posicionamento nas articulações (os sentidos cinestésico e proprioceptivo, respectivamente). Esses sentidos guiam a mão enquanto ela pega a maçã e a leva em direção à boca. Mesmo que os olhos estivessem fechados, os sentidos cinestésico e proprioceptivo teriam perfeitamente guiado seu braço e sua mão e feito um dedo tocar, com precisão, o nariz. Em geral, não temos consciência dessa condução – e não notamos, de forma específica, a tensão muscular ou a posição das articulações. Contudo, são elas que guiam a suntuosa iguaria de forma precisa até o alvo pretendido.

Se, enquanto o pedaço é mastigado, saboreado e engolido, pegamos o jornal de domingo para ler, podemos facilmente perder a consciência, a percepção atenta da sequência de sensações. E mais tarde, ao longo do dia, quando o intestino grosso se enche e pede para ser evacuado, ainda podemos escolher ignorá-lo por estarmos preocupados em terminar uma tarefa qualquer. Entretanto, ao nos ocuparmos, ao retirar a consciência, nossas sensações internas recuam para a sombra da ausência. Chegará o momento, porém, quando não poderemos mais suprimir a urgência e teremos de deixar a natureza seguir seu curso.

De volta à maçã: podemos estar mais ou menos alheios à toda a sequência: da maçã aos olhos, dos olhos ao cérebro, do cérebro às vísceras, das vísceras ao braço e à mão, da mão à boca, da boca ao estômago, do estômago ao intestino delgado, do intestino delgado ao cólon e do cólon ao ânus. Funcionalmente, somos capazes de executar essas ações com pouca consciência, pouca atenção. Nesse sentido, somos parecidos com máquinas, um complexo servossistema com múltiplos ciclos de *feedback*. Entretanto, quando dispomos do tempo necessário para convidar a consciência a participar, um mundo inteiro e novo de experiências começa a se abrir... um mundo que talvez nunca tenhamos imaginado existir!

De forma semelhante, durante o sono profundo, nos entregamos intensamente ao mundo interoceptivo. Atividades viscerais automáticas regulam e mantêm a vida muito além do reino da consciência. A respiração, a frequência cardíaca, a temperatura e a química do sangue são todas mantidas dentro da estreita esfera de preservação da vida. Esse mundo interno costuma residir nos limites externos da consciência, ou além deles. Quando estamos acordados, podemos não ter consciência desse mundo interior, mas é possível atraí-lo e trazê-lo do mais distante segundo plano para um segundo plano mais próximo e, a partir daí, suavemente seduzi-lo, mesmo que por apenas alguns instantes, para que venha para o primeiro plano da consciência. Vamos continuar.

Entrando: aventuras na interocepção

Prefácio

> É preciso só uma pessoa para ficar sozinho no escuro
> É preciso duas para deixar a luz brilhar.
>
> Música da Motown

Você pode fazer os poucos exercícios a seguir sozinho, mas, por sermos mamíferos, a própria estabilidade do nosso sistema nervoso depende do apoio de outra pessoa que nos transmita segurança. Foi esse o caso da pediatra que supriu minha desesperada carência logo depois do enorme infortúnio pelo qual passei (descrito no Capítulo 1). Sozinho, eu talvez tivesse feito parte do que fiz para recuperar o equilíbrio depois do acidente, mas fez uma enorme diferença tê-la sentada ao meu lado, tranquila. Sua presença firme, estável, tornou mais fácil para mim me manter focado e não ser tragado pelo medo, não me sentir mergulhado em uma tristeza profunda absolutamente sozinho. Assim, você pode praticar sozinho os exercícios que se seguem, mas eles são mais proveitosos se praticados na presença de outra pessoa.

Exercício 1: passeando por dentro

O objetivo desse exercício inicial é a consciência no corpo como um todo. Deixe a atenção vagar sem pressa por cada parte do seu corpo. Sem fazer julgamentos de bom/ruim ou certo/errado, simplesmente perceba que partes você consegue sentir. Até que ponto o seu corpo existe para você? No início, talvez você fique surpreso com o fato de não sentir, realmente, uma parte do corpo, ou até mesmo uma região tão grande quanto a pelve ou as pernas. Entre as partes sentidas, a princípio você provavelmente terá mais consciência daquelas que estão/são desconfortáveis, tensas ou doloridas. Você também poderá sentir pontadas e contrações; essas sensações desconfortáveis talvez se configurem na porta de entrada para a percepção mais profunda do seu corpo.

Em seguida, dirija a atenção para as tensões musculares. Preste atenção nelas sem tentar fazer nada a seu respeito. Talvez você sinta vontade de tentar relaxá-las antes da hora. Em vez disso, é importante simplesmente deixar que as tensões permaneçam e acompanhá-las à medida que se modificam espontaneamente. *Perceba*, agora, as sensações na sua pele: você consegue sentir o corpo como um todo? Percebe onde está a sua cabeça em relação ao pescoço e aos ombros? Consegue sentir o peito – da parte da frente até a parte de trás, qual é a sensação da sua respiração? Percebe se ela é plena e fácil ou se fica "presa" no peito, na garganta ou na barriga? Você percebe suas costelas se expandindo e se contraindo com a respiração? Sente as pernas – ou pelo menos parte delas? Em seguida, tente localizar seus órgãos genitais. Perceba o que acontece quando você se concentra neles.

Discussão

Se você está convencido de que esse exercício foi superfácil ou acredita que percebeu tudo que existe dentro dos limites do seu corpo nesta primeira experiência, então é quase certo que você esteja enganado. Você deve ter começado a perceber como é difícil simplesmente "observar" a experiência sem julgamentos ou avaliações. A consciência corporal é uma habilidade que precisa ser gradualmente construída ao longo do tempo. Se vivenciamos as coisas rápido demais ou de forma profunda demais, podemos sentir que aquilo está além do que podemos suportar, o que nos levaria a maior supressão ou dissociação. Em geral, substituímos uma ideia ou uma imagem pela vivência direta real, pela experiência física do que pensamos ou pelas sensações que a imagem provocou. Até que tenhamos adquirido consciência dessas percepções sensoriais enganosas, é difícil entrar em sintonia com o fascinante mundo que existe embaixo da pele. Como saber o que estamos perdendo se nunca percebemos sua existência? É por isso que só começamos a vivenciar o corpo de forma direta gradualmente. Embora "saibamos" onde estão as partes do nosso corpo, pode levar algum tempo para real e verdadeiramente senti-las. Até mesmo muitos dançarinos e atletas têm dificuldade com isso. Para que as pernas – e outras partes do corpo – funcionem de forma livre, natural e espontânea, é necessário que tenhamos uma experiência direta de suas tensões e de sua posição com relação ao resto do corpo. Já trabalhei com diversos bailarinos profissionais que, a princípio, consideraram isso extremamente difícil; portanto, por favor, não se sinta desencorajado. Se praticar esse exercício diariamente em doses *moderadas*, com o tempo você desenvolverá a habilidade da consciência sensorial.

Talvez seja importante entender que há uma diferença fundamental entre a imagem mental que você tem de si próprio e a verdadeira percepção física/corporal que você tem de si mesmo. É claro, todos nós apresentamos algum grau de discrepância. Mas a personalidade "neurótica" cria e perpetua seus sintomas por meio de constrição (hipertonia) ou do colapso (hipotonia) inconscientes da musculatura*. Somente desenvolvendo uma consciência refinada e permitindo que os músculos e as vísceras se ex-

---

* Esse assunto foi amplamente estudado por pessoas como Wilhelm Reich, Elsa Gindler, Else Mittendorf, Charlotte Selver, Lillemor Johnsen, Fritz Perls, Magda Proskauer e muitos outros. Para mais informações, veja: Heller, 2007a e b; Perls, Hefferline e Goodman, 1994.

pressem de forma espontânea podemos começar a dissolver nossas partes "neuróticas" e traumáticas (separadas) e reivindicar um self mais profundo e autêntico.

Como costuma ser complicado desenvolver, no começo, a capacidade de consciência, seria bom reconhecer que a percepção corporal é difícil para todo mundo e, além disso, lembrar que você deve ser determinado e paciente. Vale a pena passar horas fazendo esses exercícios. Mas, por favor, não exagere; de 15 a 20 minutos a cada vez é mais que suficiente quando se está começando. Da mesma forma, miniexcursões de consciência ao longo do dia podem ser especialmente reveladoras. Você poderá verificar de que forma as atividades cotidianas afetam seus músculos, sua postura e sua respiração. Você começará a notar as diferentes formas como seu corpo age e reage, por exemplo, enquanto você anda, fala, dirige, trabalha no computador e espera em pé na fila do supermercado. Com essas breves viagens diurnas à consciência corporal não há vitória ou derrota, sucesso ou fracasso. O único objetivo é continuar a jornada, explorando um pouco mais a cada dia, valendo-se de sua capacidade de se maravilhar.

Tente se lembrar de que é *você* que está vivendo as experiências, seja qual for a sensação que elas lhe tragam. Tente aceitar resistências e bloqueios como parte da experiência sem se agarrar a eles, censurá-los, forçá-los ou afastá-los. A cada experiência, antes de cada observação, diga: "Agora tenho consciência de..." ou "Agora estou sentindo..." Isso pode parecer tolo e repetitivo, mas ajuda-nos a criar uma atitude de exploração e autoaceitação. Não há necessidade de esforço ou mudança. O bilhete de entrada é a observação daquilo que você está percebendo.

Exercício 2: diferenciando sensações, imagens e pensamentos

Encontre um lugar que seja confortável para sentar ou deitar, mas não seja macio demais nem deixe sua cabeça muito levantada se você decidir se reclinar. Primeiro preste atenção no que você vê, nos sons que escuta e nos cheiros que sente no ambiente externo. Diga: "Agora tenho consciência disso ou daquilo..." Depois, delicadamente leve a atenção para dentro, para a superfície e para o interior de sua experiência. Perceba qualquer imagem, tensão muscular, sensação visceral ou sentimento. Permita-se tomar consciência, perceber quando passar do sentimento ou da percepção para o pensamento e então, delicada e suavemente, volte para a percepção interna. Diga a si mesmo algo como: "E quando eu penso que... o que percebo em meu corpo é..." No início, talvez você ache difícil diferenciar sensações, emoções e pensamentos. Dê um tempo a si mesmo para ir aceitando a perplexidade desse desafio. Com a prática você vai ficar muito mais seguro e experiente, conseguindo desemaranhar os diversos aspectos do corpo/mente. Acredite que, com o tempo, sua determinação trará oportunidades valiosas para que você amplie os limites de sua experiência.

Exercício 3: concentrando-se em um elemento da experiência

Dessa vez, enquanto estiver explorando sua experiência, note e classifique suas sensações, imagens e seus pensamentos conforme vão surgindo na consciência. Quando der uma olhada para dentro, repare em qual desses três elementos parece mais evidente. Então, um a um, alterne o foco de sua atenção concentrando-se exclusivamente nas imagens, depois nas sensações físicas, em seguida nos sentimentos e por fim nos pensamentos. É possível que algumas experiências de repente apareçam na sua consciência, como se surgidas do nada. Isso pode surpreender ou até mesmo assustar você e fazer que sua "mente pensante" se intrometa e tente entender o que está acontecendo. Resista a esse hábito. Ele afastará você da possibilidade de se acostumar a manter a concentração. É de esperar que essa sedução da mente aconteça. Nesse caso simples e delicadamente lembre a si mesmo: "É isso que estou vivenciando *agora*". Então traga-se de volta para a imagem, sensação ou sentimento que estava vivenciando antes de ser seduzido pelo pensamento. À medida que você continuar concentrado, imagens, sensações e sentimentos podem se expandir, aprofundar ou mudar. Suavemente diga a si próprio: "Agora tenho consciência de..."

É provável que você tente decifrar o que está acontecendo ou procure se lembrar daquilo que *acha* que é uma memória do passado. A ideia não é tentar "lembrar" de nada (que tenha sido reprimido ou não), embora seja bem possível que algum tipo de "revivificação" aconteça *espontaneamente*. O segredo é se trazer de volta para o presente com a frase "Agora tenho consciência de..." enquanto continua a *acompanhar* sua experiência interna no *aqui e agora*. A tendência é ser atraído para a revivificação, principalmente quando há aspectos traumáticos envolvidos. Porém, um fator decisivo para processar qualquer material traumático com sucesso (assim como para evitar as armadilhas das chamadas falsas memórias) consiste em cultivar a habilidade de manter uma consciência dual com ênfase nas sensações, nos sentimentos, nas imagens e nos pensamentos que se revelam no *aqui e agora*. Quando isso é feito, elementos sensórios fragmentados que formam o núcleo do trauma se integram aos poucos em uma experiência coerente. A cura do trauma se resume a essa transformação; não se trata de "lembrar" *per se*, mas de gradualmente sair da fixidez e da fragmentação e entrar na fluidez e na inteireza.

Discussão

Você pode (a não ser que seja obsessivo ao extremo) achar enlouquecedoramente difícil se manter concentrado em uma sensação (ou imagem) sem se deixar levar pelo pensamento. Para que esses exercícios tenham resultado, você precisará estabelecer algum tempo para praticá-los (em geral, de cinco a dez minutos a uma hora). Você encontrará uma série de possíveis resistências, que vão desde se deixar levar pelo pensamento até ficar inteiramente "fora do ar" ou sentir um desejo irresistível de ir até a geladeira e comer alguma coisa. Ocorre outro tipo de fuga quando a sensação ou imagem faz, de alguma maneira, você se lembrar de um fato do passado, como acontece com o *déjà-vu*. Ao se "agarrar" cedo demais a um significado ou entendimento, é quase certo que você abortará a evolução do processo interno. Lembre-se da sessão com Miriam (no Capítulo 8), na qual ela aprendeu a confiar nos acontecimentos espontâneos de seu corpo suprimindo a tendência a interpretar, julgar ou entender. Com a prática, ela conseguiu aprofundar sua experiência, perceber os limites de seu corpo, curar a mágoa não resolvida com relação a seu primeiro casamento e se abrir fisicamente para sua sexualidade reprimida.

A capacidade de se manter focado e conseguir aprofundar essa concentração é uma habilidade magnífica que traz grandes recompensas, mas é adquirida passo a passo e causa frustrações. Em geral, quando as pessoas conseguem entrar em contato com o corpo, primeiro são atraídas para uma região dolorida. Não há nenhum problema com isso; na verdade, quase sempre a dor (quando não se deve a uma afecção) é uma *sensação bloqueada*, que indica uma região de conflito*. Aos poucos você aprenderá a identificar esses lugares de discórdia e progressivamente os resolverá. Mas *primeiro e acima de tudo* você terá de aprender a manter o foco e a diferenciar as diversas sensações corporais (musculares e viscerais) *espontâneas*.

O termo *espontâneo* é fundamental aqui. Nossa limitada familiaridade com o corpo é primordialmente com o fazer – ou seja, como usamos o corpo para fazer o que queremos. Se você observar o que acontece em qualquer academia de ginástica, perceberá que a maioria das pessoas não está tendo uma relação íntima com o próprio corpo. Em vez disso, elas estão queimando calorias ou dando forma ao que consideram uma silhueta atraente. Mesmo os atletas (com a exceção de alguns ginastas, bailarinos e pessoas graciosas), costumam ter uma consciência corporal muito limitada. Para perscrutar o mundo das sensações e dos sentimentos espontâneos é necessária uma abordagem radicalmente diferente de apenas sentir a forma e a função do corpo.

Recapitulando: interocepção, entrando em contato com o self interior

A percepção mais íntima que temos de nós mesmos se dá por meio da *propriocepção*, da *cinestesia* e da *sensação visceral*. A propriocepção é produzida mediante recepto-

---

*   As bases de conflito são padrões motores incompletos que se opõem. O significado disso para a prática da terapia (e da vida) é monumental.

res sensoriais especiais existentes nas articulações que sinalizam a *posição* de todas as partes do corpo em relação à gravidade. Cinestesia é o sentido do *nível de tensão* dos músculos. E o sentido visceral se origina de receptores presentes no intestino, integrados pelo sistema nervoso entérico (um sistema neuronal do intestino que tem mais células nervosas e é mais complexo que o cérebro inteiro de um gato, como vimos no Capítulo 6). Sem esses sentidos internos e sem uma percepção ampliada, mas não de "transe", do mundo exterior, nós simplesmente somos incapazes de nos conhecer e de nos dar conta de que somos *nós* que estamos prestando atenção nesses acontecimentos, sejam eles interessantes, agradáveis, belos, feios, perigosos, tediosos e assim por diante. Sem a percepção livre dessas sensações, simplesmente não é possível saber *quem* você é e o que quer e precisa da vida. Essa é uma afirmação forte, admito, mas espero que você se convença de sua veracidade ao experimentar os exercícios a seguir.

São as sensações corporais internas que permitem a você, de olhos fechados, balançar os braços e depois tocar a ponta do nariz com o dedo indicador com uma precisão extraordinária (pelo menos se não estiver embriagado; caso um policial desconfie de você, poderá pedir que execute essa tarefa para determinar seu nível de sobriedade). O sentido *visceral* é a nossa capacidade de perceber diretamente as sensações do intestino e dos outros órgãos, inclusive coração e vasos sanguíneos. A maioria dos artigos médicos afirma que não é possível ter um sentido visceral refinado, que os "sentimentos viscerais" são apenas uma metáfora e que só conseguimos sentir dores "enviadas" pelas vísceras a regiões mais superficiais do corpo. Isso está totalmente errado; na verdade, sem o sentido visceral nós literalmente estaríamos sem os sentimentos vitais que nos permitem saber que estamos vivos. São as nossas vísceras que nos permitem perceber nossos anseios e necessidades mais profundos.

Padrões de sensação

O próximo passo é começar a reconhecer e trabalhar com respostas-padrão de sensação. Em particular, você passará a notar quais sensações (tensões, contrações, dores crônicas, dores agudas etc.) costumam surgir em sequência ou em grupo. Por exemplo, você poderá notar que um "nó" na barriga ou a contração do ânus estão associados à supressão ou retenção da respiração. A princípio, essa tarefa pode aumentar sua frustração e até mesmo despertar medo. Poderá parecer muito difícil acompanhar tantas sensações (uma tarefa inicialmente nada fácil para um único foco) à medida que se ligam umas às outras, e existe a possibilidade de você se sentir "preso a elas para sempre" ou achar que isso está além do que pode suportar.

Essas são preocupações legítimas. Entretanto, à medida que você começa a adquirir domínio através da prática, coisas bastante extraordinárias podem acontecer. Você estará se direcionando para algumas das causas fundamentais desses padrões de tensão. Essas constelações obsoletas de desconforto habitual dão forma à organização desajustada subjacente a todos os conflitos e ao resíduo traumático não resolvido. Praticando os próximos exercícios experimentais você terá a oportunidade de "ver" por si mesmo, em vez de acreditar apenas na minha palavra, a hipótese claramente formulada neste texto. Embora você talvez precise ser persistente e tenha de lidar com uma intensificação da resistência associada a esses complexos, os benefícios potenciais vão de mais relaxamento, e atenção e sono profundo até mais vitalidade e vivacidade. Também será possível eliminar, às vezes instantaneamente, sintomas psicossomáticos, emocionais e psicológicos que talvez atormentem você há muitos anos.

Um dos segredos desse processo é eliminar a ideia de que qualquer uma dessas sensações é insignificante. Embora possa parecer assim, classificá-las dessa forma interfere de tal maneira em seu progresso que seu valor prontamente se revela. Em segundo lugar, à medida que você começa a notar a crescente quantidade e intensidade de dores crônicas, dores agudas e outras sensações incômodas, talvez fique preocupado pensando que elas poderão interferir no seu cotidiano e que seus sintomas piorem. Embora você possa ter esses receios, é bem improvável que isso aconteça. Se você de fato se sentir "preso" ou achar que ultrapassou o limite do suportável, peça ajuda a um terapeuta competente treinado em terapias corporais*.

Com certeza não é minha intenção fazer você se abrir para o mau funcionamento de seu organismo e simplesmente deixá-lo preso ali sem um curso de ação eficiente ou sem a possibilidade até mesmo de recuar. O propósito dessa fase da experiência é fazê-lo explorar os padrões crônicos de tensões e sensações que parecem não ter nenhum significado e tornaram excessivamente familiares. Compreenda que essas sensações já estavam presentes muito antes de você decidir tomar consciência delas. Além disso, você descobrirá que uma aplicação contínua da consciência direta é exatamente o que possibilitará os "procedimentos corretivos" – nada muito além de não ficar no caminho da própria capacidade inata de autorregulação do seu organismo.

---

*   No site da Associação Brasileira do Trauma (ABT) é possível encontrar uma lista de terapeutas treinados em Experiência Somática, a abordagem terapêutica do autor. Para mais informações, visite: http://www.traumatemcura.com.br/profissional/ [N. E.].

A continuidade da experiência

As explorações anteriores tinham a propriocepção e a cinestesia como base da consciência da tendência que o corpo tem para a ação. Nesse exercício, começamos a explorar a fusão da experiência interna com a externa. Esse processamento do campo do organismo/ambiente é o que direcionará nossa trajetória futura.

O ato de sentir é um processo contínuo que envolve vários níveis de prazer e desprazer. Os matizes do sentir (baseados nas sensações físicas) são registros únicos de experiência. É por meio deles que tomamos consciência de nossas inquietações que poderemos atendê-las. Entretanto, esses contornos do sentir muitas vezes passam despercebidos. Isso se dá em grande parte por causa de nossa falta de sensibilidade às vivências internas ou porque as sensações não raro ficam escondidas na sombra das emoções mais intensas. A maioria das pessoas não tem consciência dessas nuanças, que são ofuscadas pela irrupção periódica de emoções intensas e descontínuas que parecem surgir do nada. Elas podem parecer inteiramente irracionais e até mesmo "perigosas", o que leva à sua supressão. Isso apenas enfraquece ainda mais a sutileza dos contínuos matizes do sentir... o que, por sua vez, leva à irrupção de estados emocionais ainda mais opressivos que serão interrompidos, aumentando o entorpecimento e a apatia... e assim por diante. É dessa forma que vários matizes do sentir são reprimidos antes de chegar à consciência. Eles são abortados durante a gestação, sem jamais cumprir o papel para o qual foram concebidos – dirigir ações. A consequência dessa falta é o surgimento de "emoções secundárias". Essas emoções espúrias anulam (e muitas vezes são, infelizmente, confundidas com) aquelas que surgem de forma espontânea.

Exercício 4: mastigação atenta

A mandíbula é um dos lugares onde a maioria das pessoas carrega uma tensão considerável. Há razões para isso. Esse exercício poderá esclarecer tanto as razões desse típico "padrão de tensão" quanto o que você poderá encontrar do outro lado, quando ele se dissolve.

Na sua próxima refeição, ou com uma maçã crocante nas mãos, dê uma boa mordida "agressiva" na comida. De verdade, dê uma boa mordida e depois comece a mastigar com vontade. Continue mastigando, lenta e atentamente, até que a comida se transforme em uma pasta. Enquanto faz isso, tome consciência de outras sensações e reações no seu corpo. Se você sentir vontade de engolir, tente contê-la – para "tirar vantagem" da sensação de perceber a vontade de engolir quando ela surgir e continuar concentrado na mastigação suave. Isso pode ser difícil e desconfortável, então seja paciente. Repare em qualquer impulso que surja, seja de engolir, rasgar a comida com os dentes, vomitar, ou qualquer associação relacionada à sua vida – presente ou passada. Se reações como náusea ou ansiedade ficarem intensas demais, por favor não force. Anote-as.

Exercício 5: boca de peixe

Preste atenção na tensão da mandíbula e da boca. Repare se seus lábios e dentes estão se tocando. Lentamente comece a separar os lábios e deixe seu queixo e sua mandíbula caírem levemente. Perceba qualquer impulso ou vontade. Em seguida, muito devagar, comece a abrir e fechar a boca como um peixinho. Aos poucos, quase imperceptivelmente, aumente a amplitude do abrir e fechar. Quando alcançar um ponto de resistência, recue devagar e depois lentamente volte para a resistência. Faça isso diversas vezes, encontrando um ritmo. É provável que você sinta uma enorme vontade de bocejar. Suavemente tente resistir a ela e vá para a sensação de bocejar sem dar um bocejo completo de fato. É quase certo que esse processo será enlouquecedor, mas tente mantê-lo da melhor maneira possível. Note se sente vontade de tremer ou estremecer ou se isso traz à tona sentimentos ou imagens emocionais. Repare também se você parece estar lutando contra eles, protegendo-se deles ou se entregando a eles. Novamente, anote suas experiências e compare-as à medida que repetir esse exercício ao longo do tempo.

Exercício 6: ombros

A maioria das pessoas também carrega uma tensão considerável nos ombros. Eis aqui um exercício simples para explorar a natureza dessas tensões.

Passe algum tempo explorando a sensação de tensão em seus ombros. Repare qual deles está mais tenso. Agora, mantenha a consciência nessa tensão. Depois, imagine que ela está aumentando. À medida que ela aumenta, repare como ela "gostaria de mover" o ombro. Permita que ele se mova... muito lentamente para que você sinta que ele está se movendo por conta própria. Isso pode levar dez minutos. Parece que ele está se movendo para cima na direção de sua orelha? A orelha e o ombro parecem querer se mover um na direção do outro? Você sente que seu ombro está, de alguma forma, protegendo você? Caso você tenha essa sensação, do que ele o estará protegendo? Você percebe a cabeça, o pescoço e olhos querendo se virar (e se orientar) em determinada direção? Qual é a sensação disso? Quando abrir os olhos, deixe que eles olhem para uma árvore do lado de fora ou ao redor do lugar onde você está e preste atenção em diferentes objetos.

Aproveite!

13 EMOÇÃO, O CORPO E MUDANÇA

Se sua prática diária consiste em se abrir para suas emoções,
para todas as pessoas que você encontra,
para todas as situações com que você depara,
sem se fechar, confiando que pode fazer isso –
então isso o levará o mais longe que
você pode ir. E então você compreenderá
todos os ensinamentos recebidos.

Pema Chödrön (professora budista)

Como as pessoas mudam?

Os neurocientistas são capazes de indicar em que lugar do cérebro residem diversas emoções. Entretanto, eles nos dizem muito pouco sobre como modificar emoções "indesejáveis", tais como tristeza, raiva ou medo. Assim como também não lançam muita luz sobre a maneira como, em geral, as pessoas mudam.

Quer admitamos ou não, todos queremos mudar algo fundamental em nós mesmos. É mais provável que, no entanto, por sermos humanos, nossa primeira tentativa possa ter como alvo mudar quem quer que esteja em nossa mira. Procuramos meios de fazer que os outros mudem – sejam eles maridos, empregadores, filhos ou pais – e buscamos formas de induzi-los ou coagi-los a concordar. Entretanto, com um pouco de clareza, provavelmente reconheceremos que uma mudança profunda precisa acontecer primeiro dentro de nós mesmos. Só que a maneira exata como esse longo processo de mudança acontece continua sem explicação.

Na tentativa de melhorar a vida, podemos fazer veementes apelos a nós mesmos com os tão familiares refrões: "Seja mais aplicado... Comece a fazer exercícios amanhã... Diminua os doces, a bebida, as compras... Controle-se... Vamos lá, entre em forma, se exercite... Você consegue se você realmente quiser". E por aí vai, repetidamente. Essas exortações e boas intenções são todas excelentes tentativas de obter aquilo que chamamos de autocontrole. Embora essa habilidade seja importante na vida, é em geral modesta nos resultados que obtém e está repleta de falhas óbvias. Em geral, essa estratégia só funciona em curto prazo, conduzindo-nos cegamente para a areia movediça da culpa e da autorrecriminação. Ironicamente, há dias em que não é tarefa fácil marcar hora no dentista ou o checape anual.

Considere a seguinte situação em que se decide traçar um objetivo: segunda-feira, John e sua esposa chegam à conclusão de que seria bom obterem renda extra para o aparelho dentário de sua filha. John, em busca de um aumento, invoca sua capacidade de autocontrole. Enquanto se mantém ciente do seu valor para a empresa, ele aguarda um momento estrategicamente oportuno. O elogio que seu chefe lhe faz durante a costumeira reunião das sextas-feiras é a deixa para que ele delicadamente puxe o assunto do aumento. A fim de manter toda essa informação sob controle até o momento propício, seu cérebro precisa utilizar a memória volitiva. Esta tem de manter suas intenções secretas intactas por quatro dias. Isso não é muito difícil, mas também não é simples. Qualquer pessoa que já disse a si mesma, no meio da semana, "Nesse fim de semana eu vou à academia malhar" sabe como é difícil manter viva essa intenção. Acordar no sábado, tirar os tênis do armário e ir à academia antes que as responsabilidades familiares se acumulem a ponto de fazer desaparecer os preciosos momentos que temos para nós mesmos não é tarefa fácil.

Alcançar os objetivos mais amplos e de mais longo alcance, como perder peso, ficar mais atraente ou obter mais liberdade, pode ser tão intimidante que às vezes desistimos antes do tempo ou nem chegamos a nos aproximar deles – mesmo que isso implique um custo muito alto para a saúde e o bem-estar. É aí que o autocontrole falha. As resoluções vacilam assim que enfrentamos algum estresse ou nos distraímos com as incontáveis tarefas do dia a dia. Para os objetivos mais significativos e de longo prazo, a memória volitiva é insuficiente. O autocontrole não consegue sustentar uma motivação duradoura (retida, ou seja, lembrada) suficiente para realizar nossos grandes planos por longos períodos. Para esses projetos e aspirações grandiosos precisamos acessar um sistema de memória mais profundo e intrínseco, um sistema que envolve nossa bússola *emocional* e guia nossas respostas sem claras diretrizes conscientes.

Para os objetivos de longo prazo (perder peso, mudar de carreira, entrar em forma ou construir relacionamentos íntimos duradouros), a *memória emocional-experiencial* tem de ser, necessariamente, despertada. Esse tipo de memória involuntária prende nossa atenção e nos motiva de forma contínua por meio dos sinais emocionais bastante tempo depois de a memória declarativa (lista da lavanderia) ter sido completamente esquecida. Muito tempo depois de as metas de saúde que, meses atrás, estabelecemos para nós terem evaporado, a memória emocional surge para nos ajudar quando menos esperamos. Ela pode nos visitar na forma de um sonho especialmente vívido ou de uma atração inesperada. Por exemplo, andando ao acaso em um mercado, podemos ser atraídos por frutas coloridas e verduras. À medida que nossos sentidos absorvem essa enorme variedade de alimentos saudáveis, começamos a selecionar alguns dos produtos. Esse chamado não se deve à nossa determinação consciente de emagrecer, mas ao fato de que os sinais das regiões instintivas primitivas do cérebro (programadas para comportamentos de busca de nutrientes) não estão mais sufocados. Esses mecanismos cerebrais sinalizam escolhas nutritivas positivas ao suscitar certos estados subjetivos de sentimento que nos indicam o que escolher – os estados de atração e evitação. De forma semelhante, nossas escolhas de parceiros sexuais, que talvez tenham sido anteriormente guiadas por compulsões e flertes arriscados, serão agora guiadas por afinidades com saudáveis sentimentos suaves, ternura erótica, carinho e segurança.

Em comparação com a memória volitiva, a função de memória baseada no sentimento armazena todas as experiências *implicitamente* (como aprender a andar de bicicleta) e as avalia pelo tom emocional que suscitam. É essa apreensão da atenção que nos incita a reter ou a reativar a motivação e a sustentar a determinação de que precisamos para percorrer a distância necessária para uma mudança substancial. Um exemplo é a mulher que quer perder peso por motivos de saúde (uma ideia mental – incapaz de sustentar o objetivo) e adapta a estratégia de se imaginar, com um vestido *sexy*, chegando a uma festa e todos se virando para olhá-la. Se não considerarmos a possibilidade de que uma das razões para o peso excessivo da mulher pode ter sido justamente um desejo de não atrair esse tipo de atenção para o seu corpo, a estratégia de visualização parece bastante razoável. A questão é que a deliberação consciente é facilmente esquecida e enterrada entre os destroços e o refugo da vida cotidiana. Entretanto, essa fragilidade é driblada quando as sensações e os sentimentos são suscitados. Talvez o motivo de "os elefantes jamais esquecerem" seja o fato de sua memória ser emocional.

Comparando com a memória volitiva, a memória emocional costuma atuar fora do âmbito da consciência atenta. Em vez de manter uma ideia verbal na mente consciente ("Tenho de esperar até a reunião de sexta-feira" ou "Lembre-se de comer salada para emagrecer"), a memória experiencial faz uso dos chamados marcadores somáticos[1] – emoções ou sensações físicas que nos informam a respeito de uma situação baseada em experiências ou sentimentos passados. Os marcadores somáticos podem ser a sensação que temos no estômago quando estamos ansiosos, o rubor que toma conta do nosso rosto quando ficamos sem graça, olhos arregalados quando ouvimos uma ideia que nos empolga, o relaxamento dos músculos do corpo que sinalizam o alívio que sentimos quando completamos uma tarefa crucial ou a leveza e a respiração tranquila que observamos quando tiramos do peito algo importante.

O *felt sense** corporal tem o poder de influenciar nosso comportamento de forma criativa exatamente porque é involuntário; os sentimentos não são suscitados por atos intencionais. Eles nos dão informações que não provêm da mente consciente. A "inteligência emocional" e o "letramento emocional" transmitem informações por intermédio do *felt-sense*/marcadores somáticos e são vitais para a condução da vida. De fato, o escritor Daniel Goleman[2] afirma que eles são responsáveis por 80% do nosso sucesso na vida. Entretanto, as emoções podem nos levar por caminhos errados.

O carrossel da terapia

Quando os psicólogos falam sobre mudança, costumam equipará-la ao *insight*. Essa premissa, embora em geral subliminar, influenciou profundamente teorias e terapias que pretendem ajudar as pessoas a lidar com transtornos "mentais" e "emocionais". Entretanto, quando investigamos isso mais a fundo, constatamos que compreender, falar e mudar, em geral, tem pouca relação entre si. Quando perguntaram a Woody Allen se ele ainda tinha os mesmos sintomas, ele brincou dizendo que fazia psicanálise há *apenas* 15 anos. Se ele ao menos soubesse que o processo de mudança tem a ver primordialmente com a capacidade de alterar os estados internos de sentimento, e que os problemas "psicológicos" surgem quando esses estados se tornaram habituais ou ficaram "presos". Esses estados emocionais crônicos por sua vez dominam nossa forma de pensar, imaginar e nos comportar. Para que qualquer terapia seja eficaz é necessário que em seu âmago haja uma compreensão de como esses sentimentos profundamente enraizados podem se modificar. Essa compreensão é fundamental para que as pessoas traumatizadas comecem a se libertar da reencenação comportamental e dos sentimentos recorrentes de medo, entorpecimento, raiva intensa, desamparo e desespero.

As diferentes funções da sensação, do sentimento e da cognição na terapia seguiram um trajeto confuso e desconcertante. Às vezes as emoções foram negligenciadas, enquanto a cognição foi valorizada. Em outras, a cognição foi repudiada, enquanto as emoções foram praticamente idolatradas. E na maioria das vezes, com pouquíssimas exceções, o papel terapêutico das sensações permaneceu desconhecido. A atenção equilibrada a sensações, sentimentos, cognição e *élan* vital (energia de vida) continua sendo o futuro terapêutico emergente para a transformação da pessoa como um todo.

Freud, seguindo seu talentoso professor Charcot, inicialmente acreditava que, para curar a neurose, o paciente precisava "reviver" as lembranças dolorosas (traumáticas) que havia "reprimido". Além disso, esse reviver precisava de um forte componente

---

* Ver N.T. na página 143.

emocional, de uma catarse dramática associada ao acontecimento originador. Aplicando esse método, Freud passou a acreditar que esse acontecimento originador era, em geral, abuso infantil, normalmente cometido pelo pai contra a filha. (A grande maioria das pacientes de Freud era composta de mulheres histéricas.)

A teoria de Freud, é claro, não foi bem recebida pela comunidade profissional, em grande parte composta por médicos, banqueiros e advogados. Muitos deles também eram pais. Com o que hoje se sabe a respeito da prevalência de abuso sexual, alguns deles certamente eram culpados de incesto. Por essa e outras razões, Freud recuou tanto da teoria da sedução (como é ironicamente classificada) quanto de seu método terapêutico de trazer à luz memórias reprimidas para revivê-las por meio de forte catarse emocional. Muitos dos pacientes de Freud devem ter se sentido profundamente traídos quando ele começou a interpretar seus sintomas não como provenientes de violação sexual, mas como se estivessem enraizados em seus desejos infantis "edipianos", suas fantasias de fazer sexo com o pai, no caso das mulheres, e com a mãe, no caso dos homens. Freud também pode ter ficado desanimado quando, durante o intenso reviver catártico, os pacientes transferiam aqueles (supostos) desejos edipianos para ele. Desconfortável com a própria sexualidade, Freud parece ter renunciado a estar presente com a sexualidade volátil e confusa de seus pacientes e, assim, os traiu mais uma vez. Por essa e outras razões, parece que ele abandonou as técnicas "de hipnose ab-reativas" em favor da associação livre para "ajudar" os pacientes a se conscientizar de seus desejos edipianos e, a partir daí (de alguma forma), sublimar esses "desejos" infantis. Dessa maneira, Freud acreditava que, ao reconhecer suas fantasias, as neuroses de seus pacientes poderiam ser transformadas em "sofrimento comum". Um contemporâneo (Pierre Janet[3]) e um aluno (Wilhelm Reich) de Freud viam as coisas de forma diferente.

O psiquiatra austríaco Wilhelm Reich estava convencido de que seu professor havia cometido um grave erro sob dois aspectos. Primeiro, Reich acreditava que a neurose se originava *tanto* de acontecimentos reais *quanto* de conflitos profundos. Em segundo lugar, ele tinha certeza absoluta de que a cura só poderia acontecer quando, além de uma forte descarga emocional, o paciente se lembrava de um acontecimento traumático. Entretanto, Reich foi mais longe que Freud em seu tratamento. Ele reconheceu que as emoções dolorosas suscitadas ao reviver um trauma tinham de ser substituídas (no decorrer do tratamento) por sensações profundamente prazerosas para que a saúde pudesse ser restaurada e mantida. Reich também acreditava que a repressão, tanto das emoções negativas quanto das prazerosas, era uma realidade física expressa nos músculos cronicamente tensos e espásticos. Essas restrições corporais acarretavam uma respiração obstruída e movimentos estranhos, descoordenados ou robotizados. Ele chamava essa rigidez muscular de *couraça do caráter* e a via como um mecanismo com duas funções unitárias. Ao mesmo tempo que possibilita que o componente emocional da memória seja reprimido, ela anula a capacidade de experimentar sensações prazerosas.

Reich fez mais uma descoberta conceitual quando compreendeu que as pessoas não precisavam fazer escavações em busca de lembranças traumáticas, como Freud acreditava. (Essa escavação era parte fundamental do tratamento de associação livre de Freud.) Em vez disso, a terapia de Reich voltava-se para a "couraça do caráter/corporal", que tinha a função de estancar as emoções enquanto mantinha os sintomas neuróticos no presente. Sua terapia trabalhava agressivamente em duas frentes. Primeiro, ele trazia as defesas caracterológicas do paciente à consciência confrontando seus comportamentos, como a cortesia excessiva ou a hostilidade passivo-agressiva. Além disso, ele "atacava" a couraça muscular, diretamente, por meio de vigorosa manipulação e massagem dos músculos retesados. Reich também acreditava que a repressão (o represamento) da sexualidade nos adultos era em si uma das principais causas da neurose. Isso não difere muito da crença inicial de Freud de que a neurose atual era resultado de certas aberrações sexuais, tais como a masturbação e o coito interrompido.

O fim da vida de Reich foi uma verdadeira desgraça nacional. Na nuvem sulfurosa da era McCarthy, seus livros foram queimados pelo FBI. Em virtude de suas ideias revolucionárias a respeito da sexualidade, ele foi preso sob a falsa acusação de violação de leis interestaduais de comércio. Morreu em 1957, na penitenciária federal da Pensilvânia, como um visionário amargurado. Com sua morte e o abandono de Freud do trauma "real" e da catarse emocional, o interesse terapêutico na emocionalidade minguou. Enquanto isso, o movimento na direção do behaviorismo e da racionalidade cresceu. Por volta da década de 1950, terapias como o condicionamento skinneriano e a terapia racional-emotiva (TER) de Albert Ellis dominavam a psicoterapia. (A propósito, essa terapia tinha muito pouco que ver com as emoções.) A sinergia dessas abordagens é hoje comumente conhecida como terapia cognitivo-comportamental (TCC). Entretanto, já na década de 1960, o pêndulo começava a se mover na direção oposta. As emoções estavam retomando seu caminho e aos poucos retornavam à comunidade terapêutica.

Dois dos pacientes de Reich (que mais tarde se tornaram seus alunos) foram Alexander Lowen e Fritz Perls. Ao primeiro ele se referia como o "alfaiate altivo de *uptown*", enquanto fazia um contraste com o outro, chamando-o de "o velho sujo do *Bowery*"[4]. Ambos desenvolveram extensões paralelas do trabalho de Reich, incorporando vários aspectos de suas ideias e de seus métodos. Enquanto Lowen continuou enfatizando a expressão emocional e acrescentou a função das pernas no *grounding* das emoções, Perls defendeu uma visão mais complexa do organismo. Sua abordagem terapêutica incorporou muitas ideias retiradas das psicologias da *gestalt* das décadas de 1930, 1940 e 1950, inclusive as de Wolfgang Kohler e Kurt Goldstein. Porém, na anarquia dos anos 1960, com seu revolucionário desprezo pela racionalidade e pelo *status quo*, a catarse emocional foi ressuscitada como um caminho infalível para a "liberação" e a "liberdade".

Entretanto, esse processo de ab-reação pode se tornar um mecanismo autoperpetuante por meio do qual os pacientes anseiam por mais "descarga emocional". Infelizmente, esse processo leva a uma espiral cada vez menor que muitas vezes culmina em um beco sem saída, um impasse terapêutico. Foi esse o caso, por exemplo, nos anos 1970, quando Arthur Janov promoveu sua terapia primal. (Reich havia prevenido seus contemporâneos a respeito do uso indiscriminado da catarse emocional, pejorativamente chamando aqueles que a promoviam de "ambulantes da liberdade".) "Terapia neoreichiana", "encontros de grupo", "terapia primal", "renascimento" e outras terapias drásticas cooptaram a sossegada primazia da "cura pela fala" com um zelo bastante expressivo. Hoje, no início do terceiro milênio, presenciamos o surgimento de uma síntese, um movimento na direção da ênfase mais equilibrada na emoção e na razão. Em particular, estão surgindo as terapias experienciais, como as descritas por Diana Fosha[5] e outros, que abarcam a terapia do comportamento dialético e a terapia de aceitação e comprometimento.

A capacidade de conter e processar estados emocionais extremos de forma eficaz é um dos elementos-chave tanto da terapia do trauma verdadeiramente dinâmica e eficiente quanto de viver uma vida sadia, intensa e vital. Embora o amor possa tirar nossos pés do chão, emoções fortes como raiva intensa, medo e mágoa podem tirar nossas pernas de baixo de nós. Podemos ficar quase loucos de raiva, paralisados de medo e afogados em mágoa. Uma vez deflagradas, essas emoções violentas podem se apossar da nossa existência. Em vez de sentir as emoções, transformamo-nos nelas; somos engolidos por elas. Isso pode ser um grande dilema porque, no curso da vida, é crucial sermos *moldados* por nossas emoções, e não tiranizados por elas. Podemos ter demais ou de menos, elas podem nos invadir e nos encharcar como uma chuva torrencial ou nos deixar secos como um deserto. Podem nos conduzir em uma direção positiva ou nos causar um sofrimento inenarrável. Suscitar a exultação criativa ou levar a ações desastrosas e más decisões. Podem nos levantar ou nos jogar no chão. Seja qual for a situação, a maioria de nós se dá conta de que as emoções (sejam elas quais forem) desempenham um papel fundamental na condução da vida.

O segredo para que estados emocionais intensos não se apoderem de nós é percebê-los antes que se inflamem e nos incendeiem. Os budistas têm uma expressão para isso: "Resfriar e extinguir as brasas incandescentes antes que elas se tornem chama ardente". O refreamento nos permite domar as emoções e travar amizade com elas de forma que elas possam nos conduzir. É assim que nos conscientizamos de nossa situação emocional subjacente antes que ela se torne uma emoção descontrolada. As ferramentas que nos permitem fazer isso são as irmãs gêmeas consciência e incorporação.

À medida que as pessoas aprendem a controlar as emoções, também começam a refrear os impulsos subjacentes para a ação. Por exemplo, por baixo das emoções de fúria e raiva existem os impulsos de agressão. A agressão saudável está ligada à autoproteção e à defesa daqueles que nos são próximos. Tem que ver ainda com o estabelecimento de fronteiras claras e com conseguir as coisas de que precisamos, inclusive comida, abrigo e parceiros para procriação. É isso que fortalece nosso desejo pela vida. Essa paixão pela vida tem de ser respaldada pela capacidade de incorporar uma variedade de emoções significativas. Por ora, vamos recuar e fazer a seguinte pergunta: afinal, o que é uma emoção?

"Qu'est ce qu'une émotion?"

Binet formulou essa pergunta bastante provocativa no início do século XX[6]. Ele abriu o debate com uma questão que, ainda hoje e a despeito dos mais vigorosos debates, em vão se busca solucionar. Simples de perguntar, embora difícil de responder, a pergunta permanece: afinal, o que é uma emoção?

As teorias da emoção, abundantes e diversas, têm uma história longa, complicada, confusa e muitas vezes contraditória. Sucessivamente, a filosofia, a psicologia e a biologia evolutiva tentaram dar conta delas. Cada uma dessas disciplinas buscou definir, aperfeiçoar ou simplesmente entender a emoção.

"A emoção como um conceito científico", disse Elizabeth Duffy, a matriarca da psicofisiologia moderna, "é mais que inútil." Com base em longos registros fisiológicos, ela sentiu que não havia nenhum meio de diferenciar um estado emocional de outro. Em outras palavras, parecia impossível distinguir uma emoção tendo como base, única e exclusivamente, medições fisiológicas (por exemplo, frequência cardíaca, pressão sanguínea, respiração, temperatura, condutância da pele etc.). Assim, segundo sua perspectiva em 1936, as emoções não mereciam ser estudadas cientificamente. Contudo, hoje existe uma forte tendência de investigação e fundamentação no campo emergente das "neurociências afetivas"[7], que demonstram distintos *sistemas* cerebrais envolvidos na *expressão* de diversas emoções (por exemplo, medo, raiva e tristeza). Entretanto, a questão da *experiência emocional sentida (em oposição à externada)* foi quase sempre negligenciada. A psicologia, em busca de uma respeitabilidade objetiva, tentou purgar a subjetividade de seu seio. Nesse processo, sem querer ela jogou fora o bebê (a experiência de sentimento subjetivo) junto com a água do banho ao estudar primordialmente a *expressão* da emoção.

Grande parte da filosofia e do início da psicologia tinha uma convicção "sensata" e lógica com relação à sequência da geração de uma emoção. Hoje em dia, como os primeiros filósofos, recorremos a explicações semelhantes. Por exemplo, quando algo provocador acontecia a René Descartes (por exemplo, alguém levantando os punhos e chamando-o de otário ou então dando um tapinha em seu ombro e dizendo: "Você é um cara muito bacana"), talvez ele achasse que seu cérebro reconhecia essa provocação como algo digno de uma resposta emocional – raiva, medo, tristeza ou regozijo. Se a fisiologia de sua época já estivesse mais avançada, ele teria interpretado o passo seguinte como o seu cérebro dizendo ao seu corpo o que fazer: aumente a frequência cardíaca, a pressão sanguínea e a respiração; tensione os músculos, secrete suor e / ou faça a pele arrepiar. Essas reações são controladas pelo sistema nervoso autônomo (involuntário) e preparam o organismo para diversas ações relacionadas à luta ou fuga. Para Descartes, e para a maioria de nós, essa sequência tem um sentido perfeitamente lógico e parece descrever a forma como vivenciamos a emoção.

Na virada do século XIX, entretanto, William James, que havia estudado com os psicólogos experimentais de sua época, adotou uma abordagem experiencial, em vez de filosófica e especulativa, para o estudo das emoções. James criava situações imaginadas, tais como ser perseguido por um urso, e então, pela introspecção experiencial, tentava inferir a sequência de acontecimentos por meio da qual uma emoção – o medo, por exemplo – era gerada. Nesses experimentos subjetivos, ele vivenciava as sensações no interior do corpo e também notava pensamentos e imagens internas. Por fim, James chegou a uma conclusão bastante inesperada. O bom-senso estabelece que quando vemos um urso ficamos com medo, e então, motivados pelo medo, nós fugimos. Entretanto, em suas observações cuidadosas e refletidas, *James concluiu que, em vez de correr porque estamos com medo, estamos com medo porque estamos correndo (do urso).* Nas palavras de James,

> Minha tese [...] é a de que as mudanças corporais provêm *diretamente* da percepção do fato estimulador, e de que a sensação que temos das mesmas mudanças enquanto elas ocorrem *é* a emoção. O "bom-senso" diz que quando perdemos a boa sorte ficamos tristes e choramos; quando encontramos um urso, ficamos com medo e corremos; quando somos insultados por um rival, ficamos com raiva e atacamos. A hipótese a ser defendida aqui diz que essa *ordem de sequência* é incorreta, que um estado mental não é imediatamente induzido pelo outro, que as manifestações corporais podem se interpor, e a afirmação mais racional (correta) é que nos sentimos tristes *porque* choramos, sentimos raiva porque atacamos, sentimos medo porque trememos.[8]

Essa visão contraintuitiva (de baixo para cima) desafiava o paradigma cartesiano / cognitivo (de cima para baixo) no qual a mente consciente primeiro reconhece a fonte de ameaça e depois dá o comando para que o corpo reaja: fugindo, lutando ou desmoronando. A percepção de baixo para cima de James – de que sentimos medo *porque* estamos correndo da ameaça –, embora esteja apenas parcialmente correta, com efeito coloca uma questão importantíssima a respeito da natureza ilusória da percepção. É comum acreditarmos, por exemplo, que quando tocamos em um objeto quente retiramos a mão *por causa* da dor. Entretanto, a realidade é que, se esperássemos até sentir dor para retirar a mão, poderíamos feri-la de forma irreversível. Todo aluno de fisiologia elementar aprende que *primeiro* há um reflexo de retirar a mão, que só depois é *seguido* de uma sensação de dor. A dor tem o objetivo de nos lembrar de não segurar pela segunda vez uma pedra quente na sauna, mas ela tem muito pouco que ver com retirarmos a mão quando a queimamos pela primeira vez. De forma semelhante, todo aluno de química básica aprende, espera-se que logo na primeira experiência, que os tubos de ensaio quentes têm exatamente a mesma aparência que os frios. Entretanto, o que *falsamente percebemos*, e acreditamos ser um fato, é que a dor nos faz retirar a mão. James conseguiu perceber que o medo não é uma questão fundamentalmente cognitiva, que havia *primeiro* uma reação muscular e visceral em seu corpo, e que era *a percepção dessa reação do corpo* que então gerava a emoção de medo. O que James observou foi que, quando o cérebro calcula que existe perigo, ele faz essa avaliação tão depressa que não há tempo hábil para que a pessoa tome consciência dela. O que acontece, de acordo com James, é que o cérebro examina o corpo para ver como ele está reagindo no momento. Em uma revisão reveladora, James transferiu da mente para o corpo a consciência do sentimento. Ao fazer isso, demonstrou uma rara presciência a respeito daquilo que a neurociência só começaria a descobrir 100 anos mais tarde.

Ben Libet[9], neurocirurgião e neurofisiologista da Escola de Medicina de São Francisco, Universidade da Califórnia, há mais de 30 anos conduziu uma reveladora, embora pouco conhecida, série de estudos. Ele essencialmente confirmou a cadeia de observação de James. Aqui vai uma pequena experiência que você pode fazer agora mesmo. Estique um braço à sua frente com a palma da mão virada para cima. Assim que sentir vontade (por seu "livre-arbítrio"), flexione o pulso. Faça isso diversas vezes e veja o que acontece em sua mente. Provavelmente você teve a sensação de que primeiro decidiu conscientemente movê-lo e depois, seguindo a sua intenção, o moveu. Parece-lhe que a decisão consciente *causou* a ação.

Libet pediu aos participantes do experimento que fizessem apenas isso enquanto ele media sistematicamente o tempo de três coisas: 1) a decisão "consciente" dos participantes de mover o pulso foi marcada em um relógio especial; 2) o início do (que é chamado de) potencial de prontidão no córtex motor foi medido com a utilização de eletrodos de eletroencefalograma no couro cabeludo; 3) o início da ação em si foi medido com a utilização de eletrodos no pulso. Então, o que você acha (com base na sua experiência no experimento anterior) que veio primeiro? Foi a decisão de mover, a atividade no córtex motor, ou o movimento em si? A resposta, desafiando a credulidade, contradizia drasticamente o bom-senso. A atividade cerebral começava cerca de 500 milissegundos (meio segundo!) *antes* que a pessoa tivesse consciência da decisão de agir. *A decisão consciente vinha tarde demais para ser a causa da ação.* Era como se a consciência fosse um mero pensamento posterior – uma forma de "explicar a nós mesmos", uma ação não suscitada pela consciência. Por mais estranho que possa parecer, isso condizia com experimentos anteriores que Libet realizara em cérebros expostos devido a procedimentos neurocirúrgicos. Aqui, Libet demonstrou que é necessário cerca de meio segundo de atividade contínua de estimulação no córtex sensorial para que uma pessoa tome consciência de um estímulo sensorial[10]. Tive a oportunidade de observar um desses procedimentos, e fiquei de queixo caído ao constatar isso no osciloscópio.

Em resumo, Libet descobriu que a decisão "consciente" de realizar uma ação simples (apertar um botão, por exemplo) precedia a ação. Essa decisão consciente, entretanto, acontecia somente *depois* que a área "pré-motora" do cérebro se acendia com uma explosão de atividade elétrica. Em outras palavras, as pessoas só decidem agir depois que seu cérebro *inconscientemente* as *prepara* para fazê-lo.

Daniel Wegner, da Universidade de Harvard, recentemente desenvolveu e aperfeiçoou essa proposição[11]. Em um de seus estudos, criou-se uma ilusão com uma série de espelhos. Os sujeitos da pesquisa, pensando que estavam olhando para os próprios braços, estavam na verdade vendo (no espelho) os movimentos do braço de um pesquisador. Quando os braços do pesquisador se moviam (de acordo com as instruções de outro pesquisador), os sujeitos relatavam que *eles* haviam feito e consequentemente desejado os movimentos (quando, de fato, eles não tinham nem mesmo movido os próprios braços)!

Wilhelm Wundt (considerado um dos fundadores da psicologia experimental) amplia nossa ligação com a ideia de livre-arbítrio: "Nada parece pertencer tanto à nossa personalidade, ser tão completamente nossa propriedade quanto a vontade". Contudo, os resultados de Libet e Wegner, quando observados em conjunto, desafiam seriamente (se não provam que é falso) o nosso entendimento lógico da consciência e o nosso caso de amor com o livre-arbítrio. A aniquilação do livre-arbítrio, sugerida no livro de Wegner[12], vai de encontro àquilo que acreditamos ser a própria essência de nossa existência como seres humanos. Ela desafia crenças tão estimadas e valorizadas como a capacidade de planejamento, previsão e ação responsável. Quem ou o que somos sem o poder do livre-arbítrio? Essa controvérsia a respeito do livre-arbítrio, que há três mil anos tem sido reverenciada no pensamento ocidental, não é apenas a opinião de mais um filósofo, mas se origina de inúmeras pesquisas laboratoriais desapaixonadas. Einstein, ao parafrasear o filósofo Schopenhauer, reformulou o enigma do livre-arbítrio com sua típica sabedoria discreta: "Um ser humano pode muito bem fazer o que quiser, mas não pode desejar o que quiser".

William James, um século atrás, afirmou que os estados transitórios de consciência criam uma falsa sensação de que um "eu" ou ego comanda o espetáculo. O neurocientista Wegner levou isso ainda mais adiante, acrescentando que até mesmo a crença geral das pessoas de que têm um self que controla conscientemente suas ações não passa de mais uma *ilusão*. Seria isso um adeus ao ego de Freud e ao *cogito ergo sum* de Descartes? Embora esse novo credo, "Penso, logo existo", tenha sido um importante ponto de partida para libertar as pessoas da rigidez da doutrina da Igreja, está precisando urgentemente de uma revisão[13]. O credo de hoje deveria ser algo como, "Eu me preparo para me mover, eu ajo, eu sinto, eu percebo, eu reflito, eu penso *e* portanto eu sou". Então, o que estará de fato acontecendo na consciência? E poderá a ideia de livre-arbítrio ser, de alguma maneira, reformulada?

Juntos, os estudos de James, Libet e Wegner sugerem que antes que um movimento "voluntário" seja executado há um *pré-movimento inconsciente*. Como em geral não temos consciência desse impulso de pré-movimento (análogo à ação de retirar a mão de um objeto quente *antes* de sentir a dor), falsamente acreditamos que nós (nosso ego) estamos diretamente desejando o movimento. Então, onde este se origina?

Vamos considerar o seguinte experimento propiciado por uma caprichosa Mãe Natureza que nos permitirá explorar a indistinta fronteira existente entre os estímulos e as respostas conscientes e inconscientes. Sabe-se agora que existem múltiplos sistemas visuais (e outros sistemas sensórios) que registram impulsos nervosos em áreas do cérebro que são primordialmente não conscientes. Essas áreas do tronco cerebral estão localizadas, assim como a área consciente, na parte posterior (região occipital) do córtex cerebral – conhecido como *área 17*. Existe um distúrbio visual bastante revelador chamado *visão cega*[14]. Essa estranha condição se deve a danos em uma parte do córtex visual em um lado do cérebro. Isso ocasiona uma região cega no lado oposto do campo visual. Se um objeto é colocado nessa parte do campo visual, os pacientes não têm consciência de estar vendo o que quer que seja. Podem-se piscar luzes, mover objetos ou mostrar coisas escritas que esses pacientes insistirão, sem nenhuma dúvida, não estar vendo absolutamente nada. Contudo, experimentos detalhados demonstram que *enquanto negam qualquer experiência visual* eles podem, no entanto, apontar para o local onde uma luz pisca, ou discriminar movimentos para cima e para baixo, linhas verticais ou horizontais e uma série de objetos diferentes. Oliver Sacks, em uma de suas muitas descrições sábias e tocantes a respeito das trágicas mas instigantes consequências de distúrbios neurológicos, comenta o caso de Virgil[15]. Todo o seu córtex visual foi destruí-do por falta de oxigênio, deixando-o completamente cego. Entretanto, Sacks descreve as inexplicáveis observações feitas pela esposa do paciente: "Virgil disse à sua esposa que era completamente cego, no entanto ela observou que ele esticava a mão para pegar objetos, evitava obstáculos e *se comportava* como se estivesse vendo". É esse o enigma desse tipo de processamento "implícito" de informação.

A explicação em geral aceita para esse fenômeno é que a destruição do córtex visual ainda deixa muitas outras vias (primitivas, subcorticais) visuais intactas. A informação sensorial transmitida a essas vias de alguma forma registra informações básicas que normalmente têm a função de direcionar os movimentos dos olhos para recolher mais dados. Esses dados, entretanto, também transmitem um esboço precário do qual, em boa medida, não temos consciência. É essa informação inconsciente que suscita a prontidão para o movimento (ou seja, o pré-movimento). É também esse circuito primitivo que torna possíveis as razoavelmente precisas "adivinhações" observadas em pessoas com o distúrbio da visão cega. Sendo assim, mais uma vez reconhecemos o valor da incitação à resposta a acontecimentos antes de estarmos claramente conscientes deles. Considere sua reação à sombra fugidia, ao gesto sutil de outra pessoa ou a um som distante. Cada um desses acontecimentos pode suscitar em nós reações de sobrevivência sem que jamais tenhamos consciência de que algo no entorno as tenha deflagrado. Em geral, a pessoa traumatizada é particularmente sensível a (e hiperativada por) esses estímulos fugazes. Os sentidos da visão, da audição e do olfato oferecem inúmeros estímulos que nos levam a uma reação exagerada, mesmo que não tenhamos consciência da presença desses estímulos subliminares e de nossas respostas pré-motoras a eles. Em consequência, podemos, e muitas vezes é isso que fazemos, *atribuir* nossas ações a causas irrelevantes ou fabricadas. Essa atribuição de causa é a mesma vista nos participantes do experimento de Wegner que falsamente acreditaram que haviam desejado o movimento dos braços dos pesquisadores.

É justamente porque não temos consciência de nosso pré-movimento deflagrado pelo entorno que falsamente acreditamos estar conscientemente iniciando e construindo o movimento. Além disso, quando o impulso (não reconhecido) do pré-movimento é intenso, podemo-nos sentir compelidos a realizar toda a sequência do movimento. Duas confusões de causalidade ocorrem para as pessoas traumatizadas. A primeira é a falta de consciência do deflagrador do pré-movimento. A segunda é a proporção da resposta. Imagine a consternação de alguém aprisionado na reencenação feroz e irrestrita de uma reação de sobrevivência. Pense, por exemplo, no veterinário do Vietnã que acorda e se vê estrangulando a esposa apavorada, sem ter consciência de que foram o distante estouro do cano de descarga de um carro ou os passinhos leves de seu filho no corredor que provocaram esse comportamento estapafúrdio e essa reação absurdamente exagerada. Entretanto, anos antes, quando dormia em uma plantação de bambus, sua reação imediata de matar estando sob o fogo cerrado do vietcongue foi uma ação essencial de preservação da vida. Talvez um estímulo muito suave já seja suficiente para acionar a mola que está firmemente recolhida (a reação de matar ou ser morto) em uma irrupção emocional intensa e descontrolada.

Conheço *apenas uma* forma de romper ciclos compulsivos como esse e, ao mesmo tempo, expandir a consciência na direção de maior liberdade. É tomar consciência *do pré-movimento antes que ele seja promovido a uma completa sequência de movimento*. É extinguir a fagulha antes que ela acenda o estopim, como enfatizam os ensinamentos budistas.

Muitas vezes no passado, andei com meu cachorro nas montanhas do Colorado. Pouncer, um dingo mestiço, era imbuído de um forte impulso instintivo de perseguir cervos e outras criaturas velozes da floresta. Por mais que tentasse, eu não conseguia neutralizar esse "hábito" repreendendo-o. Se eu tentasse chamá-lo de volta ou tolamente censurasse seu comportamento quando ele retornava, sem fôlego e ofegante por causa da perseguição, isso se mostrava totalmente inútil. Entretanto, se, quando encontrávamos cervos à nossa frente, no *exato momento* em que sua postura se modificava (dando a entender que estava pronto para se lançar na perseguição), eu dizia com firmeza, mas de forma suave "Não, Pouncer; aqui", ele calmamente continuava nossa caminhada, andando a passos largos, todo entusiasmado ao meu lado. E há também a seguinte história de um impetuoso jovem samurai e um venerado mestre zen.

Os dois lados do dilema

O equilíbrio vital entre expressar e conter requer que, no momento em que vivenciamos um forte sentimento emocional, nós *não* precisemos necessariamente agir de acordo com ele, como demonstra esta história.

Um impetuoso jovem samurai espadachim confrontou um venerado mestre zen com a seguinte exigência: "Quero que você me diga a verdade sobre a existência do céu e do inferno".

O mestre respondeu suavemente e com delicada curiosidade: "Como é possível que um homem tão feio e sem talento como você possa se tornar samurai?"

Imediatamente, o jovem samurai enfurecido desembainhou a espada e a levantou acima da cabeça, pronto para atacar o velho homem e cortá-lo ao meio. Sem medo, e completamente calmo, o mestre zen olhou para cima e disse: "Isso é o inferno". O samurai se deteve, segurando a espada acima da cabeça. Seus braços caíram como folhas, enquanto seu rosto se suavizou, abrandando seu olhar furioso. Ele refletiu em silêncio. Recolocando a espada na bainha, ele se curvou em reverência diante do professor. "E isto", o mestre respondeu novamente com a mesma calma, "é o céu."

Nessa história, o samurai, com a espada levantada, sentindo-se absolutamente furioso (e *antes* de executar a ação para a qual se preparou), aprendeu a se deter e a *conter* a fúria em vez de expressá-la de forma impensada. Ao se abster (com a rápida orientação do mestre) de concretizar sua habitual expressão emocional de ataque, ele transformou seu "inferno" de fúria em um "céu" de paz.

Pode-se também especular a respeito de quais pensamentos (e imagens) inconscientes foram despertados quando o mestre provocou a ira do espadachim. Talvez o samurai tenha levado um susto e a princípio tenha até concordado com a descrição de que era feio e sem talento. Essa forte reação a esse insulto (podemos levantar essa hipótese) provinha de seus pais, de professores e de outras pessoas que o humilharam quando ele era criança. Talvez ele tivesse uma imagem mental de ser ridicularizado diante dos colegas de classe. E, depois, o outro micro e fugaz "pensamento oposto" – de que ninguém ousaria tratá-lo daquela forma novamente fazendo-o se sentir pequeno e desprezível. Esse pensamento e a imagem (interna) associada a ele, acoplados a uma momentânea *sensação física de susto*, deflagraram a fúria que o conduziu pela compulsiva estrada da perdição. Foi assim até que seu "terapeuta zen", precisamente no auge da fúria, refreou sua expressão habitual dessa emoção "protetora" (na verdade, uma defesa contra seus sentimentos de pequenez e desamparo), forçando-o a tomar posse de seu *verdadeiro* poder e de sua renúncia pacífica.

Nos exemplos de Pouncer e do mestre zen, a escolha aconteceu no momento crítico *que precedeu* o ataque. Com a intervenção decisiva do mestre zen, o samurai se deteve e *sentiu* a *preparação* para atacar com a espada. Nesse estado tão carregado, ele parou e conseguiu deter e transmutar a fúria violenta em energia intensa e em um estado de clareza, gratidão, presença e graça. É a habilidade de refrear, deter e *conter* uma emoção forte que permite que as pessoas canalizem essa energia de forma criativa. A contenção (um fundamento somático da "sublimação" de Freud) nos permite ganhar tempo e, com autoconsciência, nos capacita a distinguir aquilo que estamos imaginando e pensando de nossas sensações físicas. E essa fração de segundo em que detemos nosso ímpeto, como acabamos de ver, é a diferença entre o céu e o inferno. Quando conseguimos manter essa "neutralidade criativa", começamos a dissolver a compulsão emocional de reagir como se nossa vida dependesse de respostas que, em geral, são impróprias. *O ato de dissociar a imagem e o pensamento da sensação é o que dissipa as emoções carregadas e permite que elas se transformem fluidamente em gradações de sentimentos baseadas na sensação.* Isso não é, em hipótese alguma, a mesma coisa que suprimi-las ou reprimi-las. Para todos nós, e particularmente para a pessoa traumatizada, a capacidade de transformar as emoções "negativas" de medo e fúria *é* a diferença entre o céu e o inferno.

O poder e a força das compulsões emocionais (a *atuação* de fúria, medo, vergonha e mágoa) não devem ser subestimados. Felizmente, existem antídotos práticos para essa cascata de infelicidade. Com consciência corporal, é possível "desconstruir" essas fixações emocionais.

Vamos fazer um aparte e dar uma olhada no funcionamento interno do cérebro e da mente à medida que nos libertamos da tirania das emoções compulsivas como medo e raiva. A fina lasca de tecido cerebral que nos torna conscientes encontra-se no córtex pré-frontal, a parte anterior dos lobos frontais. Existem aí duas regiões específicas. A que se localiza mais ao lado chama-se córtex pré-frontal dorsolateral. Essa parte torna consciente nossa relação com o mundo exterior. A segunda parte, localizada mais ao centro, é denominada córtex pré-frontal medial. Essa é a única parte do córtex cerebral que parece poder modificar a resposta do cérebro límbico ou emocional – mais especificamente a amígdala, responsável por intensas emoções de sobrevivência. O córtex pré-frontal medial (em particular o córtex cingulado insular) *recebe inputs diretos dos músculos, articulações e órgãos viscerais e registra-os na consciência*[16]. Por meio da percepção consciente dessas sensações interoceptivas (ou seja, pelo rastreamento das sensações corporais), somos capazes de acessar e modificar as respostas emocionais e alcançar o sentido fundamental do self.

Um primeiro passo nesse processo contínuo é recusar ser seduzido para dentro (do conteúdo) dos pensamentos negativos ou ser arrebatado pelo ímpeto potente ou galvanizado de uma emoção e, em vez disso, *retornar para as sensações físicas subjacentes*. No início, isso pode parecer perturbador, até mesmo assustador, sobretudo porque não é familiar – nós nos acostumamos com as habituais (e secundárias) emoções de angústia e com os pensamentos recorrentes (negativos). Também nos acostumamos a procurar a fonte do desconforto fora de nós. Simplesmente não estamos familiarizados com a vivência de alguma coisa *como ela é*, sem o ônus da análise e do julgamento. Quando o complexo sensação-pensamento-emoção é desacoplado, a vivência avança na direção de contornos de sentimento mais sutis e livres. Eugene Gendlin, o criador do termo *felt sense*[17] transmite essa ideia com simplicidade quando diz: "Nada que seja desagradável configura-se como passo final". Esse processo experiencial envolve a capacidade de suspender temporariamente a emoção, sem permitir que ela se concretize como de hábito. Tal retenção não é um ato de supressão, e sim o de criação de um receptáculo maior, um recipiente experiencial mais amplo, para reter e diferenciar as sensações e os sentimentos. "Entrar" na expressão emocional é, em geral, uma forma de tentar "liberar" a tensão que estamos sentindo, enquanto evitamos sentimentos mais profundos. É semelhante a uma chaleira que apita deixando sair o vapor mas na verdade não provoca nenhuma mudança duradoura em sua capacidade de reter carga (como o vapor). Se, por outro lado, imaginássemos uma bexiga sendo cheia com vapor, veríamos seu tamanho aumentar para conter essa "carga" crescente. Com contenção, a emoção se modifica, transformando-se em um "contorno" diferente, baseado na sensação, com sentimentos mais suaves que se metamorfoseiam em uma consciência sentida corporalmente, e de forma cada vez mais profunda, de "estar bem". É essa a essência da autorregulação, da autoaceitação, do bem-estar e da mudança emocional.

Peguemos o exemplo da raiva. *O sentimento da raiva deriva da atitude (postural) de querer atacar e golpear.* Entretanto, se começamos a atacar – batendo, chutando, ferindo, mordendo –, o sentimento de raiva logo se transforma nos sentimentos de bater, chutar etc. Em outras palavras, e contrariando a crença geral, enquanto você *executa* a preparação para a ação os sentimentos subjacentes diminuem, ou mesmo se perdem[18]. Quando choramos, por exemplo, nossa tristeza em geral "desaparece como em um passe de mágica". Entretanto, isso pode se parecer mais com a chaleira que simplesmente deixa sair o vapor, sem modificar a tristeza subjacente. Algumas das principais terapias "expressivas" podem cair na armadilha de tentar drenar o pântano emocional por meio da ênfase indevida no ato de desabafar. Contudo, o que pode ficar visível quando os mais profundos poços de tristeza são alcançados é uma singela lágrima que escorre. Quanto à raiva, procure se lembrar de uma ocasião em que você levantou o punho para outra pessoa ou foi o receptor desse comportamento. Era uma situação em que você *realmente* precisava se defender, ou era uma maneira de desabafar e intimidar a outra pessoa? Esse tipo de intimidação é frequentemente observada na violência doméstica. Qual foi o efeito da sua ação no comportamento da outra pessoa e o da ação dela no seu? Seja como for, quando nos permitimos ser arrebatados por uma expressão emocional incontida, podemos de fato nos separar radicalmente daquilo que estamos sentindo. Somos reféns dessas emoções comuns, e não temos consciência de que elas só podem ser transformadas se nós conscientemente nos detivermos e resistirmos a ser induzidos à fase expressiva. O samurai perdeu seu falso self e encontrou salvação nessa interrupção momentânea.

A contenção promove a escolha entre uma variedade de respostas possíveis onde antes só havia as de medo, fúria, defensiva e desamparo. Na vida primitiva precisávamos rapidamente avaliar se alguém que encontrávamos na floresta era amigo ou inimigo, inofensivo ou perigoso. Ele vai atacar? Devemos atacar antes para nos proteger, ou será melhor nos afastarmos calmamente? Porém, nos tempos modernos estamos mais propensos a necessitar das habilidades sociais para distinguir: gostamos dessa pessoa ou não, e o que ela significa para nós? Em vez de chegar a trocar socos, podemos primeiro tentar nos relacionar socialmente conversando com a pessoa; podemos tentar "desar-má-la" com um sorriso sincero. Não estamos agindo de acordo com a emoção, e sim sendo guiados por sentimentos do/no corpo – gostar ou não gostar? E, o mais impor-tante, precisamos fazer isso *antes* de efetivamente agir – antes de atacar com palavras carregadas de raiva. Dessa forma, aprimoramos a capacidade de priorizar possíveis ações motoras (de momento a momento); somos capazes de escolher a ação mais adequada[19].

O que os sentimentos fazem por nós

Biologicamente, a expressão da emoção serve como função vital *de sinalização*. Por exemplo, quando estamos com medo, tanto nosso rosto quanto nossa postura permi-tem que todos à nossa volta saibam, de forma direta, que estamos pressentindo algum perigo à espreita na floresta ou nos arbustos. Quando a bomba explodiu durante as Olimpíadas de Atlanta em 1996, o olhar de "cervo diante dos faróis", "me tira daqui", estampado no rosto da nadadora Janet Evans sinalizou para todo mundo (lá e na TV) que estávamos em perigo. Se ela tivesse saído correndo, é bem provável que muitos ti-vessem seguido seu comando não verbal. A expressão facial de medo é inconfundível. Os olhos ficam arregalados e as sobrancelhas se erguem. A boca fica parcialmente aber-ta com os cantos fortemente retraídos, e as orelhas vão para trás[20].

Uma manada de alces pastando que é observada por uma alcateia invasora utili-za um método próprio. Mesmo cientes da presença dos lobos, os alces continuam a pastar – isto é, até um membro da manada perceber que o lobo transpôs o perímetro de "pronto ataque". Então, grunhindo e se retesando, ele sinaliza a todos os outros para que o sigam, e todos saem correndo juntos para um local seguro.

Entretanto, o medo também pode incitar o pânico. Pessoas sempre se ferem ou mor-rem por causa do congelamento do "cervo diante dos faróis". A emoção aqui certamen-te não seria considerada adaptativa. Se congelamos ao atravessar a rua ou dirigindo, uma catástrofe com certeza se configura. De forma semelhante, a náusea e a repulsa que a acompanha sinalizam, tanto à própria pessoa quanto aos outros, que não se deve comer determinada substância. Entretanto, essa reação é contraproducente (e até mesmo prejudicial) quando é o padrão recorrente por meio do qual alguém se relaciona com comidas que *não* estão estragadas. Essa reação desajustada também pode ser deflagrada por pessoas. A repulsa, como a reação habitual a um toque sexual normal ou a um abra-ço caloroso, pode destruir uma relação e arruinar a vida de uma pessoa.

Outro exemplo de sinalização emocional é o do bebê chorando angustiado. Esse apelo para que a mãe lhe dê atenção é um pranto de vida ou morte porque, se o bebê não conseguir incitá-la a ministrar-lhe cuidados, ele certamente morrerá. O bebê está claramente sinalizando uma necessidade de preservação da vida, e o som é tamanho que a mãe não pode ignorá-lo. Contudo, quando já adultos choramos o nosso abandono, esse triste lamento não é muito eficaz para trazer de volta o par que se apaixonou por outra pessoa. Na verdade, a mágoa pode roubar nossa energia e nos impedir de seguir em frente e criar vínculos com outro parceiro. Nos três casos, a vida é mantida pela função de sinalização de emoção, mas é negada por sua inconveniente e persistente continuidade.

Parece que fomos pegos em uma contradição irrefutável. No caso de uma perda, talvez somente transitando pela mágoa (sentindo-a) poderemos nos mover na direção da tolerância e da coragem que nos permitirão amar de novo, enquanto mantemos a perturbadora consciência de que, sem dúvida, o tempo poderá mais uma vez reivindicar para si nosso novo amor. De forma semelhante, certa quantidade de raiva pode nos ajudar a remover obstáculos da vida, enquanto a raiva *habitual e explosiva* é quase sempre corrosiva para os relacionamentos e para a busca daquilo que realmente queremos e necessitamos. Ela até mesmo costuma colocar pugilistas e soldados em situações arriscadas. Para ajudar a resolver esse aparente paradoxo, primeiro precisamos entender que as emoções (que são reativas) e os sentimentos (que estão enraizados em sensações internas fluidas) são bem diferentes – tanto em suas respectivas funções como na maneira de dar cor à vida.

Do ponto de vista funcional, as sensações e os sentimentos corporais são a bússola que usamos para nos orientar. Eles nos permitem estimar o *valor* das coisas às quais temos de nos incorporar ou nos adaptar. A atração que sentimos por aquilo que nos dá sustentação e nosso instinto de evitar aquilo que nos prejudica são a essência da função do sentimento. Todos os sentimentos provêm dos antigos precursores da aproximação e da evitação; eles são em variados graus positivos ou negativos.

Os sentimentos baseados na sensação guiam a resposta adaptativa para as *avaliações**. As emoções, por sua vez, acontecem precisamente quando as adaptações comportamentais (baseadas nessas valorações) falham! Ao contrário do que pensavam Darwin e James, não é o medo que comanda a fuga; nem é verdade que sentimos medo porque estamos fugindo de uma fonte de ameaça. A pessoa que pode livremente fugir de uma ameaça não sente medo. Ela apenas sente o perigo (evitação) e então vivencia a ação de correr. É apenas quando a fuga é impedida que sentimos medo. Do mesmo modo, sen-

---

*   No original, (e)*valuations*. O autor faz um jogo de palavras com *valuation*, que significa determinar o valor de algo; e *evaluation*, que tem um significado mais abrangente, de verificação não só do valor, mas também da qualidade, da importância e da intensidade de algo. [N. T.]

timos raiva quando não conseguimos atingir nosso inimigo ou resolver um conflito. Não espero que você aceite essa afirmação como verdade, só lhe peço para manter a mente aberta e um espírito investigativo. O que aconteceu, você pode perguntar, com nossas emoções instintivas, como as descreveu Darwin? A resposta simplesmente é que elas ainda estão aí. Entretanto, os passos intermediários e cruciais que Darwin não conseguiu reconhecer foram mais tarde descobertos por aqueles que deram continuidade a seu legado, os etologistas.

Uma cena em um campo aberto ajuda a ilustrar a diferença entre sentimentos e emoções. Quando você está passeando tranquilo nesse campo aberto, uma sombra de súbito se move na periferia da sua visão. Instintivamente, todos os seus movimentos se interrompem (com o sentimento de sobressalto); o seu reflexo é se abaixar em uma postura meio curvada. Depois dessa momentânea "reação de interrupção", sua cabeça automaticamente se volta na direção da sombra ou do som. Você tenta localizar e identificar a fonte. Seus músculos do pescoço, das costas, das pernas e dos pés se coordenam para que todo o seu corpo se vire e depois se alongue. Seus olhos se apertam, enquanto a pelve e a cabeça se movem na horizontal, dando a você uma visão ideal do entorno e a capacidade de enquadrar todo o panorama. Esse padrão de ação inicial composto de duas fases é uma orientação instintiva que prepara você para responder flexivelmente a muitas contingências possíveis; ele gera o matiz de sentimento chamado "curiosidade da expectativa". A reação inicial de interrupção-abaixamento minimiza a possibilidade de que potenciais predadores possam detectar você e oferece alguma proteção contra objetos que possam estar caindo. Primordialmente, entretanto, ela provoca um espasmo que interrompe qualquer padrão motor que já esteja em movimento. Então, por meio de um minucioso exame, ela prepara você para os comportamentos de exploração finamente ajustados (em busca de fontes de alimento, abrigo e parceiro) ou para defesa contra predação (vivenciada como perigo e não medo).

Se a sombra que você viu tivesse sido uma águia levantando voo, outra orientação de rastreamento-perseguição provavelmente aconteceria. Ajustes dos músculos posturais e faciais se coordenariam de forma inconsciente. A nova "atitude de interesse", quando integrada ao contorno da imagem da águia que alça voo, é percebida como o *sentimento de entusiasmo*, de empolgação. Essa percepção agradável, reconhecida como o sentimento de prazer, de fruição, é afetada por experiências passadas. Ela também pode, porém, ser uma das muitas poderosas predisposições arquetípicas ou tendências subjacentes que cada espécie desenvolveu ao longo de milênios de evolução. A maioria dos índios americanos, por exemplo, tem uma relação mítica, espiritual, muito especial com as águias. Isso é coincidência ou existe algo gravado de forma profunda nas estruturas do cérebro, do corpo e da alma da espécie humana que responde intrinsecamente à imagem da águia com entusiasmo e deslumbramento correlacionados? A maioria dos organismos tende a reagir, ou mesmo a reagir especificamente com aproximação/evitação, a grandes contornos que se movem*.

Se aquela sombra do início fosse de um feroz urso pardo, teria provocado uma reação muito diferente: *a preparação para a fuga*. Isso não acontece, como descobriu James, porque pensamos "urso", o avaliamos como perigoso e *então* corremos. É porque os contornos e as características do enorme animal que se aproxima aos poucos lançam determinado padrão de luz na retina. Isso estimula uma configuração de descarga neuronal que é registrada nas regiões cerebrais filogeneticamente primitivas. Esse "reconhecimento de padrões" aciona a *preparação para a reação de defesa antes* que ela seja registrada na consciência**. Essas reações inconscientes provêm de predisposições genéticas (e também dos efeitos de experiências pessoais prévias com animais similares). Circuitos primitivos, não conscientes, são ativados, acionando constelações ou tendências predefinidas de postura defensiva. Músculos, vísceras e a atividade do sistema nervoso autônomo atuam de forma conjunta na preparação para a fuga. Tal preparação é sentida cinestesicamente e é internamente integrada, como uma *gestalt*, à imagem do urso. *A preparação para o movimento defensivo e a imagem se fundem* e são registradas em conjunto como *sentimento de perigo*. Motivados por esse sentimento, e *não* por medo, continuamos examinando o entorno em busca de mais informações (um arvoredo, algumas pedras) ao mesmo tempo que nos valemos de nosso banco de memórias ancestrais e pessoais. As probabilidades são computadas de forma não consciente, com base em encontros semelhantes ao longo de milhões de anos de evolução da espécie, e também no que aprendemos individualmente que funciona ou não funciona. Preparamo-nos para a etapa seguinte no desenrolar desse drama. Sem pensar, encaminhamo-nos para uma grande árvore de galhos baixos. Sentimos um *impulso* de fugir e subir na árvore. Se corrermos abertamente na direção dela, temos o *sentimento de corrida direcionada*. O impulso de correr (vivenciado como o sentimento de perigo) é seguido por uma corrida bem-sucedida (vivenciada como fuga em lugar de medo ou ansiedade).

Por outro lado, vamos considerar uma situação em que a fuga seja impossível – você está encurralado. Dessa vez você depara com um urso faminto ou ferido em seu caminho, bloqueando sua fuga (como quando saímos de uma passagem estreita entre duas rochas íngremes). Nesse caso, a prontidão defensiva para a fuga, concomitante com o *sentimento de perigo*, é *frustrada*. O sentimento de perigo de repente se transformará no *estado emocional de medo*. A resposta agora se restringe à fuga não direcionada e desespe-

---

* A resposta de um pintinho ou de um pequeno mamífero seria correr para se esconder ou fugir.
** Isso é análogo ao fenômeno da visão cega.

rada, ao contra-ataque furioso ou ao congelamento-colapso. Esta última oferece a possibilidade de diminuir o ímpeto do urso de atacar. Se ele não estiver encurralado ou ferido, e puder claramente identificar que o ser humano diante dele está indefeso e não representa uma ameaça, em geral não atacará o intruso e seguirá o seu caminho.

A raiz grega de *angst* é bem descritiva e significa "apertar com força" ou estrangular. Como bem expressa o icônico quadro de Edward Munch, *O grito*, toda a nossa fisiologia e a nossa psique ficam precipitadamente contraídas no terror angustiado. Embora o medo possa proporcionar uma derradeira função de sobrevivência, ele é o assassino da vida. Pi (no livro *A vida de Pi*) nos conta a respeito desse calcanhar de aquiles:

> Ele é o único verdadeiro oponente da vida. Só o medo pode derrotá-la. Ele é um adversário habilidoso, traiçoeiro, como eu bem sei. Não tem decência, não respeita nenhuma lei ou convenção, não manifesta nenhuma misericórdia. Ataca o seu ponto mais fraco, que encontra com uma desenvoltura imperturbável [...] A razão vem para entrar na batalha por você. Sua segurança se renova. A razão está totalmente equipada com as mais modernas armas da tecnologia. Mas, para seu espanto, apesar das táticas superiores e de diversas vitórias inegáveis, a razão é abatida. Você se sente enfraquecer, vacilar. Sua ansiedade se transforma em pavor. O medo se volta completamente para o seu corpo, que já se deu conta de que algo muito errado está acontecendo. Seus pulmões já saíram voando como pássaros e as vísceras foram embora deslizando como uma serpente. Agora sua língua cai morta como um animal abatido, enquanto a mandíbula imediatamente dispara. Seus ouvidos ficam surdos. Os músculos começam a tremer como se estivessem com malária e seus joelhos se agitam como se estivessem dançando. Seu coração faz um esforço excessivo, enquanto o esfíncter relaxa demais. E o mesmo acontece com o resto do seu corpo. Cada parte de você, na maneira mais adequada a ela, desmorona. Apenas os seus olhos funcionam bem. Eles sempre prestam bastante atenção ao medo. [Eles estão constantemente em busca de mais objetos de medo.]

Lembre-se do caso de Sharon (Capítulo 8), que tinha passado pela experiência pavorosa de estar trabalhando no octogésimo andar do World Trade Center no dia 11 de setembro de 2001. Durante sua sessão, eu a conduzi à vivência de ser levada para baixo pelas escadas por alguém e encontrar uma porta trancada no septuagésimo andar. Subitamente sem saída e incapaz de salvar a si próprio, seu corpo ficou paralisado de medo. Ao trabalhar essa vivência, que restabeleceu seus reflexos de corrida, ela abriu os olhos (já mais para o final de nossa sessão), olhou para mim e disse: "Eu achava que era o medo que nos fazia seguir adiante, mas não é... É algo mais forte, algo muito maior que o medo. É algo que transcende o medo". E que grande verdade biológica ela revelou.

Finalmente, o sentimento de perigo é a consciência de uma *atitude defensiva*. Ela nos prepara para nos defendermos durante uma fuga ou quando nos camuflamos. De forma semelhante, quando nossa agressão não é impedida, mas é claramente direcionada, nós não sentimos raiva, mas vivenciamos uma *atitude ofensiva* de proteção, combatividade e assertividade. A raiva é agressão frustrada, ao passo que a agressão (que não é frustrada) representa autoproteção. *A agressão saudável significa conseguir o que você precisa e proteger o que você tem.* Podemos verificar isso no comportamento de cachorros vizinhos. O cachorro 1 está em casa no quintal e o cachorro 2 aparece. Ambos levantam a perna e delimitam com urina uma fronteira territorial. Se cada um ficar no seu canto, não haverá nenhum problema. Entretanto, se o intruso (cachorro 2) violar esse limite, o cachorro 1 provavelmente levantará terra com as patas traseiras em sinal de advertência. Se o cachorro 2 der atenção a essa demonstração, novamente a situação se acalmará. Porém, se o cachorro 2 não acatar, o cachorro 1 provavelmente começará a rosnar e latir. Por fim, se o cachorro 2 não se mover, haverá um feroz ataque com mordidas.

Para resumir: somente quando a orientação normal e os recursos defensivos não conseguem resolver uma situação é que a fuga não direcionada, a paralisia ou o colapso entram em ação. A fúria e o terror-pânico são os estados *secundários* de ansiedade emocional que são despertados quando os processos de orientação e a prontidão para fugir ou atacar (sentidos originalmente como perigo) falham. Isso só acontece quando a agressão primária não resolve a situação, é bloqueada ou impossibilitada.

Mudando a maneira como nos sentimos

Em uma tarde sombria e chuvosa de janeiro, nas estantes quentes e bolorentas da biblioteca da Universidade de Berkeley, eu estava vasculhando os inúmeros livros que falavam a respeito das teorias da emoção. Isso foi muito antes do advento dos computadores e do Google, e minha estratégia de busca era encontrar uma área relevante nas estantes, as catacumbas literárias, e passar o dia procurando material relacionado ao assunto. Parecia-me que havia quase o mesmo número de teorias da emoção quanto de autores. Com minha "ferramenta de busca" heurística, deparei com um tesouro – o trabalho visionário de uma mulher chamada Nina Bull. Esse livro, intitulado *The attitude theory of emotion*[21] [A teoria atitudinal das emoções], esclareceu o que eu vinha observando com meus primeiros pacientes, fornecendo-me uma clara compreensão conceitual para o processo de mudança emocional.

Trabalhando na Universidade de Columbia nos anos de 1940 e 1950, Bull conduziu uma notável pesquisa na tradição experiencial de William James. Em seus estudos, os sujeitos da pesquisa eram induzidos a um leve transe hipnótico e várias emoções eram sugeridas nesse estado, como repulsa, medo, raiva, depressão, alegria e triunfo. Relatos feitos pelos próprios sujeitos foram anotados. Além disso, criou-se um procedimento-padrão no qual os sujeitos eram observados por outros pesquisadores. Esses observadores eram treinados para perceber e registrar de forma rigorosa qualquer mudança na postura dos sujeitos. Os padrões posturais, tanto os relatados pelos próprios sujeitos quanto aqueles observados pelos pesquisadores, eram extraordinariamente coerentes em relação a inúmeros participantes da pesquisa. O padrão de repulsa, por exemplo, envolvia as sensações internas de náusea – como se a pessoa estivesse se preparando para vomitar e ainda se afastar. O padrão como um todo foi classificado de "repugnância" e podia variar em intensidade, indo da mais suave forma de desagrado até um impulso quase violento de se afastar e vomitar. Esta última reação poderia ser identificada como um esforço para expelir algo tóxico, ou como forma de evitar ser alimentado com algo de que a pessoa não gosta. Esse tipo de reação é observado quando uma criança sofre abuso ou é forçada a fazer coisas contra a sua vontade – algo que elas não conseguem "engolir". Pode ser qualquer coisa, desde uma mamadeira tomada à força até uma felação forçada ou, como é comum, algo que elas não conseguem engolir metaforicamente*.

Ao analisar a reação de *medo*, Bull descobriu que ela consistia em uma compulsão semelhante de evitar ou escapar e era associada com um *tensionamento ou congelamento* generalizado *do corpo todo*. Também se notou que os sujeitos da pesquisa comumente relatavam o desejo de fugir, que era contrariado por uma incapacidade de se mover. Essa oposição levava à paralisia do corpo todo (embora um pouco mais branda na cabeça e no pescoço). Entretanto, o ato de se afastar por causa do medo era diferente do de afastar-se devido à repulsa. Associado ao medo havia o componente adicional de se voltar na direção de recursos potenciais de segurança e proteção.

Bull descobriu que a emoção de *raiva* envolve uma divisão fundamental. Havia, por um lado, uma primeira compulsão de atacar, como se pode observar no tensionamento das costas, dos braços e dos punhos (como em uma preparação para golpear). Entretanto, havia também um segundo forte componente de tensionamento da mandíbula, antebraço e mão. Isso foi relatado pelos próprios pesquisados, e observado pelos pesquisadores, como uma maneira de controlar e inibir o primeiro impulso de atacar.

---

*   Assista ao episódio 74 de *Intervenção*, no canal A&E (6ª temporada, episódio 2), no qual uma garota chamada Nicole foi obrigada a praticar felação no vizinho (e pai de sua melhor amiga) durante anos. Quando sua família descobre, tenta encobrir o caso e, assim, Nicole é obrigada a viver ao lado desse homem por muitos anos. Mais tarde, Nicole desenvolve um reflexo exagerado de ânsia de vômito, que faz que ela não consiga engolir nada, inclusive a própria saliva. Nicole precisou usar uma sonda de alimentação.

Além disso, essas experiências exploraram os aspectos corporais da tristeza e da depressão. A depressão era caracterizada, na consciência dos sujeitos, como um impulso cronicamente *interrompido*. Era como se houvesse algo que eles queriam mas eram incapazes de realizar. Esses estados de depressão eram frequentemente associados a uma sensação de "peso e cansaço", tontura, dor de cabeça e incapacidade de pensar com clareza. Os pesquisadores observaram um impulso enfraquecido de chorar (como se estivesse sufocado), junto com uma postura caída, transmitindo derrota e aparente letargia.

Todos nós reconhecemos que há uma diferença fundamental entre emoções negativas e positivas. Quando Bull estudou os padrões de entusiasmo, triunfo e alegria, observou que esses afetos positivos (em comparação com os afetos negativos de depressão, raiva e repulsa) *não* tinham um componente inibidor; eles eram vivenciados como *ação pura*. Ao sentir alegria, os sujeitos da pesquisa relatavam uma sensação de expansão no peito, que era vivenciada como algo leve, vivo, para cima, e associado a uma respiração livre e profunda. Entre as mudanças posturais observadas estavam um levantar da cabeça e um alongamento da coluna. Esses comportamentos e sensações estreitamente vinculados facilitavam a respiração mais livre. Ao sentir alegria, a maioria dos sujeitos relatava um sentimento de estar "pronto para agir". Essa prontidão era acompanhada de energia e do forte senso de propósito e otimismo de que seriam capazes de alcançar seus objetivos.

Compreender a base contraditória das emoções negativas – e seu contraste estrutural com as positivas – é revelador na busca da inteireza. Todas as emoções negativas estudadas consistiam em dois *impulsos conflitantes*, um induzindo à ação e o outro inibindo (impedindo) essa mesma ação. Além disso, quando um sujeito ficava "travado" na alegria por meio de sugestão hipnótica, uma disposição contrastante (por exemplo, depressão, raiva ou tristeza) *não podia ser produzida a não ser que a postura (de alegria) fosse antes desfeita*. O contrário também era verdade; quando a tristeza ou a depressão eram sugeridas, não era possível sentir alegria a não ser que aquela posição postural fosse antes modificada.

As reações faciais, respiratórias e posturais que davam suporte aos afetos positivos eram opostas às observadas na depressão. Há algo de pungente nessa verdade revelada anos atrás em um simples diálogo entre Charlie Brown e Lucy (da história em quadrinhos de Charles M. Schulz). Enquanto andam juntos, Charlie, curvado e se arrastando, lamenta sua depressão. Lucy sugere que ele tente ficar ereto, e Charlie responde: "Mas aí eu não vou mais ter depressão para poder reclamar" e continua seu caminho resignado, de cabeça baixa e oprimido. E o que devemos fazer se não temos uma Lucy alerta para elucidar o óbvio que sempre nos deixa perplexos? Entretanto, por mais certa que Lucy estivesse no sentido metafórico, a mudança de humor não é simplesmente uma questão de desejar uma mudança postural (como uma altiva postura militar). Na verdade, alterar a disposição psicológica de uma pessoa é um processo muito mais complexo e sutil que fundamentalmente envolve a mudança espontânea e subconsciente de estados posturais por meio da consciência corporal.

O trabalho profundo do psicólogo Paul Ekman[22] corrobora o papel da postura facial na produção de estados emocionais. Ekman treinou inúmeros sujeitos para que contraíssem apenas os músculos específicos que eram observados durante a expressão de determinada emoção. Surpreendentemente, quando os sujeitos da pesquisa conseguiam realizar essa tarefa (sem que soubessem qual emoção estavam simulando), em geral sentiam exatamente esses sentimentos, incluindo os corretos estados de ativação autônoma.

Em uma excêntrica experiência realizada por Fritz Strack, da Universidade de Würzburg, Alemanha, dois grupos de pessoas davam sua opinião sobre até que ponto alguns cartuns eram engraçados. Os sujeitos do primeiro grupo foram instruídos a segurar um lápis com os dentes *sem deixá-lo tocar nos lábios*. Esse procedimento os forçava a sorrir (experimente você mesmo). Foi solicitado ao segundo grupo que segurasse o lápis com os lábios, mas dessa vez sem usar os dentes. Isso forçava a testa a se franzir.

Os resultados reforçaram o trabalho de Ekman, revelando que as pessoas sentem a emoção associada com suas expressões. No trabalho de Strack, mesmo aqueles com sorriso forçado se sentiram mais felizes e acharam os cartuns mais engraçados do que as pessoas que foram forçadas a franzir a testa.

Para mencionar algo ainda mais estranho, Richard Wiseman[23] postou uma série de piadas em um site de humor. A base da piada era que havia duas vacas em um campo. Uma vaca diz "Muu" e a outra responde: "Era isso que eu ia dizer". Quando essa piada foi modificada usando outros animais, de longe a mais engraçada era a dos dois patos em um lago. Um dos patos diz "Quá, quá" e o outro responde: "Era isso que eu ia dizer". Com certeza, era a presença do "k"* que fazia a piada parecer especialmente engraçada. Novamente, pode ter sido o *feedback* facial (como a experiência do lápis) o que fez as pessoas perceberem uma comicidade especial.

Nikolaas Tinbergen, em seu discurso de agradecimento na cerimônia de entrega do Prêmio Nobel, cujo título era "Ethology and stress disease"[24] [Etologia e a doença do estresse], descreveu e exaltou os efeitos benéficos de um método de reeducação

---

* Em inglês, pato é *duck* e o som que ele faz é *quack*, por isso a menção ao "k". A produção desse som força um sorriso. [N. T.]

postural chamado técnica de Alexander. Tanto ele quanto sua família, quando se submeteram ao processo de tratamento de Alexander, vivenciaram uma expressiva melhora no sono, na pressão sanguínea, no estado de espírito, na vivacidade e na resiliência ao estresse em geral. Outros proeminentes estudiosos e educadores também haviam escrito a respeito dos benefícios desse tratamento, inclusive John Dewey, Aldous Huxley e cientistas como G. E. Coghill, Raymond Dart e até mesmo o decano da fisiologia e ganhador do Prêmio Nobel Sir Charles Scott Sherrington. Embora a admiração por parte de tais indivíduos seja estimulante, dificilmente representa uma rigorosa prova científica. Por outro lado, é pouco provável que homens com tanto rigor intelectual tenham sido todos ludibriados.

Tanto F. M. Alexander quanto Nina Bull reconheceram a profunda atuação de padrões de tensão corporais no comportamento. Alexander, um ator shakespeariano nascido na Austrália, fez sua descoberta de forma inteiramente acidental. Um dia, interpretando Hamlet, Alexander perdeu a voz. Ele buscou a ajuda dos melhores médicos da Austrália. Sem obter nenhum alívio, e já desesperado, procurou o auxílio dos mais influentes médicos da Inglaterra. Sem cura, e visto que sua única profissão era ser ator, Alexander voltou para casa desesperado.

Segundo se conta, sua voz voltou espontaneamente, apenas para desaparecer de novo de forma inexplicável. Alexander começou a se observar no espelho, na esperança de notar algo que tivesse alguma correlação com sua capacidade vocal errática. E conseguiu. Ele observou que o retorno da voz tinha relação com a sua postura. Depois de inúmeras observações, ele fez a surpreendente descoberta de que havia posturas visivelmente diferentes – uma associada com a voz e outra com a falta de voz. Para sua surpresa, ele descobriu que a postura associada à voz audível e forte parecia errada, enquanto a postura da voz fraca e ausente parecia certa. Alexander adotou essa abordagem observacional por cerca de nove anos. Ele chegou à conclusão de que a postura muda parecia boa meramente porque lhe era familiar, enquanto a postura que favorecia a voz parecia ruim somente porque não era. Alexander descobriu que certas tensões musculares podiam causar uma compressão no eixo cabeça-pescoço-coluna, resultando em problemas respiratórios e consequentemente na perda da voz. Diminuir essas tensões aliviaria a pressão e permitiria que a coluna retornasse à sua extensão natural total. Observar essa disparidade permitiu que Alexander se curasse. Dessa forma, mediante uma melhor comunicação mente-corpo, ele conseguiu recuperar muito de sua naturalidade de movimento, o que levou a uma economia de esforços – além de ter aprimorado seu desempenho como ator. Percebendo que tinha os ingredientes de uma nova carreira, Alexander abandonou os palcos e passou a atender atores e vocalistas que apresentavam problemas semelhantes. Ele também começou a trabalhar com músicos com o corpo contorcido e dolorido devido às extenuantes posições corporais que eles acreditavam ser necessárias para tocar seus instrumentos. O grande violinista Yehudi Menuhin foi um de seus alunos. Vários músicos e atores famosos, entre eles Paul McCartney, Sting e Paul Newman, fizeram tratamentos com professores do método Alexander e em alto e bom som cantaram seus louvores. Entretanto, ainda hoje, esse método permanece um tanto obscuro, em parte porque requer um foco rigoroso e refinado*.

O trabalho terapêutico de Alexander (descrito em seu livro *O uso de si mesmo*[25]) consiste em manipulações muito suaves, a princípio exploratórias e depois corretivas. É essencialmente uma reeducação de todo o sistema muscular. O tratamento começa com a cabeça e o pescoço e depois abarca outras áreas do corpo. Ele descobriu que *não existe a postura certa, mas a direção certa.*

Vamos agora combinar as observações de Alexander (do efeito da postura na função) com o sábio *insight* de Lucy sobre a causa do sofrimento desnecessário, mas autoperpetuante, de Charlie Brown. O que obtemos é a profunda implicação da consciência-corpo-self no processo de mudança. Uma maneira direta e eficiente de mudar a competência e a disposição funcional de alguém é modificar sua posição postural e a partir disso mudar o *feedback* proprioceptivo e cinestésico enviado ao cérebro[26]. Lembre-se de que o córtex pré-frontal medial (que recebe do corpo grande parte de seu *input*) é a única área do neocórtex que pode modificar o sistema límbico e, por sua vez, a emocionalidade. Por essa razão, *a consciência das sensações corporais é determinante na mudança de estados funcionais e emocionais.* Mais uma vez somos lembrados que é primordialmente por uma consciência motivada das sensações internas que os dragões dos estados emocionais negativos podem ser domados. Lembre-se de como, em vez de expressar sua fúria habitual, o inferno pessoal do samurai foi detido, exposto e trazido à consciência pelo *timing* impecável do mestre zen. Somente quando o impetuoso samurai aprendeu a momentaneamente se deter, conter e "sentir dentro" de si conseguiu transformar sua fúria em felicidade. Essa é a alquimia da transformação emocional.

Atitude: reconciliando emoções e sentimentos

De que forma exatamente a postura modifica o estado de espírito de alguém e produz uma mudança duradoura? Relembre a maneira como Nina Bull demonstrou que emoções intensas só ocorrem quando a ação emocional é detida. Em outras palavras, é a contenção que possibilita que *a atitude postural se torne consciente, fazendo que a*

---

*   Muitos dos princípios de Alexander inspiraram o trabalho de Moshe Feldenkrais e Ida Rolf.

atitude se torne uma consciência sentida. Isso está parcialmente em concordância com a afirmação do conhecido neurologista António Damásio de que a emoção "é a consciência do corpo". Essa perspectiva também está alinhada com a teoria periférica da emoção de William James, que diz que "sentimos medo porque estamos fugindo do urso". Entretanto, o que acredito que ambos deixaram escapar, e Nina Bull compreendeu profundamente, é a *relação recíproca entre a expressão da emoção e o sentimento da emoção vivenciado no corpo.* Quando estamos expressando uma emoção de forma "impensada", é exatamente isso que estamos, de fato, fazendo. A reatividade emocional quase sempre impossibilita a consciência atenta. Por outro lado, a detenção e a contenção do *impulso* expressivo permitem que tomemos consciência de nossa atitude corporal subjacente. Portanto, é a detenção que traz um sentimento para a consciência atenta. A mudança só acontece onde há atenção consciente, e a atenção consciente só acontece onde há sentimento corporal (ou seja, consciência da atitude postural).

Aquele que sente profundamente não costuma manifestar raiva, medo ou mágoa. Os indivíduos sábios e afortunados sentem as emoções na quietude de seu interior, aprendem com seus sentimentos e são guiados por eles. Agem de forma intuitiva e inteligente conforme esses sentimentos. Além disso, compartilham seus sentimentos quando é certo fazê-lo e são receptivos aos sentimentos e às necessidades alheias. E, é claro, porque são humanos, eles explodem de vez em quando; mas também procuram a raiz dessa irrupção, não como tendo sido causada por outra, mas como um desequilíbrio ou uma inquietação dentro de si mesmos.

Embora sensações físicas sejam tanto quantitativa quanto qualitativamente distinguíveis das emoções, ambas provêm dos instintos. Os cinco instintos emocionais categóricos descritos por Darwin são medo, raiva, mágoa, repulsa e alegria. Entretanto, os sentimentos, como consciência de uma atitude corporal, apresentam-se em variedade e combinações quase infinitas. Podemos incluir aí a saudade gostosa e ao mesmo tempo dolorida de um amigo ausente ou a doce alegria da espontaneidade de uma criança. As emoções darwinianas correspondem a instintos distintos, enquanto os sentimentos expressam uma combinação de nuanças (baseadas nas sensações físicas) e permutações. Além disso, os sentimentos corporais incorporam a relação entre um objeto ou uma situação e o nosso bem-estar. Eles são, nesse sentido, uma elaboração da estrutura afetiva básica de aproximação e evitação. Os sentimentos são a estrada pela qual traçamos nosso caminho no mundo. Os estados emocionais (fixados), ao contrário, originam-se de impulsos frustrados ou do acionamento da mobilização de emergência (luta/fuga/congelamento). Com a escassez de tigres-dente-de-sabre, essa reação crítica de último recurso raramente faz sentido na vida moderna. Entretanto, somos compelidos a lidar com um sem-número de ameaças muito diferentes, como carros em alta velocidade e cirurgiões afoitos, para as quais não temos muito a nosso dispor em matéria de proto-colos evolutivamente preparados.

As emoções são nossas companheiras constantes, dando mais brilho à vida e tam-bém prejudicando-a. A forma como percorremos o labirinto das emoções é um fator fundamental na conduta da vida, para o bem e para o mal. A pergunta é: sob que condições as emoções são adaptativas – e, inversamente, quando são não adaptativas? Em geral, quanto mais uma emoção assume a qualidade de um choque ou uma irrup-ção, ou quanto mais ela é suprimida ou reprimida, mais proeminente é a não adaptação. Na verdade, é comum uma emoção ter início de maneira boa e favorável e depois, por-que nós a suprimimos, se voltar contra nós na forma de sintomas físicos ou de uma explosão retardatária e exagerada. A raiva e o ressentimento, quando negados, podem crescer até chegar a um nível explosivo. Há uma expressão popular que cabe bem aqui: "Aquilo a que você resiste persiste". Por mais prejudiciais que possam ser as emoções, reprimi-las só agrava o problema. Entretanto, vamos deixar bem claro que a diferença entre repressão/supressão e detenção/contenção é significativa, embora difícil de defi-nir. Recorde como o guerreiro samurai delicadamente, mas de forma definitiva, deteve sua compulsão de atacar, o que lhe permitiu sentir sua fúria assassina (anterior) simples-mente como pura energia – e por fim como a suprema felicidade de se sentir vivo.

Como sabem os bons pais, essa estratégia funciona bem com os filhos. Em vez de subjugar a criança, estimulando um hábito de repressão, esses pais ajudam o filho pro-porcionando-lhe uma interrupção oportuna, ao mesmo tempo que orientam a criança a sentir sua raiva e descobrir quais são suas necessidades e desejos. É isso que significa agressão saudável. Por outro lado, há os pais permissivos que deixam o filho perder o controle com acessos de raiva, como o samurai estava prestes a fazer, mas com conse-quências letais. Os bons pais, entretanto, proporcionam à agressão de seu filho um ca-minho conveniente e a canalizam de maneira proveitosa. Eles fazem isso permitindo que a criança sinta sua raiva e ajudando-a a entender o que causou esse sentimento.

Se as emoções não são muito extremas e nos aproximamos delas com determinada atitude, elas podem guiar nossos comportamentos – e até mesmo movê-los na direção de objetivos positivos. Aqui vai um exemplo com o qual a maioria de nós pode se iden-tificar. Bob chega em casa do trabalho e encontra um caos. Ele está furioso e quer gritar com Jane e as crianças, mas "engole" a fúria. Na hora de dormir, ele não consegue rela-xar e tem uma crise aguda de refluxo gástrico. Sua esposa, depois de um dia difícil, deseja fazer algum tipo de contato com o marido. Ela quer que ele comente alguma coisa sobre o dia dele ou sobre como está se sentindo e pergunta se há algo errado. Ele diz: "Nada, eu só estou cansado", e volta a atenção para o gosto indigesto, acre, dos sucos gástricos queimando sua garganta. Jane vai se inflamando e o acusa de ser distante e arredio. Ela lamenta não conseguir sentir onde ele está, reclama que "não consegue senti-lo". Ele se retrai ainda mais.

Eles também podem ter uma briga de ataque/contra-ataque que culmina com ela se lembrando de alguma coisa que ele fez dois anos antes e a aborreceu... Diante dessa acusação, ele responde que nem se lembra mais do que ela está falando; e, pelo que ele sabe, isso nem mesmo aconteceu. "Qual é o seu problema?", ele resmunga entre os dentes. Ele não se dá conta de que: 1) quando uma mulher fica (emocional-mente) ativada, ela permanece estressada por um período muito mais longo que o homem. O coração disparado e os pensamentos acelerados da mulher ficam trava-dos; e 2) em seus pensamentos acelerados, Jane tenta localizar uma explicação para seu coração disparado, *acreditando* que, se conseguir descobrir a causa (identificando-a como uma ameaça externa real – como biologicamente planejado), poderá se acal-mar. Vasculhando seus bancos de memória nesse estado de ativação, ela tropeça no momento em que (ela sentiu que) Bob a magoou. Aproveitando essa "explicação" para sua angústia, Jane se sente compelida a agir de acordo com ela, "jogando isso na cara de Bob". Dessa forma, Jane está fazendo o que sua fisiologia ordena, enquanto ele sente que "ela o está acusando sem motivo". Essa dança das adagas intensifica a atitude defensiva e a raiva de Bob, que já está em estado de ebulição. Presos em um combate mortal, os dois tomam um Valium. Quando o Valium (que relaxa os múscu-los) faz efeito, ambos se sentem melhor – eles têm a impressão de que explodiram por nada, sem motivo. Bob espera que amanhã seja um novo dia, com essa página virada, e Jane se pergunta por que razões ela desenterrou aquele acontecimento de dois anos atrás e ainda por cima massacrou Bob com isso. Entretanto, quando acordam na manhã seguinte, eles estão física, emocional, psicológica e espiritualmente desco-nectados. Além disso, pesquisas mostram que esse tipo de conflito não resolvido pre-judica o sistema imunológico do casal, enfraquecendo-o e reduzindo a capacidade de curar a ferida por muitos e muitos dias*.

---

* Em um estudo com 150 casais, a maioria deles em torno dos 60 anos de idade, pesquisadores descobriram que as mulheres que se comportavam de forma hostil durante brigas conjugais eram mais propensas a desenvolver aterosclerose, principalmente se o marido também era hostil. Nos homens, a hostilidade – a própria ou a da esposa – não estava relacionada à aterosclerose. Porém, os homens que se comportavam de forma dominadora ou controladora – ou cujas espo-sas agiam assim – eram mais propensos a ter obstruções nas artérias coronarianas. "O único grupo de homens que tinha muito pouca aterosclerose era o daqueles que conseguiam, assim como as esposas, falar a respeito de uma desavença sem querer dominar o outro", disse Smith. "Portanto, a falta de uma disputa de poder na conversa parecia proteger o coração dos homens", ele concluiu (dr. Timothy Smith, Universidade de Utah, Reuters, 3 de março de 2006).

Vamos dar um *replay*: Bob chega em casa. Deparando com o caos, fica bravo, mas não suprime sua raiva nem explode. Dessa vez, respaldado pela presença centrada e calma da esposa, ele decide tentar prestar atenção em seu corpo. Bob percebe que seu coração está disparado, enquanto os músculos dos braços, ombros, costas, pescoço e mandíbula estão ficando tensos. Depois de compartilhar com Jane essa consciência corporal, Bob vislumbra a imagem fugaz de uma bomba prestes a explodir. Ele sente nos punhos o impulso de um soco; sua raiva de repente se intensifica, mas cede em seguida. O aperto que ele sente nos músculos tensos vai se aliviando. (Esses músculos haviam sido acionados, como demonstrou Nina Bull, para inibir o impulso original de socar.) Bob dá um suspiro de alívio quando suas pernas começam, suavemente, a tremer. Ele "acolhe" a presença da esposa, que lhe transmite apoio e então de repente se lembra: "Ah, é, foi isso. Antes de eu sair do escritório, Alex, o supervisor, e eu estávamos discutindo um plano de marketing para um novo produto. Ambos temos opiniões totalmente divergentes; simplesmente não conseguimos entrar num acordo. Eu me senti competitivo. Nós fomos combativos, mas de um jeito bom. Eu me senti firme e seguro. Acredito que poderíamos ter chegado a um acordo. Em vez disso, paramos sem ter encontrado uma solução quando me lembrei que o Alex está namorando a filha do chefe. Sufoquei minha força e minha engenhosidade, e então, sim, foi aí que senti toda a fúria. Eu queria estrangular o Alex, mas recuei. Eu só queria sair dali e voltar para casa. Durante o resto do dia, eu, calado, senti a minha cólera. E depois, quando as coisas estavam, bem, da maneira que estavam aqui em casa, eu queria explodir. Eu senti a mesma fúria ardente que sentira no escritório. Acho que o estopim que me fez querer estourar foi encontrar aquela confusão familiar quando cheguei; eu só queria desabafar. Eu senti... muito medo de que eu pudesse machucar você ou as crianças. Então, em vez disso, decidi ler o jornal e fiquei cozinhando em fogo brando e em silêncio por trás da minha muralha de papel. Eu não queria explodir com você nem com as crianças. Na verdade, o que eu queria era esse contato tranquilo que agora estou tendo com você". Esse estado de calma, diferente do alívio temporário proporcionado pelo Valium no primeiro cenário, representa uma mudança real em sua percepção de segurança, uma mudança duradoura. Ela é alcançada por meio de um processo de autorregulação e interação social, e não com o mascaramento temporário que um tranquilizante oferece – embora ambos relaxem os músculos tensionados. É essa experiência colaborativa que aproxima ainda mais Bob e Jane.

O *sentimento de combatividade* que Bob sentiu no escritório foi forte, focado e estimulante. Se ele não tivesse se detido, poderia ter dado início a uma negociação produtiva com Alex. Entretanto, quando contrariou esse processo (devido a algo que ele percebeu como uma ameaça que pode ou não ter sido real), seu sentimento direcionado de agressão saudável (para obter aquilo de que precisava e proteger o que tinha) irrompeu em fúria (impotente). Foi essa transição abrupta – de um processo de sentimento fluido e organizador para um estado emocional desorganizador, não produtivo e reativo – que Nina Bull estudou.

Então, por que ficamos presos aos estados emocionais negativos, usando-os rotineiramente como se fossem nossa única roupa? Muitas pessoas (como o jovem samurai) utilizam a fúria para intimidar. Outras cedem à tristeza habitual e se mantêm como vítimas desamparadas e indefesas. No caso de Bob e Jane (no primeiro cenário), suas emoções serviram para separá-los.

Em 1978, depois de terminar meu doutorado, tirei férias remuneradas como professor residente no Instituto Esalen, confortavelmente instalado acima do mar revolto da espetacular costa recortada de Big Sur. Como parte de minhas tarefas, organizei um fórum chamado de lugar-vago. Lá, os habitantes de Esalen podiam entrar e fazer terapia gratuitamente. Meu trabalho era realizado às segundas e quintas à tarde. Depois de diversas semanas, um fenômeno intrigante me deixou confuso. As quintas-feiras eram bastante calmas, e os pacientes que apareciam eram em geral trabalhadores produtivos. Entretanto, às segundas a história era bem diferente. Era como se houvesse fogos de artifício estourando como no Dia da Independência. Uma pessoa após a outra entrava para falar comigo e, sem que eu fizesse qualquer tipo de sugestão, elas desmoronavam em um pranto soluçante ou esmurravam as almofadas com uma fúria não direcionada (e impotente).

Uma possível explicação para essa divergência semanal me ocorreu de forma inesperada. Um dia, quando eu estava passando diante do quadro de avisos do lado de fora da minha sala, notei um papel que informava que o encontro de quarta-feira à noite de um determinado grupo, que promovia a hiperventilação e uma vigorosa catarse emocional, havia sido cancelado. O grupo retomaria suas atividades na semana seguinte. "Hum", pensei, "será que essa quinta-feira, que normalmente é tão calma, vai ser como as segundas?" E foi.

Antes disso, no mesmo ano, meu irmão Jon publicara um estudo na revista médica *Lancet*[27]. Nessa pesquisa, ele ministrara a pacientes que estavam se recuperando de cirurgia na mandíbula morfina intravenosa ou um placebo que consistia em soro fisiológico. Os dois grupos foram informados de que estavam recebendo um forte analgésico. Dois terços dos pacientes que receberam o placebo sentiram o mesmo efeito profundo de alívio da dor que o grupo de pacientes que recebeu uma pesada dose de morfina, o medicamento considerado padrão de excelência na redução da dor*.

---

* Nos casos em que o placebo não funcionou, os pacientes logo passaram a receber morfina para que não sofressem desnecessariamente.

As descobertas de Jon, por si sós surpreendentes, foram superadas pela fase seguinte da pesquisa. Quando os pacientes receberam o placebo junto com a naloxona, a reação ao placebo foi completamente anulada. Naloxona é um medicamento que não faz absolutamente nenhum efeito quando administrada a uma pessoa sóbria (o que não é muito diferente do efeito de um Viagra em um indivíduo cuja dosagem é seguida de um tranquilo passeio com o cachorro). Entretanto, quando administrada na emergência de um hospital a viciados que tomaram uma overdose de heroína, ela os deixa completamente sóbrios em segundos. A naloxona age como antagonista opiáceo, ou seja, ela se liga aos receptores opioides em todo o cérebro, bloqueando assim a ligação e a ação tanto das drogas opiáceas exógenas, inclusive a morfina e a heroína, quanto dos opiáceos endógenos (produzidos internamente) do próprio corpo, chamados de endorfinas. O que Jon e seus colegas haviam revelado com essas experiências era que o cérebro tem um sistema próprio de mediação da dor. O efeito analgésico dessas endorfinas endógenas pode ser tão poderoso quanto o das drogas opioides mais fortes que conhecemos, como a morfina!

Ocorreu-me em Esalen que talvez eu tivesse testemunhado os efeitos da retirada de opiáceos durante as sessões de segunda. Isso contrastava radicalmente com as quintas, quando a orgia opiácea da noite anterior, estimulada pela catarse de hiperventilação, produzia um grupo de participantes "drogados" e fora do ar. Esses grupos de quinta-feira eram em sua maioria formados por pessoas que haviam recentemente recebido sua dose de droga na quarta-feira e não estavam precisando com urgência de mais uma. Fiquei me perguntando se as intensas ab-reações emocionais que eu observava às segundas eram um método por meio do qual os participantes liberavam seus opiáceos internos (endorfinas), o que essencialmente lhes fornecia uma dose de droga, que não era diferente de uma injeção de morfina.

Empolgado com essa hipótese, telefonei para meu irmão. Como ainda não se sabia que as regiões do cérebro e as vias neurais responsáveis pela dor física e emocional eram quase idênticas, a resposta de Jon não foi animadora. "Peter", ele disse, compadecido com minha ingenuidade, "não seja bobo", enquanto conseguia aplicar um merecido *jab* em seu irmão mais velho – uma rivalidade reafirmada. Entretanto, alguns anos depois, Bessel van der Kolk reproduziu a experiência de Jon[28]. Dessa vez, o foco era o efeito bloqueador da naloxona nas endorfinas liberadas pela *dor emocional, e não física*. Ele estudou um tratamento comum para o transtorno de estresse pós-traumático (TEPT) administrado, naquela época, em veteranos da Guerra do Vietnã em hospitais com atendimento exclusivo. Esses pobres soldados eram repetidamente estimulados a "reviver" suas horrendas experiências no campo de batalha. Nessa "terapia", eles eram forçados, por exemplo, a assistir a filmes de guerra sanguinolentos como *Platoon* com os braços amarrados a uma cadeira. Essas exibições costumavam arremessar os veteranos em intensas ab-reações emocionais. Entretanto, quando a naloxona era administrada antes dessas sessões catárticas (privando-os do efeito de sua endorfina autoinduzida), eles logo perdiam o interesse em participar de outras sessões "terapêuticas".

À medida que fui observando muitos participantes de *workshops* ao longo dos anos (que voltavam com frequência), não pude evitar me perguntar se eles também estavam induzindo suas viagens químicas. Suas recorrentes e catárticas dramatizações, gritando com os pais ou socando almofadas com uma raiva sem fim, pareciam gratificantes e os traziam de volta para mais uma dose. Em minha vida, também me perguntei se haveria algum caráter viciante nos antigos relacionamentos dolorosos e turbulentos que eu parecia estar criando e recriando.

Embora as expressões catárticas de emoções em sessões de terapia possam ser valiosas, a dependência da descarga emocional provém de um mal-entendido básico a respeito da própria natureza dos sentimentos e das emoções. O trabalho de Nina Bull nos oferece um *insight* acerca da natureza das emoções habituais e do motivo pelo qual *os sentimentos acessados pela consciência corporal, em vez de descarga emocional, nos trazem o tipo de mudança duradoura que tanto desejamos.*

14 TRAUMA E ESPIRITUALIDADE

> Se você trouxer à luz aquilo que está dentro de você,
> Então aquilo que está dentro de você
> Será sua salvação.
> Se você não trouxer à luz aquilo que está
> dentro de você,
> Então aquilo que está dentro de você
> O destruirá.
>
> Evangelhos gnósticos

Durante toda minha vida de trabalho com pessoas traumatizadas, sempre me impressionou a relação intrínseca e arraigada entre trauma e espiritualidade. Desde minhas primeiras experiências com pacientes que sofriam com uma assustadora diversidade de sintomas debilitantes, tive o privilégio de testemunhar transformações profundas e autênticas. Surgindo aparentemente do nada, como aconteceu com Nancy (Capítulo 2), que foi envolvida por "uma agradável sensação de formigamento", tais "efeitos colaterais" inesperados apareciam à medida que essas pessoas começavam a dominar os monstruosos sintomas do trauma que as assombravam – emocional, física e psicologicamente. Entre as surpresas estavam alegria arrebatadora, clareza extraordinária, facilidade de foco e um senso de unidade que abrangia tudo. Além disso, muitos de meus pacientes descreviam vivências profundas e duradouras de compaixão, paz e inteireza. De fato, depois dessa profunda mudança interna de sentir o "bem-estar do self", talvez pela primeira vez, não era incomum eles se referirem ao seu trabalho terapêutico como "uma experiência sagrada". À medida que essas pessoas atingiam os objetivos clássicos de fortalecimento da personalidade e de mudanças de comportamento, esses efeitos colaterais transcendentes eram simplesmente fortes e vigorosos demais para ser ignorados. Há muitas décadas me sinto compelido a me dedicar a esses enigmas impalpáveis e estimulantes com fascínio e curiosidade.

Como o diagnóstico formal de trauma, denominado transtorno de estresse pós-traumático (TEPT) no *Manual Diagnóstico e Estatístico de Transtornos Mentais III*, ainda estava a uma década de distância quando minha recém-descoberta odisseia começava, não havia um conjunto formulado de critérios *patológicos* para me distrair de forma indevida. Eu tinha mais liberdade para observar, seguindo a tradição dos etologistas. Com essa posição vantajosa, e sem uma lista premeditada de sintomas, pude monitorar as reações corporais dos meus pacientes e seus relatos ao mesmo tempo que participava de seu processo transformador de cura. As reações fisiológicas bastante carregadas descritas nos capítulos anteriores, inclusive tremores e estremecimento geral (quando vivenciados como uma descarga segura), em conjunto com drásticas alterações espontâneas de temperatura, frequência cardíaca e respiração, ajudavam a restaurar o equilíbrio. Essas reações também promoviam uma prontidão relaxada, habilidade semelhante àquela cultivada no zen e em artes marciais como o *aikido*.

Examinando essas vivências involuntárias, enérgicas e profundamente tocantes, me dei conta de que as reações de meus pacientes manifestavam o que era certo e normal – e não o que era errado e patológico. Em outras palavras, eles exibiam processos autorreguladores e de autocura *inatos*. E, assim como os animais continuam com suas atividades cotidianas depois de tais reações de descarga, meus pacientes também se reengajavam na vida com renovada paixão, apreciação e aceitação.

Ao mesmo tempo, eles costumavam entrar em contato com uma variedade de experiências que aprendi a reconhecer como encontros espirituais, como no caso dos sentimentos de Nancy de vivacidade, calor agradável, alegria e inteireza. Buscando compreender essa relação intrínseca entre trauma ("energia de sobrevivência latente em estado bruto") e espiritualidade, fiquei entusiasmado ao deparar com um artigo formidável escrito por Roland Fischer para a prestigiada publicação científica *Science*. Um princípio surpreendente e inesperado surgiu: a experiência espiritual está amalgamada com nossos instintos animais mais primitivos.

Estados transcendentais

O artigo de Roland Fischer, intitulado *A cartography of the ecstatic and meditative states*[1] [Uma cartografia dos estados extáticos e meditativos], descrevia um esquema para demonstrar a associação existente entre várias atividades parassimpáticas e simpáticas (autônomo-instintivas) e experiências místicas e meditativas. Embora os detalhes de seu trabalho estejam muito além do escopo deste breve capítulo, basta dizer que presumi que a visão de Fisher do suporte psicofisiológico de diversos estados místicos era análoga à gama de experiências "transpessoais" com as quais meus pacientes deparavam à medida que desemaranhavam e liberavam seus traumas.

O trauma representa uma profunda compressão de energia de "sobrevivência", energia essa que foi impossibilitada de completar seu significativo curso de ação. Quando na sessão terapêutica essa energia é *gradualmente* liberada ou titulada (Passo 4 do Capítulo 5) e depois redirecionada de seu desvio sintomático para seu curso natural, observam-se (de maneira mais suave e menos assustadora) os tipos de reação que observei com Nancy. Ao mesmo tempo, as qualidades numinosas dessas experiências se integram à estrutura da personalidade de forma delicada, automática e consistente. A capacidade de acessar a liberação rítmica dessa energia retida determinará se ela vai nos destruir ou nos vitalizar.

As reações primitivas de sobrevivência implicam extraordinárias façanhas de atenção focada e ação efetiva. A mãe que levanta o carro para tirá-lo de cima do filho preso embaixo dele mobiliza uma vasta (quase sobre-humana) energia de sobrevivência. Essas mesmas energias, quando vivenciadas por meio de *sensações corporais tituladas*, também podem se abrir para sentimentos mais intensos de foco, êxtase e felicidade suprema. O ato de nos apossarmos dessas sensações "oceânicas" primordiais de energia promove uma transformação incorporada e (como sugere a cartografia de Fischer) a vivência da "intemporalidade" e da "presença" conhecida na meditação como "o eterno agora". Além disso, as próprias estruturas cerebrais fundamentais para a resolução do trauma também parecem ser centrais a vários estados "místicos" e "espirituais"[2].

No Oriente, sabe-se há muito tempo que o despertar da Kundalini no primeiro chacra (ou chacra da sobrevivência) é o veículo para que uma transformação extática tenha início. O trauma gera uma ativação semelhante, mas com tanta intensidade e rapidez que devasta o organismo. Se pudermos, aos poucos, acessar e reintegrar essa energia a nosso sistema nervoso e a nossas estruturas psíquicas, a resposta de sobrevivência inerente ao trauma também poderá catalisar uma autêntica transformação espiritual.

À medida que comecei a explorar a relação existente entre a transformação do trauma e a vivência Kundalini, fui em busca de uma confirmação dessa ligação. Por volta dessa época (metade da década de 1970), conheci em Berkeley, Califórnia, um médico chamado Lee Sannella. Ele compartilhou comigo uma enorme compilação de anotações que havia feito a respeito de pessoas que estavam vivenciando um despertar espontâneo da Kundalini. Fiquei intrigado com a semelhança entre muitas dessas reações e as de meus primeiros pacientes. As anotações de Sannella constituem a base de seu valioso livro, *The Kundalini experience, psychosis or transcendence?*[3] [A experiência da Kundalini, psicose ou transcendência?]*. Esse fenômeno foi descrito por grandes adeptos contemporâneos, como Gopi Krishna[4]. Além disso, o livro de C. G. Jung *The psychology*

---

*   No Brasil, a obra foi publicada pela Cultrix com o nome de *A experiência da Kundalini*. [N. E.]

of Kundalini yoga[5] [A psicologia da ioga Kundalini] (baseado em um seminário de 1932) apresenta uma interpretação erudita, mas conclui, ironicamente, que é pouco provável que no Ocidente se consiga algum dia vivenciar a Kundalini. Entretanto, Jung continua,

> a vida do sentimento é aquela região primordial da psique mais sensível ao encontro religioso. A crença ou a razão por si sós não conseguem tocar a alma: sem o sentimento, o significado religioso se torna um exercício intelectual vazio. É por isso que os momentos espirituais mais exuberantes são carregados de emoção.

A essência da experiência religiosa é o ato de sentir a força animadora – o *spiritus* dentro do encontro vivido. Quando meus pacientes sentiam esse elã vital emergindo de dentro deles, não era de surpreender que também encontrassem aspectos de êxtase religioso.

Ao longo dos anos, tive a oportunidade de mostrar alguns vídeos das sessões de meus pacientes a professores de Kundalini da Índia. Essas trocas foram maravilhosas. Os mestres de ioga, com uma humildade genuína e tocante, pareciam tão interessados em minhas observações quanto eu estava em seu vasto conhecimento e sua sabedoria intrínseca.

Os "sintomas" frequentemente descritos no despertar da Kundalini podem envolver o seguinte: movimentos corporais involuntários e espasmódicos, dor, cócegas, coceira, vibrações, tremores, alternância de calor e frio, padrões alterados de respiração, paralisia temporária, pressão esmagadora, insônia, hipersensibilidade à luz e ao som, sinestesia, emoções extremas ou incomuns, intensificação do impulso sexual, sensações de expansão física, dissociação e experiências fora do corpo, além de ser possível escutar "sons internos", tais como rugidos, assovios e trinados. Tais sensações associadas com o despertar da Kundalini são em geral mais violentas e explosivas que as que observei com meus pacientes. À medida que fui desenvolvendo minha metodologia, aprendi a ajudar os pacientes a entrar em contato com suas sensações de energia corporal de forma gradativa para que não sentissem que essas sensações estavam além do que poderiam suportar. Em geral, colocar a atenção no interior e sentir curiosidade a respeito das sensações internas são ações que possibilitam que as pessoas vivenciem uma mudança interior sutil, uma leve contração, vibração, formigamento, relaxamento e sensação de abertura. Dei a esse deslocamento que deixa os sentimentos de pavor, fúria – ou seja o que for que a pessoa costuma evitar – e vai na direção de "travar amizade" com as sensações internas o nome de *pendulação*, o *ritmo intrínseco* que pulsa entre as polaridades vivenciadas de contração e expansão/abertura (Passo 3 do Capítulo 5).

Quando as pessoas aprendem a acessar esse fluxo rítmico dentro de si, a dor emocional "infinita" começa a parecer manejável e finita. Isso permite que sua atitude se modifique, passando de pavor e desamparo a curiosidade e exploração.

O texto místico *Caibalion hermético* diz: "Tudo flui, para fora e para dentro; tudo tem suas marés. Todas as coisas sobem e descem; a oscilação do pêndulo se manifesta em tudo; a medida da oscilação para a direita é a medida da oscilação para a esquerda; o ritmo compensa". A aplicação dessa filosofia perene ao trauma é justamente o princípio que torna possível processar e transformar no presente as sensações e os sentimentos que antes estavam além do que se podia suportar. Assim, o trauma, quando transformado, se assemelha à filosofia cabalística.

Trauma, morte e sofrimento

> Ainda que eu ande pelo vale da sombra
> da morte, não temerei mal nenhum.
>
> Salmo 23

Seria um erro equiparar trauma e sofrimento e sofrimento e transformação. Ao mesmo tempo, porém, em praticamente todas as tradições espirituais, o sofrimento é tido como a porta de entrada para o despertar. No Ocidente, essa ligação pode ser verificada na história bíblica de Jó e, de forma pujante, no salmo 23. Ela é encontrada na noite escura da alma no misticismo medieval – e, é claro, na paixão de Cristo. No budismo, é feita uma importante distinção entre sofrimento e sofrimento desnecessário. De acordo com Buda, "quando tocada por um sentimento de dor, a pessoa comum lamenta, fica angustiada, se contrai e então sente duas dores exatamente como se acertasse um homem com uma flecha e, logo em seguida, o acertasse com outra flecha para que ele sentisse a dor das duas flechadas". As pessoas traumatizadas têm tanto medo de suas sensações corporais que se retraem para não senti-las. É como se acreditassem que se as sentirem serão destruídas ou, na melhor das hipóteses, a situação vai piorar. Por isso, permanecem aprisionadas. Agindo assim, elas atiram a segunda flecha contra si mesmas – o "medo do próprio medo" que Franklin D. Roosevelt mencionou. Entretanto, com apoio e orientação, essas pessoas podem aprender aos poucos a travar amizade com suas sensações baseadas no trauma e a transformá-las.

Tanto na tradição budista quanto na taoísta, acredita-se que quatro caminhos levem ao despertar[6]. O primeiro é a morte. Uma segunda rota para se libertar do sofrimento humano desnecessário pode resultar de muitos anos de contemplação meditativa austera. A terceira porta de entrada para a libertação se dá por meio de formas especiais de êxtase sexual (tântrico). E o quarto portal, de acordo com essas tradições, é o trauma. Morte, meditação, sexo e trauma, funcionando como grandes portais, têm um elemento comum. Eles são todos potenciais catalisadores de uma entrega profunda.

A capacidade de experimentar as *sensações físicas* de paralisia (sem se sentir sobrepujado) e se entregar a elas é a chave para a transformação do trauma. Quando conseguimos entrar em contato com esse vazio semelhante à morte – mesmo que por apenas um instante – em vez de recuarmos diante dele, a imobilização cede. Dessa maneira a segunda flecha de sofrimento desnecessário é eliminada. O "distanciar-se" do medo permite que a pessoa emerja da estrangulação do trauma. À medida que as pessoas "entram na experiência" das sensações de paralisia de duração limitada (sem medo), entram em contato com as "minimortes" existentes no olho do furacão, bem no centro do trauma. Essa visitação é uma oportunidade para entrar no rico portal da morte. É de conhecimento geral que muitas pessoas que tiveram experiências de quase morte (EQM) passaram por transformações positivas de personalidade. No momento certo, as vítimas de trauma são incentivadas e auxiliadas a sentir os estados de imobilidade / EQM e a se entregar a eles, liberando essas energias arquetípicas primordiais à medida que as integram à consciência.

Além disso, os abomináveis (*"awe-full"**) estados de horror e pavor parecem estar relacionados aos estados transformadores, tais como admiração reverencial, presença, atemporalidade e êxtase. Eles partilham raízes psicofisiológicas e fenomenológicas essenciais. Por exemplo, a estimulação da amígdala (o detector de fumaça do cérebro para perigo e fúria) também pode suscitar a experiência de êxtase e suprema felicidade.[7] Isso parece reforçar uma abordagem que conduza as pessoas *através* de seus sentimentos *awe-full* de medo e pavor na direção dos sentimentos de alegria, bem-estar e *awe*.

Andrew Newberg e seus colegas, em seu livro seminal intitulado *Why God won't go away* [8] [Por que Deus não vai embora], reuniram uma enorme quantidade de pesquisas a respeito dos substratos cerebrais que constituem a base de uma grande variedade de experiências espirituais. A aplicação desse tipo de pesquisa cerebral na transformação do trauma é tão rica que vale a pena estudá-la mais profundamente.

---

*   O autor faz aqui um jogo de palavras entre *awe* e *awful*. *Awe* retrata um misto de reverência, temor e deslumbramento inspirado por algo grandioso, sublime. A palavra *full* significa *cheio de*. Dessa forma, *"awe-full"* seria *cheio de reverência, temor e deslumbramento*. *Awful* significa *horrível, pavoroso, abominável*. Assim, quando o autor menciona *"awe-full" states*, ele está dizendo que esses estados são ao mesmo tempo cheios desse misto de reverência e deslumbramento pavorosos. [N. T.]

A regulação e o self

Tanto abaixo quanto acima.

Caibalion

Recapitulando: o sistema nervoso autônomo (SNA) recebe esse nome por ser um ramo relativamente autônomo do sistema nervoso. Sua função básica, embora bastante *integrada*, está ligada à regulação dos estados de energia e à manutenção da homeostase. O SNA é composto de dois ramos nitidamente diferentes*. O ramo simpático sustenta a mobilização geral de energia. Se você está com frio, percebe uma ameaça, ou fica sexualmente excitado, o sistema nervoso simpático aumenta sua taxa metabólica e prepara você para a ação. O ramo parassimpático, por outro lado, promove o descanso, o relaxamento, a gestação, a nutrição e a restauração dos tecidos e da função celular.

Quando o nível de ativação do ramo simpático do sistema nervoso autônomo está muito baixo, tendemos a nos sentir um tanto letárgicos. Com níveis moderados de atividade simpática, em geral estamos fazendo ou nos preparando para fazer algo ativo[9]. Em geral, esse nível de ativação é vivenciado como uma sensação de estar alerta, vivo e prazerosamente entusiasmado. Nesse âmbito costuma haver um suave vaivém entre níveis moderados de atividade simpática e parassimpática, o que promove um estado fisiológico *equilibrado* chamado homeostase. Eu chamo essa amplitude alternada flexível de ativação, que se assemelha ao movimento de uma gangorra, de *equilíbrio dinâmico* e *alerta relaxado* aliado a energia, paixão e foco.

Nos mamíferos, essa capacidade de autorregulação é essencial. Ela dá ao animal a capacidade de alternar de maneira fluida seus estados corporais internos para se adequar às mudanças no ambiente externo. Os animais com sistemas orbitofrontais desenvolvidos adquiriram a capacidade de alternar diferentes estados emocionais. Essa habilidade (conhecida como regulação do afeto) permite que os animais variem suas emoções para ajustá-las adequadamente às demandas do ambiente. Nos seres humanos, de acordo com Schore e outros, essa função adaptativa bastante desenvolvida é a base do sentimento vital do self[10]. Esses mesmos circuitos no córtex orbitofrontal recebem *inputs* dos músculos, das juntas e das vísceras. As sensações que compõem o cenário interno do corpo são mapeadas nas porções orbitofrontais do cérebro[11]. Assim, à medida que conseguimos modificar nossas sensações corporais, modificamos a mais elevada função do cérebro. A regulação emocional, o nosso leme na vida, acontece por meio da *incorporação*.

---

* Lembre-se de que, como foi dito no Capítulo 6, o ramo parassimpático é dividido em um ramo primitivo (não mielinizado) e outro evolutivamente mais recente (mielinizado).

Incorporação e refinamento

Em minha carne verei Deus.

Livro de Jó

Amaldiçoe a mente que sobe às nuvens em
busca de reis míticos e apenas de coisas místicas,
as coisas místicas gritam para a alma
que não vão considerar o corpo um lugar equivalente
e eu nunca aprendi a tocar de verdade
lá, bem, bem, bem embaixo onde as iguanas sentem.

Música de Dory Previn

As vítimas de traumas são fragmentadas e desincorporadas. A constrição do sentimento oblitera o matiz e a textura, fazendo que tudo seja bom ou ruim, branco ou preto, a nosso favor ou contra nós. É o inferno sem palavras da traumatização. Para que possamos saber quem somos e onde estamos no espaço e para sentir que somos seres vitais e estamos vivos, as sutilezas são essenciais. Além disso, nem só as pessoas muito traumatizadas estão desincorporadas; a maioria dos ocidentais vive uma desconexão menos drástica, mas ainda assim debilitante, de seus indicadores sensoriais internos. Dada a magnitude do poder primordial e natural de nossos instintos, não é de surpreender que a Igreja e outras instituições culturais tenham historicamente subjugado o corpo.

Várias tradições espirituais (incorporadas), ao contrário, reconhecem os "instintos básicos" não como algo a ser eliminado, mas como uma força que precisa – e está a postos para – se transformar. Na meditação Vipassana e em várias tradições do budismo tântrico (como no Kum Nye), o objetivo é "manifestar as qualidades espirituais verdadeiramente humanas de boa vontade universal, bondade, humildade, amor, equanimidade e assim por diante"[12]. Essas tradições, em vez de renunciar ao corpo, utilizam-no como um meio de "refinar" os instintos. A essência da incorporação não está no repúdio, mas em viver os instintos de forma plena à medida que eles dançam no "corpo elétrico", ao mesmo tempo que se tira proveito de suas energias naturais para promover tipos cada vez mais sutis de experiência[13].

Como sugere a música de Dory Previn, as experiências místicas que não são vivenciadas no corpo simplesmente não "permanecem"; elas não são ancoradas. As vítimas de trauma vivem em um mundo de dissociação crônica. Esse perpétuo estado de desincorporação as mantém desorientadas e incapazes de se engajar no aqui e agora. Porém, como já mencionei, os sobreviventes de um trauma não estão sozinhos nessa desincorporação; um nível menor de separação do corpo/mente se generalizou na cultura moderna, afetando todos nós em maior ou menor grau.

Lembre-se da distinção que existe no alemão entre a palavra *Körper*, que significa corpo físico, e *Leib*, que pode ser traduzido como "corpo vivido (ou que vive)". O termo *Leib* revela um significado generativo muito mais profundo do que o *Körper* puramente físico, que não é muito diferente de "corpo morto"*. Um presente que recebemos quando nos recuperamos de um trauma é a redescoberta do corpo vivo, que sente e sabe. O poeta e escritor D. H. Lawrence nos inspira com esta reflexão sobre o corpo vivo e conhecedor:

> Acredito que o sangue e a carne são mais sábios que o intelecto. O inconsciente corporal é onde a vida borbulha em nós. É assim que sabemos que estamos vivos, vivos nas profundezas da nossa alma e em contato, em algum lugar, com os resplandecentes confins do cosmo.

Em sua jornada de cura, as vítimas de trauma aprendem a dissolver suas rígidas defesas. Nessa entrega, elas se movem de uma fixidez estática para um degelo suave e, finalmente, para a fluidez livre. Ao curar o self dividido de seu modo habitual de dissociação, elas se movem da fragmentação para a inteireza. Ao se tornar incorporadas, essas pessoas retornam de seu longo exílio. Elas voltam para o lar do corpo e conhecem a vida incorporada, como se fosse a primeira vez. Enquanto o trauma é o inferno na Terra, sua resolução pode ser um presente dos deuses.

Por fim, Jack London descreve a iluminação propiciada pelo encontro com o trauma e sua transformação. Ele diz, em *Chamado selvagem*: "Há um êxtase que marca o apogeu da vida e além do qual a vida não pode ir. E é esse o paradoxo da vida, esse êxtase surge quando estamos mais vivos, e surge como um esquecimento completo de que estamos vivos". Esse despertar da nossa força de vida, convertida de vitalidade de sobrevivência em vitalidade extática, é realmente o presente intrínseco depositado aos nossos pés, esperando ser aberto por meio dessa jornada de doce entrega ao mundo sensorial interior, sejamos nós pessoas traumatizadas ou simples vítimas da cultura ocidental.

---

*   Veja a nota da página 254.

EPÍLOGO

De mais ou de menos? Essa pergunta me perseguiu durante todo o tempo em que escrevi *Uma voz sem palavras*. Quando eu terminava um capítulo, outros dois se insinuavam, e assim por diante. Finalmente, basta! Pelo menos por enquanto. Minha solução para esse dilema se transformou na gestação de outros dois livros. Talvez eu seja como a mãe que, depois de passar pelas dores agonizantes do parto, alguns meses depois jovialmente considera que pode ser uma boa ideia ter outro filho. Receio que eu tenha caído nessa delicada armadilha. Depois de estar suficientemente recuperado da desilusão pós-parto da publicação deste livro, tenho dois projetos subsequentes planejados.

Duas áreas que considero insuficientemente abordadas neste livro dizem respeito à memória traumática e à profunda relação entre trauma e espiritualidade. O primeiro livro planejado tem o título provisório de *Memória, trauma e corpo*; o segundo se chamará *Trauma e espiritualidade*.

Dos diversos equívocos e mal-entendidos a respeito do trauma, a confusão sobre a chamada memória traumática figura entre as maiores e mais problemáticas. As memórias traumáticas diferem significativamente das outras memórias. O primeiro livro abordará, de forma metódica, os vários tipos de memória, bem como o papel desses distintos sistemas de memória na formação e no tratamento do trauma. Infelizmente, porém, em vez de explorar essas diferenças em um fórum científico aberto e bem fundamentado, formaram-se duas facções antagônicas de extremistas nas "guerras do trauma": uma que acredita que todas as memórias de trauma são falsas (ou seja, fantasiadas) e outra que sustenta que elas são todas verdadeiras, registros precisos de acontecimentos da maneira exata como ocorreram. No meu futuro livro, abrirei esse debate visando equilibrar a verdade sobre as "falsas memórias" e a falsidade inerente das "memórias verdadeiras". Somente entendendo o papel do corpo no registro da experiência traumática poderemos chegar a uma compreensão coerente da "memória traumática", assim como de seu papel clínico no processo terapêutico. Essa exploração nos leva além das duas polaridades desequilibradas (das memórias serem falsas *ou* verdadeiras) até uma compreensão mais profunda da natureza e da cura do trauma.

O segundo livro (escrito com Marianne Bentzen) abordará, em profundidade, a relação intrínseca entre espiritualidade e trauma. Depois de trabalhar com o trauma por mais de 40 anos, ficou claro para mim que há uma relação consolidada, análoga e entrelaçada entre a transformação do trauma e diversos aspectos de experiências espirituais. No livro, mostraremos de que forma tanto a cura efetiva do trauma quanto a espiritualidade autêntica são parte de um processo e de uma disciplina incorporadas de desenvolvimento que conduzem os seres humanos a uma maior presença e nos põem em contato com as experiências numinosas comumente atribuídas a um deus, à alma ou ao espírito.

Nesse meio tempo, para obter mais informações a respeito da cura do trauma, inclusive de nossos programas de treinamento, visite os seguintes sites:

www.traumahealing.com
www.somaticexperiencing.com
www.traumatemcura.com.br

Um DVD [em inglês] com o trabalho realizado com um oficial da marinha que serviu no Iraque e no Afeganistão e sofria de TEPT agudo e lesão cerebral traumática pode ser encontrado em www.psychotherapy.net.

NOTAS

Capítulo 1

1. Starr *et al.*, 2004.
2. Shalev *et al.*, 1998.
3. Von Franz, 1992.
4. *I Ching*, hexagrama 51, "O incitar (comoção, trovão) seis na terceira posição", Wilhelm e Baynes, 1967.
5. *Ibidem*, 10.

Capítulo 2

1. Ratner, 1967.
2. Gallup e Maser, 1977.
3. Maser e Bracha, 2008.

Capítulo 3

1. Rubel, O'Nell e Collado-Ardon, 1984.
2. Kraepelin, 2009.

Capítulo 4

1. Marais, 1922.
2. James, 1884; Bull, 1946; Bull, 1962; Ekman, 1980.
3. Havens, 1979.
4. The proceedings of the National Academy of Sciences, 2004.
5. Rizzolatti e Sinigaglia, 2008.
6. Burnett *apud* Carey, 2009.
7. Gallup e Maser, 1977.
8. Cannon, 1929; Bracha *et al.*, 2004.
9. Levine, 1978, 1991 e 1996; Moskowitz, 2004; Marx *et al.*, 2008; Zohler, 2008.

10. Levine *et al.*, 1979; Kolk *et al.*, 1985.
11. Suarez e Gallup, 1979; Finn, 2003.
12. Livingstone, 1857.
13. Murchie, 1978.
14. Scaer, 2001.
15. Gallup, 1977.
16. Gallup e Maser, 1977.
17. Ratner, 1967.
18. Oliveira, Hoffman e Menescal de Oliveira, 1997; Leite-Panissi, Coimbra e Menescal de Oliveira, 2003.
19. Marx *et al.* 2008.
20. Kahlbaum, 1973.
21. Conan Doyle, 1997.
22. Marx *et al.*, 2008.
23. *Ibidem*.
24. Finn, 2003; Marx *et al.*, 2008.
25. Morgan *et al.*, 2000.
26. Solomon e Siegel, 2003; Kessler *et al.*, 1995.
27. Schore, 1999.
28. Herman, 1997; Eckberg, 2000.
29. Gallup e Maser, 1977.
30. Terr, 1992; Levine e Kline, 2007.
31. Levy, 1945.
32. "Everything is not ok", 1993.
33. Starr *et al.*, 2004; Sanders *et al.*, 2005.
34. *Ibidem*.
35. Geisz-Everson e Wren, 2007.
36. Liska, 2002.
37. Kahlbaum, 1973.
38. Hess, 1949.
39. Van der Kolk, McFarlane e Weisaeth, 2006.

40. Murray, 1967.

41. Damásio, 2000.

Capítulo 5

1. Schore e Schore, 2008.

2. Salzen, 1991.

3. Levine, 1978, 1991 e 1996.

4. Kahlbaum, 1973.

5. Bernard, 1957.

Capítulo 6

1. Porges, 2001.

2. Ekman, 1980.

3. Jackson, 1958.

4. Lanius *et al.*, 2001.

5. *Ibidem*, 2004.

6. Blakeslee, 2008.

7. Levine, 1977.

8. Souther e Banks, 1979.

9. Lorenz, 1949.

10. Markoff, 2009.

11. Carey, 2009.

12. Buber, 1971.

13. Porges, 1998.

14. Lanius e Hopper, 2008.

15. Damásio, 2000.

16. Van der Kolk e McFarlane, 2006.

17. Van der Hart *et al.*, 2006.

18. Darwin, 1872.

19. Hadhazy, 2010.

20. Lowry, 1967.

21. Porges, 2009.

22. Levine, 2008.

23. Richter, 1957.

Capítulo 7

1. Sperry, 1952.

2. Held e Hein, 1963.

3. Held, 1965.

4. Edelman, 1987.

5. Rizzolatti e Craighero, 2004.

6. Preston e de Waal, 2002.

7. Havens, 1979.

8. Ekman, 1980.

9. Sherrington, 2010.

10. Gesell, 1945.

11. Levine e Macnaughton, 2004.

12. Levine e Fields, 1984.

13. Leite-Panissi *et al.*, 2003.

14. Boyesen, 1994.

15. Gendlin, 1982.

Capítulo 8

1. Cooper, 1994.

2. Myron Sharaf, comunicação pessoal.

3. Phelps *et al.*, 2009.

4. LeDoux e Gorman Jr., 2001.

5. Damásio, 1999.

6. Tulku, 1975.

7. Van der Kolk *et al.*, 1996.

8. Danieli, 1998.

9. Lifton, 1996.

10. Levine e Kline, 2006.

11. Levine e Kline, 2008.

12. Terr, 1992.

Capítulo 10

1. Goodall, 1999, p. 188.

2. Eibl-Eibesfeldt, 1971.

3. de Waal, 2005.

4. Sapolsky, 2005.

5. Hauser, 2000 e 2006; Bekoff, 2007.

6. Darwin, 2004, p. 100.

7. Sapolsky, 2004.

8. Darwin, 2009. Infelizmente, essa edição não traz os magníficos desenhos de Darwin.

9. *Ibid.*, p. 239.

10. Lorenz, 1966, p. 240.

11. Meerloo, 1971.

12. Llinás, 2002.

13. Blakeslee, 2006.

14. Richter, 1957.

15. Lacey, 1967.

Capítulo 11

1. Papez, 1937.
2. MacLean, 1990.
3. Jung, 1969, p. 152.
4. Hess, 1981.
5. Gellhorn, 1967.
6. Damásio, 2005.
7. Damásio, 1999.
8. Ferrier, 1886, p. 401.
9. Leitch, 2005.

Capítulo 12

1. Budbill, 2005.
2. Ray, 2008.
3. Dhar, 2005.
4. Hume, 1980.
5. Krishnamurti, 2007.
6. Revista *Parabola*, 2002.

Capítulo 13

1. Damásio, 2000.
2. Goleman, 1997.
3. Van der Kolk e van der Hart, 1989.
4. Myron Sharaf, comunicação pessoal.
5. Fosha, 2000.
6. Binet, 1908.
7. Panksepp, 2004.
8. Wozniak, 1999.
9. Libet, 1985. Ver mais sobre o assunto em *Behavioral an Brain Sciences*, v. 10, p. 318-21.
10. Libet, 1981.
11. Wegner e Wheatley, 1999.
12. Wegner, 2003.
13. Damásio, 1995.
14. Weiskrantz, 1986.
15. Sacks, 1996, p. 146.
16. Ver nota 1.
17. Gendlin, 1982.
18. Bull, 1951.
19. Llinas, 2001.
20. Ekman, 2008.
21. Ver nota 18.
22. Ver nota 20.
23. NewScientist.com, 9 de maio de 2007.
24. Tinbergen, 1974.
25. Alexander, 1932.
26. Blakeslee, 2007.
27. Levine *et al.*, 1978.
28. Van der Kolk e Saporta, 1992.

Capítulo 14

1. Fischer, 1971.
2. Newberg *et al.*, 2002.
3. Sannella, 1987.
4. Krishna, 1997.
5. Jung, 1996.
6. Chödrön, 2002.
7. Robert Heath, comunicação pessoal, conferência sobre a biologia da ligação afetiva, Instituto Esalen, Big Sur, Califórnia, 1978.
8. Ver nota 2.
9. Levine, 1986.
10. Schore, 1994.
11. Damásio, 2000.
12. Dhar, 2005.
13. Levine, 2005.

REFERÊNCIAS BIBLIOGRÁFICAS

ALEXANDER, F. M. (1932). *The use of the self.* Londres: Orion Publishing, 1932. [Em português: *O uso de si mesmo.* São Paulo: Martins Fontes, 1992.]

BEKOFF, M. *Mending animals: awareness, emotions, and heart.* Nova York: Oxford University Press, 2007.

BERNARD, C. (1865). *An introduction to the study of experimental medicine.* Mineola: Dover Publications, 1957.

BINET, A. "Qu'est ce qu'une émotion? Qu'est ce qu'un acte intellectuel?" *L' Année Psychologique,* v. 17, 1908, p. 1-47.

BLAKESLEE, S. "Cells that read minds". *The New York Times,* Ciência, 10 jan. 2006.

_____. *The body has a mind of his own: how body maps in your brain help you do (almost) everything better.* Nova York: Random House, 2008.

BLANCHARD, E. *et al.* "Emergency room vital signs and TEPT in a treatment seeking sample of motor vehicle accident survivors". *Journal of Traumatic Stress,* v. 15, n. 3, 2002, p. 199-204.

BOYESEN, G. *Über den Körper die Seele heilen: Biodynamische Psychologie und Psychotherapie.* 7. ed. Munique: Kosel, 1994.

BRACHA, H. *et al.* "Does 'fight or flight' need updating?" *Psychosomatics,* v. 45, p. 448-9.

BUBER, M. *I and thou.* Nova York: Free Press, 1971. [Em português: *Eu e tu.* São Paulo: Centauro, 2001.]

BUDBILL, D. *While we've still got free.* Port Towsend: Copper Canyon Press, 2005.

BULI, N. (1951). *Attitude theory of emotion.* Nova York: Nervous and Mental Disease Monographs, 1951.

BULL, N. "Attitudes: conscious and unconscious". *The Journal of Nervous and Mental Disease,* v. 103, n. 4, 1946, p. 337-45.

_____. *The attitude theory of emotion.* Nova York: Nervous and Mental Diseases Monographs, 1951.

_____. *The body and its mind: an introduction to attitude psychology.* Nova York: Las Americas. 1962.

CANNON, W. B. *Bodily changes in pain, hunger, fear and rage: an account of recent research into the function of emotional excitement.* Nova York: Appleton-Century-Crofts, 1929.

CAREY, B. "In battle, hunches prove to be valuable". *The New York Times,* Ciência, 28 jul. 2009.

_____. "After injury, fighting to regain a sense of self". *The New York Times,* Ciência, 9 ago. 2009.

CHODRON, P. *The places that scare you: a guide to fearlessness in difficult time.* Boston: Shambhala, 2002.

CONAN DOYLE, A. "Services and accounts; personal commercial service providers". In: ASHLEY, M. (org.). *The Mammoth book of new Sherlock Holmes adventures.* Nova York: Carroll & Graf, 1997.

COOPER, J. *Speak of me as I am: the life and work of Masud Khan.* Londres: Karnac Books, 1994.

COURTOIS, C. A.; FORD, J. D. (orgs.). *Treating complex traumatic stress disorders: an evidence-based guide.* Nova York: Guilford Press, 2009.

DAMÁSIO, A. *The feeling of what happens: body and emotion in the making of consciousness.* Boston: Mariner Books, 2000. [Em português: *O mistério da consciência – Do corpo e da emoção ao conhecimento de si.* São Paulo: Companhia das Letras, 2000.]

_____. *Descartes' error: emotion, reason, and the human brain.* Nova York: Penguin, 2005. [Em português: *O erro de Descartes – Emoção, razão e o cérebro humano.* São Paulo: Companhia das Letras, 1996.]

DANIELI, Y. *International handbook of multigenerational legacies of trauma.* Nova York: Plenum, 1998.

DARWIN, C. *The descent of man.* Nova York: Penguin, 2004.

DARWIN, C. (1872). *The expression of the emotions in man and animals.* Londres: Cambridge University Press, 2009. [Em português: *A expressão das emoções no homem e nos animais.* São Paulo: Companhia das Letras, 2000.]

DE WAAL, F. *Our inner ape.* Nova York: Penguin, 2005.

DHAR, P. L. (2005). "Holistic education and Vipassana". Disponível em: <http://www.buddhismtoday.com/index/meditation.htm>.

ECKBERG, M. *Victims of cruelty: somatic psychotherapy in the healing of posttraumatic stress disorder.* Berkeley: North Atlantic Books, 2000.

EDELMAN, G. *Neural Darwinism: the theory of natural group selection.* Nova York: Basic Books, 1987.

EIBL-EIBESFELDT, I. *Love and hate: the natural history of behavior patterns.* Nova York: Holt, Reinhart and Winston, 1971.

EKMAN, P. "Biological and cultural contributions to body and facial movement in the expression of emotions". In: RORTY, A. O. (org.). *Explaining emotions.* Berkeley e Los Angeles: University of California Press, 1980, p. 73-101.

EKMAN, P. *Emotional awareness: overcoming the obstacles to psychological balance and compassion.* Nova York: Holt, 2008.

"EVERYTHING is not okay". *Reader's Digest,* jul. 1993.

FERRIER, D. *The functions of the brain.* Londres: Smith, Elder, 1886.

FINN, R. "Paralysis common among victims of sexual assault". *Clinical Psychiatry News,* 1 jan. 2003.

FISCHER, R. "A cartography of the ecstatic and meditative states". *Science,* v. 174, 1971, p. 4012.

FOSHA, D. *The transforming power of affect: a model for accelerated change.* Nova York: Basic Books, 2000.

GALLUP, G. G. "Tonic immobility: the role of fear and predation". *Psychological Record,* v. 27, 1977, p. 41-61.

GALLUP, G. G.; MASER, J. "Tonic immobility: evolutionary underpinnings of human catalepsy and catatonia". In: MASER, D.; SELIGMAN, M. F. P. (orgs.). *Psychopathology: experimental models.* São Francisco: Freeman, 1977.

GEISZ-EVERSON, M.; WREN, K. R. "Awareness under anesthesia". *Journal of PeriAnesthesia Nursing,* v. 22, 2007, p. 85-90.

GELLHORN, E. *Principles of autonomic-somatic integrations.* St. Paul: University of Minnesota Press, 1967.

GENDLIN, E. *Focusing.* 2. ed. Nova York: Bantam Books, 1982. [Em português: *Focalização.* São Paulo: Gaia, 2006.]

GESELL, A. *Embryology of behavior.* Nova York: Harper, 1945.

GOLEMAN, D. *Emotional intelligence: why it can matter more than IQ.* Nova York: Bantam, 1997. [Em português: *Inteligência emocional: por que ela pode ser mais importante que o QI – A teoria revolucionária que redefine o que é ser inteligente.* Rio de Janeiro: Objetiva, 2007.]

GOODALL, J. *Reason for hope: a spiritual journey.* Nova York: Warner Books, 1999.

HADHAZY, A. "Think twice: how the gut's 'second brain' influences mood and well-being". *Scientific American,* 12 fev. 2010.

HAUSER, M. *Wild minds: what animals really think.* Nova York: Henry Holt, 2000.

_____. *Moral minds: how nature designed our universal sense of right and wrong.* Nova York: Ecco, 2006.

HAVENS, L. "Explorations in the uses of language in psychotherapy: complex empathic statements". *Psychiatry,* v. 42, 1979, p. 40-8.

HELD, R. "Plasticity in sensory-motor systems". *Scientific American,* v. 213, 1965, p. 84-94.

HELD, R.; HEIN, A. "Movement-produced stimulation in the development of visually guided behaviours". *Journal of Comparative and Physiological Psychology,* v. 56, 1963, p. 872-76.

HELLER, M. "The golden age of body psychotherapy in Oslo I: from gymnastics to psychoanalysis". *Journal of Body, Movement and Dance in Psychotherapy,* v. 2, n. 1, 2007a, p. 5-16.

HELLER, M. "The golden age of body psychotherapy in Oslo II: from vegetotherapy to nonverbal communication". *Journal of Body, Movement and Dance in Psychotherapy,* v. 2, n. 2, 2007b, p. 81-94.

HERMAN, J. *Trauma and recovery: the aftermath of violence – From domestic abuse to political terror.* Nova York: Basic Books, 1997.

HESS, W. R. *Das Zwuchenhim.* Basileia: Schwabe, 1949.

_____. *Biological order and brain organization: selected works of W. R. Hess.* Nova York: Springer, 1981.

HUME, D. *A treatise of human nature: being an attempt to introduce the experimental method of reasoning into moral subjects.* Nova York: Oxford University Press, 1980. [Em português: *Tratado da natureza humana – Uma tentativa de introduzir o método experimental de raciocínio nos assuntos morais.* São Paulo: Ed. Unesp/Imprensa Oficial, 2001.]

I CHING, hexagrama 51,"The arousing (shock, thunder) six in the third place". [Em português: *I Ching – O livro das mutações.* Prefácio de C. G. Jung. São Paulo: Pensamento, 2006.]

JACKSON, J. H. "Evolution and dissolution in the nervous system". In: *Selected writings of John Hughlings Jackson.* Londres: Staples, 1958, p. 45-84.

JAMES, W. "What is an emotion?" *Mind,* v. 9, 1884, p. 188-205.

JUNG, C. G. *The structure and dynamics of the psyche.* Princeton: Princeton University Press, 1969. [Em português: *A natureza da psique.* Petrópolis: Vozes, 2011.]

_____. *The psychology of Kundalini yoga.* Princeton: Princeton University Press, 1996.

KAHLBAUM, K. L. (1874). *Catatonia.* Baltimore: Johns Hopkins University Press, 1973.

KANDEL, J.; SCHWARTZ, J.; JESSELL, T. *Principles of neural science.* 3. ed. Nova York: Elsevier, 1991.

KESSLER, R. *et al.* "Posttraumatic stress disorder in the National Comorbidity Survey". *Archives of General Psychiatry*, v. 52, n. 12, 1995, p. 1048-60.

KRAEPELIN, E. (1904). *Lectures on clinical psychiatry*. General Books LLC, 2009.

KRISHNA, G. *Kundalini: the evolutionary energy in man*. Boston: Shambhala, 1997.

KRISHNAMURTI, J. *As one is: to free the mind from all conditioning*. Prescott: Hohm Press, 2007.

LACEY, J. I. "Somatic response patterning and stress: some revisions of activation theory". In: APLLEY, M. H.; TRUMBELL, R. (orgs.). *Psychological stress: issues in research*. Nova York: AppletonCenturyCrofts, 1967.

LANIUS, R. A.; HOPPER, J. W. "Reexperiencing/hyperaroused and dissociative states in posttraumatic stress disorder". *Psychiatric Times*, v. 25, n. 13, 2008.

LANIUS, R. A.; WILLIAMSON, P. C.; DENSMORE, M. *et al.* "Neural correlates of traumatic memories in posttraumatic stress disorder: a functional MRI investigation". *American Journal of Psychiatry*, v. 158, 2001, p. 1920-22.

_____. "The nature of traumatic memories: a 4-T fMRI functional connectivity analysis". *American Journal of Psychiatry*, v. 161, 2004, p. 36-44.

LEDOUX, J.; GORMAN, J. "A call to action: overcoming anxiety through active coping". *American Journal of Psychiatry*, v. 158, 2001, p. 1953-5.

LEITCH, M. L. "Just like bodies, psyche can drown in disasters". *The New York Times*, 31 maio 2005.

LEITE-PANISSI, C. R. A.; COIMBRA, N. C.; MENESCAL-DE-OLIVEIRA, L. "The cholinergic stimulation of the central amygdala modifying the tonic immobility response and antinociception in Guinea pigs depends on the ventro-lateral periaqueductal gray". *Brain Research Bulletin*, v. 60, 2003, p. 167-78.

LEVINE, J. D. *et al.* "Role of pain in placebo analgesia". *Proceedings of the National Academy of Science*, v. 76, n. 7, p. 3528-31.

LEVINE, J. D.; FIELDS, H. L. "Placebo analgesia-a role for endorphins?" *Trends in Neurosciences*, v. 7, n. 8, 1984, p. 271-3.

LEVINE, P. A. *Accumulated stress reserve capacity and disease*. Tese de doutorado, University of California-Berkeley, Departamento de Biofísica Médica, 1977, microfilme 77-15-760.

_____. "Stress and vegetotherapy". *Journal of Energy and Character*, inverno de 1978.

_____. "Stress". In: COLES, M.; DONCHIN, E.; PORGES, S. (orgs.). *Psychophysiology: systems, processes, and application – A handbook*. Nova York: Guilford Press, 1986.

_____. "Revisioning anxiety and trauma". In: SHEETS, M. (org.). *Giving the body its due*. Albany: Suny Press, 1991.

_____. *Waking the tiger: healing trauma*. Berkeley: North Atlantic Press, 1997. [Em português: *O despertar do tigre – Curando o trauma*. 4. ed. São Paulo: Summus, 1999].

_____. *Healing trauma: a pioneering program for restoring the wisdom of your body*. Boulder: Sounds True, 2008.

LEVINE, P. A.; KLINE, M. *Trauma through a child's eyes: awakening the ordinary miracle of healing*. Berkeley: North Atlantic Press, 2007.

_____. *Trauma-proofing your kids: a parents' guide for instilling confidence, joy and resilience*. Berkeley: North Atlantic Books, 2008.

LEVINE, P.; MACNAUGHTON, I. "Breath and consciousness". In: MACNAUGHTON, I. (org.). *Body, breath, and consciousness: a somatic anthology*. Berkeley: North Atlantic Books, 2004.

LEVY, D. "Psychic trauma of operations in children". *American Journal of Diseases of Childhood*, v. 69, n. 1, 1945, p. 7-25.

LIBET, B. "The experimental evidence of subjective referral of a sensory experience backwards in time". *Philosophy of Science*, v. 48, 1981, p. 182-97.

_____. "Unconscious cerebral initiative and the role of conscious will in voluntary action". *Behavioral and Brain Sciences*, v. 8, 1985, p. 529-39.

LIBET, B.; FREEMAN, A.; SUTHERLAND, K. *The volitional brain: towards a neuroscience of free will*. Thorverton: Imprint Academic, 1999.

LIFTON, R. J. *The broken connection: on death and the continuity of life*. Arlington: American Psychiatric Publishing, 1996.

LISKA, J. *Silenced screams*. Park Ridge: AANA Publishing, 2002.

LIVINGSTONE, D. *Missionary travels and researches in South Africa*. Londres: John Murray Press, 1857.

LLINÁS, R. R. *I of the vortex: from neurons to self*. Cambridge: MIT Press, 2002.

LORENZ, K. *King Solomon's ring*. Londres: Methuen, 1949.

LORENZ, K. *On aggression*. Londres: Methuen, 1966.

LOWRY, T. *Hyperventilation and hysteria*. Springfield: Charles C. Thomas, 1967.

MACLEAN, P. *The triune brain in evolution: role in paleocerebral functions*. Nova York: Springer, 1990.

MARAIS, E. *The soul of the ape*. Londres: Penguin Press, 1922.

MARKOFF, J. "Scientists worry machines may outsmart man". *The New York Times*, Ciência, 26 jul. 2009.

MARX, B. P. *et al.* "Tonic immobility as an evolved predator defense: implications for sexual assault survivors". *Clinical Psychology: Science and Practice*, v. 15, 2008, p. 74-94.

MASER, J.; BRACHA, S. "Anxiety and posttraumatic stress disorder in the context of human brain evolution: a role for theory in DSM-V?" *Clinical Psychology: Science and Practice*, v. 15, n. 1, 2008, p. 91-7.

McLEAN, P. The triune brain in evolution: role in paleocerebral functions". Nova York: Springer, 1990.

MEERLOO, J. A. *Intuition and the evil eye: the natural history of a superstition.* Wassenaar: Servire, 1971.

MORGAN, C. A. *et al.* "Plasma neuropeptide-Y concentrations in humans exposed to military survival training". *Biological Psychiatry*, v. 47, n. 10, 2000, p. 902-9.

MORRIS, D. "The feather postures of birds and the problem of the origin of social signals". *Behavior*, v. 9, 1956, p. 75-113.

_____. *Primate ethology*. Londres: Weidenfield & Nicholson, 1969.

MOSKOWITZ, A. K. "'Scared Stiff': catatonia as an evolutionary-based fear response. *Psychological Review*, v. 111, n. 4, 2004, p. 984-1002.

MURCHIE, G. *The seven mysteries of life.* Boston: Houghton Mifflin, 1978.

MURRAY, H. "Dead to the world: the passions of Herman Melville". In: SCHNEIDMAN, E. S. (org.). *Essays in self-destruction*. Nova York: Science House, 1967, p. 3-29.

NEWBERG, A.; D'AQUILI, E.; RAUSE, V. *Why God won't go away: brain science and the biology of belief.* Nova York: Ballantine Books, 2002.

OLIVEIRA, L. de; HOFFMAN, A.; MENESCAL-DE-OLIVEIRA, L. "The lateral hypothalamus in the modulation of tonic immobility in Guinea pigs". *Neuroreport*, v. 8, n. 16, 1997, p. 3489-93.

PAIVIO, S. C.; PASCUAL-LEONE, A. *Emotion-focused therapy for complex trauma: an integrative approach.* Washington: American Psychological Association, 2010.

PANKSEPP, J. *Affective neuroscience: the foundations of human and animal emotions.* Nova York: Oxford University Press, 2004.

PAPEZ, J. "A proposed mechanism of emotion". *Archives of Neurology and Pathology*, v. 38, 1937, p. 725-43.

PERLS, F. S.; HEFFERLINE, R. F.; GOODMAN, P. *Gestalt-therapy – Excitement and growth in the human personality.* Londres: Souvenir Press, 1994. [Em português: *Gestalt-terapia*. São Paulo: Summus, 1997.]

PERT, C. P. "Molecules of emotion: the science behind mind-body medicine". Nova York: Simon & Schuster, 1999.

PHELPS, E. A. *et al.* "Methods and timing to treat fears". *The New York Times*, 10 dez. 2009.

PONSFORD, J. *et al.* "Factors influencing outcome after orthopedic trauma". *Journal of Trauma: Injury, Infection, and Critical Care*, v. 64, n. 4, 2008, p. 1001-9.

PORGES, S. W. "Love: an emergent property of the mammalian autonomic nervous system". *Psychoneuroendocrinology*, v. 23, n. 8, 1998, p. 837-61.

_____. "The polyvagal theory: phylogenetic substrates of a social nervous system". *International Journal of Psychophysiology*, v. 42, 2001, p. 123-46.

PRESTON, S. D.; DE WAAL, F. B. M. "Empathy: its ultimate and proximate bases". *Behavioral and Brain Sciences*, v. 25, 2002, p. 1-72.

RATNER, S. C. "Comparative aspects of hypnosis". In: GORDON, E. (org.). *Handbook of clinical and experimental hypnosis.* Nova York: Macmillan, 1967, p. 550-87.

RAY, R. A. *Touching enlightenment: finding realization in the body.* Boulder: Sounds True, 2008.

RICHTER, C. D. "On the phenomenon of sudden death in animals and man". *Psychosomatic Medicine*, v. 19, n. 3, 1957, p. 191-8.

RIZZOLATTI, C.; CRAIGHERO, L. "The mirror-neuron system". *Annual Review of Neuroscience*, v. 27, 2004, p. 169-92.

RIZZOLATTI, R.; SINIGAGLIA, C. *Mirrors in the brain: how our minds share actions and emotions.* Nova York: Oxford University Press, 2008.

RUBEL, A.; O'NELL, C.; COLLADO-ARDON, R. *Susto: a folk illness.* Berkeley: University of California Press, 1984.

SACKS, O. *The man who mistook his wife for a hat.* Nova York: Vintage Books, 1996. [Em português: *O homem que confundiu sua mulher com um chapéu, e outras histórias clínicas.* São Paulo: Companhia das Letras, 2000.]

SALZEN, E. A. "Social attachment and a sense of security". *Social Sciences Information*, v. 12, 1967, p. 555-627.

_____. "On the nature of emotion". *Journal of Comparative Psychology*, v. 5, 1991, p. 47-110.

SANDERS, M. B. *et al.* "Posttraumatic stress symptoms in children recovering from minor orthopaedic injury and treatment". *Journal of Orthopaedic Trauma*, v. 19, n. 9, 2005, p. 623-8.

SANNELLA, L. *The Kundalini experience: psychosis or transcendence.* Lower Lake: Integral Publishing, 1987.

Sapolsky, R. M. *Why zebras don't get ulcers*. 3. ed. Nova York: Holt Paperbacks, 2004.

_____. *Monkeyluv*. Nova York: Scribner, 2005.

Scaer, R. *The body bears the burden: trauma, dissociation, and disease*. Binghamton: Haworth Medical Press, 2001.

Schore, A. N. *Affect regulation and the origin of the self: the neurobiology of emotional development*. Londres: Psychology Press, 1999.

Schore, J.; Schore, A. "Modern attachment theory: the central role of affect regulation in development and treatment". *Clinical Social Work Journal*, v. 36, n. 1, 2008, p. 9-20.

Shalev, A. Y. *et al.* "A prospective study of heart rate response following trauma and the subsequent development of posttraumatic stress disorder". *Archives of General Psychiatry*, v. 55, 1998, p. 553-9.

Sharaf, Myron. *Fury on earth: a biography of Wilhelm Reich*. Cambridge: Da Capo Press, 1994.

Sherrington, C. *The integrative action of the nervous system*. Charleston: Nabu Press, 2010.

Solomon, M.; Siegel, D. (orgs.). *Healing trauma: attachment, mind, body, and brain*. Nova York: W. W. Norton & Company, 2003.

Souther, A. F.; Banks, M. S. "The human face: a view from the infant's eye". Trabalho apresentado na reunião bianual da Society for Research in Child Development, São Francisco, 15-18 mar. 1979.

Sperry, R. W. "Neurology and the mind-brain problem". *American Scientist*, v. 40, 1952, p. 291-312.

Starr, A. *et al.* "Symptoms of posttraumatic stress disorder after orthopedic trauma". *Journal of Bone and Joint Surgery*, v. 86, 2004, 1115-21.

Suarez, S. D.; Gallup, G. G. "Tonic immobility as a response to rape in humans: a theoretical note". *The Psychological Record*, v. 2, 1979, p. 315-20.

Terr, L. *Too scared to cry: psychic trauma in childhood*. Nova York: Basic Books, 1992.

"The proceedings of the national academy of sciences". *The New York Times*, Ciência, 16 nov. 2004.

Tinbergen, N. "Ethology and stress disease". *Science*, v. 185, 1974, p. 2027.

Tulku, T. *Reflections of mind: Western psychology meets Tibetan Buddhism*. 4. ed. Berkeley: Dharma Publishing, 1975.

Van der Hart, O. *et al.* "Trauma-related dissociation: conceptual clarity lost and found". *Australian and New Zealand Journal of Psychiatry*, v. 38, 2004, p. 906-14.

Van der Hart, O.; Nijenhuis, E. R. S.; Steele, K. *The haunted self: structural dissociation and the treatment of chronic traumatization*. Nova York: W. W. Norton, 2006.

Van der Kolk, B. A.; McFarlane, A.; Weisaeth, L. (orgs.). *Traumatic stress: the effects of overwhelming experience on mind, body, and society*. Nova York: Guilford Press, 2006.

Van der Kolk, B. A.; Saporta, J. "The biological response to psychic trauma: mechanisms and treatment of intrusion and numbing". *Anxiety Research* (Reino Unido), v. 4, 1992, p. 199-212.

Van der Kolk, B. *et al.* "Inescapable shock, neurotransmitters, and addiction to trauma". *Biological Psychiatry*, v. 20, n. 3, 1985, p. 314-25.

_____. "Dissociation, somatization, and affect dysregulation: the complexity of adaptation of trauma". *American Journal of Psychiatry*, v. 153, n. 7, 1996, p. 83-93.

Von Franz, M.-L. *The golden ass of Apuleius: the liberation of the feminine in man*. Boston e Londres: Shambhala, 1970/1992.

Wegner, D. M. *The illusion of conscious will*. Cambridge: MIT Press, 2003.

Wegner, D. M.; Wheatley, T. P. "Apparent mental causation: sources of the experience of will". *American Psychologist*, v. 54, 1999, p. 480-92.

Weiskrantz, L. *Blindsight: a case study and implications*. Oxford: Oxford University Press, 1986.

Wilhelm, R.; Baynes, C. *The I Ching or book of changes*. Princeton: Princeton University Press, 1967.

Wozniak, R. H. "William James's principles of psychology (1890)". In: *Classics in psychology, 1855-1914: historical essays*. Bristol: Thoemmes Press, 1999.

Zohler, L. A. "Transational challenges with tonic immobility". *Clinical Psychology: Science and Practice*, v. 15, 2008, p. 98-101.

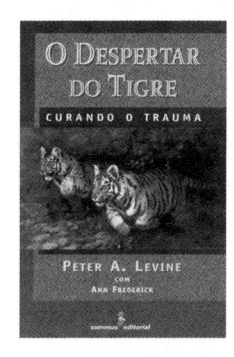

O DESPERTAR DO TIGRE
CURANDO O TRAUMA
Peter A. Levine com Ann Frederick

Embora o conceito de trauma seja difundido de forma ampla em nossa cultura, o cerne da experiência traumática ainda está longe de ser plenamente compreendido. O trauma costuma ser definido muito mais por suas causas ou sintomas do que pelos mecanismos físicos e psicológicos nele envolvidos.

Aclamado por especialistas, *O despertar do tigre* oferece uma nova e fascinante visão do trauma. Pesquisador do assunto há 40 anos, nesta obra seminal Peter Levine procura entender por que os animais selvagens são praticamente imunes a sintomas traumáticos. Partindo desse fato, ele constata que o animal humano é um ser único e privilegiado, dotado da capacidade instintiva de cura e do espírito intelectual para domar essa capacidade. É nessa combinação que reside o potencial de cura do trauma.

Longe de se contentar com conceituações teóricas acerca do trauma, Levine procura despertar o tigre em cada um de nós, levando-nos a tomar contato com os impulsos sutis mas extremamente fortes que governam nossas respostas instintivas. O leitor é convidado a praticar uma série de exercícios cujo objetivo é focalizar as reações físicas e vivenciar os sintomas traumáticos no corpo. Por meio dessa consciência elevada o mistério do trauma humano pode ser revelado e curado.

REF. 10669   ISBN 978-85-323-0669-2

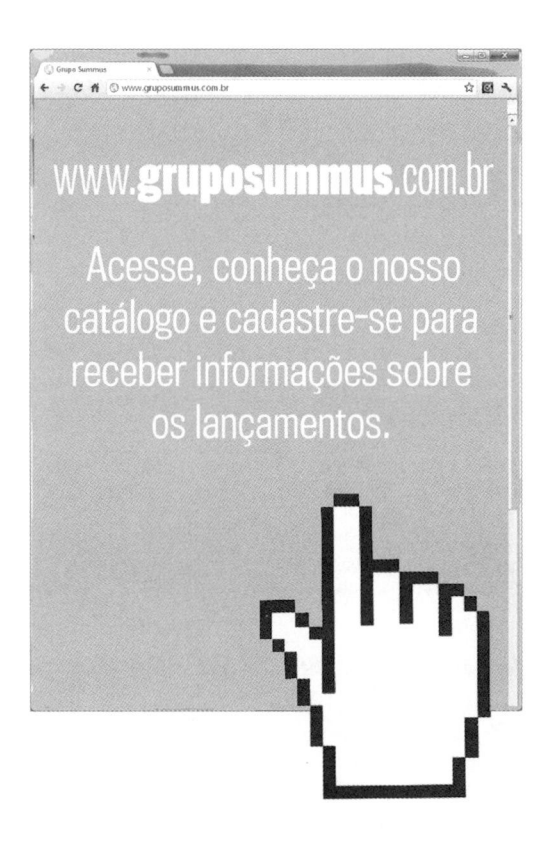

www.gruposummus.com.br